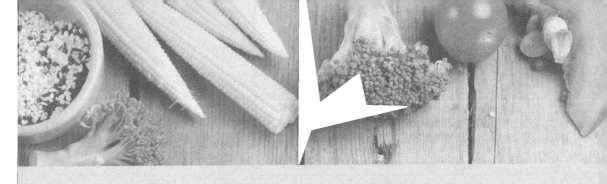

吃货圣经：

这样吃不伤身，不发胖，有精神

谢文英◎编著

科学技术文献出版社
SCIENTIFIC AND TECHNICAL DOCUMENTATION PRESS

·北京·

图书在版编目（CIP）数据

吃货圣经：这样吃不伤身，不发胖，有精神/谢文英编著. —北京：科学技术文献出版社，2016.1

ISBN 978-7-5189-0849-3

Ⅰ.①吃⋯ Ⅱ.①谢⋯ Ⅲ.①饮食营养学—基本知识 Ⅳ.①R151.4

中国版本图书馆 CIP 数据核字（2015）第 281961 号

吃货圣经：这样吃不伤身，不发胖，有精神

| 策划编辑：孙江莉 | 责任编辑：张丽艳 | 责任校对：赵 瑗 | 责任出版：张志平 |

出 版 者　科学技术文献出版社

地　　址　北京市复兴路 15 号　邮编　100038

编 务 部　（010）58882938，58882087（传真）

发 行 部　（010）58882868，58882874（传真）

邮 购 部　（010）58882873

官方网址　www.stdp.com.cn

发 行 者　科学技术文献出版社发行　全国各地新华书店经销

印 刷 者　北京建泰印刷有限公司

版　　次　2016 年 1 月第 1 版　2016 年 1 月第 1 次印刷

开　　本　710×1000　1/16

字　　数　227 千

印　　张　18

书　　号　ISBN 978-7-5189-0849-3

定　　价　28.00 元

前言

吃，长期以来都被看作一件挺俗的事儿。在以前，如果一个人特别喜欢吃，一看见美食就两眼冒光，整天琢磨着吃什么，怎么吃，就难免被周围的人说成是个"吃货"，似乎也被扣上了"好吃懒做"的帽子。然而，近几年随着美食节目大行其道，以及网络语言的强大生命力，原本暗含贬义的"吃货"一词在一夜之间华丽转身，成了爱美食、懂生活的代名词，更加体现一种温情随性的生活态度。

俗话说："民以食为天。"吃本来是一件很平常的事，我们生活中就有许多吃的讲究。正月十五闹元宵，端午时节吃粽子，中秋佳节吃月饼，无论大节小节几乎每个节日都有特定的节日美食。孩子出生要吃，定亲结婚要吃，过年团圆要吃，离别要吃，聚会当然还要吃。更别说旅游时的吃，那简直就是大吃特吃，似乎要把当地的美食全都尝个遍。

现代人越来越会吃了，不管是土里长的，水里游的，还是天上飞的，地上跑的，无论是国内的还是国外的，凡是能吃的几乎都要尝一尝，还美其名曰"尝鲜"。但是，从健康与养生的角度来看，现代人又越来越不会吃了，许多人有暴饮暴食、不吃早餐、喜吃生冷、搭配不合理、营养过剩等不良的饮食习惯和饮食方法。因此，由于管不住自己的嘴，没有意识到饮食对于人体健康的重要意义，许多人在"吃"上吃尽了苦头，"吃"出来各种疾病，为自己带来了身体上的痛苦和经济上的负担。

许多人过分强调食物的色香味美，却往往忽视了食物搭配是否合理，是否有营养，就连西方人在对中国美食和厨艺赞不绝口的同时，也指出中国菜太注重味觉而忽视了营养搭配。近年来，人们已经意识到"吃"对于人体健康的重要性，不但要吃得好，还要吃对、会吃，吃得合理，吃得健康。许多营养专家开始大力提倡健康饮食，让食物带来健康，而不是让食物危害健康。

为此，我们编写了这本《吃货圣经：这样吃不伤身，不发胖，有精神》，本书将教你如何做一个既会吃又懂吃，既吃得好又吃得健康的真

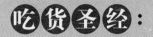

吃货圣经：

这样吃不伤身，不发胖，有精神

正的吃货。本书以"健康"为主线，不但为你搜罗各地美食、节日美食、新奇吃法，还从时令、营养、瘦身等角度来讲述饮食与健康的关系，为你呈现全新的健康理念，健康的饮食文化。

如果你常常为"吃什么、如何搭配吃才有营养"而苦恼，那么你可以在第五章找到一些问题的答案，第五章重点讲述了食物的营养、搭配及常见不同食物种类的健康食用方法。

如果你不知道自己属于哪种类型的体质，适合吃什么食物，那么你可以参考第六章，为自己量身打造一套适合自己的健康饮食方案。

如果你对某一种口味有特殊的嗜好，我们在第七章为你指路，帮你在不改变嗜好的前提下，吃得更健康，为自己的健康负责。

如果你是一个"零食控"，常常零食不离口，我们在第八章推荐你吃"好零食"，少吃或不吃"坏零食"，并为你介绍了几种常见零食的健康安全的制作方法。

如果你为自己圆墩墩的身材犯愁，那就翻开第九章，看看如何通过健康饮食为自己减重，恢复魔鬼身材。

如果你是一位仍然对美有不懈追求的中老年人士，那么你可以看看第十章，我们教你不必通过昂贵的化妆品、保健品等，而只通过饮食，实现"逆生长"的愿望，让你越活越年轻，越活越有精神。

对于身患各种疾病的人士，本书最后一章讲述了几种常见疾病的健康饮食方案，帮你把吃出来的疾病"吃回去"。

俗话说"病从口入"，要少生病、不生病，就要注意入口的食物。作为一名讲究吃的"吃货"，不但要吃出花样，满足口腹之欲，还要吃得健康，满足身体所需，真正实现食物为身体服务的健康宗旨。

希望本书能够为吃货朋友们指点迷津，让你吃出水平，吃出健康，吃走疾病，让你拥有健康、愉快的人生。

编　者

目录

第一章 吃得讲究

——让人眼界大开的饮食文化

第二章 跟着地图吃

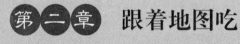

——各地美食健康吃

第三章　跟着时令吃

——尝鲜也要讲健康

第四章 跟着节日吃

—— 节日美食健康尝

第五章 跟着营养吃

—— 要美味，也要营养

吃货圣经：

这样吃不伤身，不发胖，有精神

第六章 跟着身体状况吃

——因人而异的美食指导

第七章 跟着喜好吃

——个人喜好的健康指南

第八章 健康吃零食

——馋嘴零食健康吃

第九章 不发胖

——瘦身男女饮食秘方

吃货圣经：

这样吃不伤身，不发胖，有精神

第十章　逆生长

——永葆青春的饮食智慧

第十一章　以吃养病

——"吃掉"疾病的秘诀

第 一 章

吃得讲究

——让人眼界大开的饮食文化

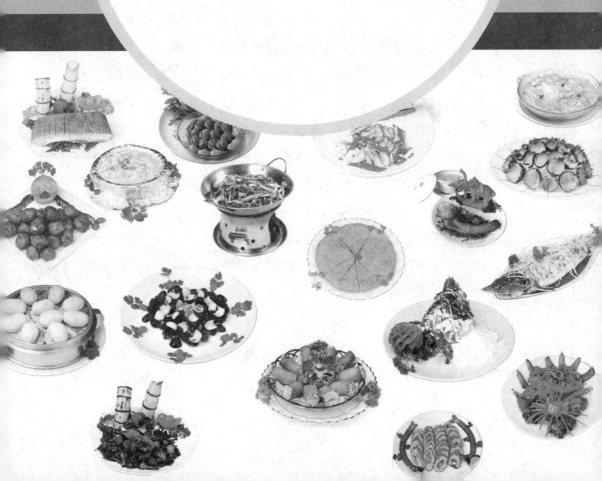

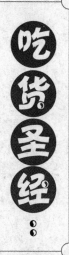

饮食文化，源远流长

　　说起中餐，许多老外都会竖起大拇指，可以说，中餐是中华民族的骄傲，是值得每个中国人引以为傲的。中国的饮食文化，源远流长，长盛不衰。被尊称为"中华民国国父"的孙中山也曾称赞中国饮食文化是在世界上最可骄傲之术。中国人被世人誉为"吃的民族"。中国饮食之精细、博大、深广、美观，引起全世界瞩目。

　　人们常说"物以类聚，人以群分"，在这里我们根据不同人群聚餐的场所和所食用的食物的差异，将中国传统的饮食文化分为四个层次：

　　第一个层次是市井饮食文化，其实指的是老百姓的吃文化，一般在家里就餐，通常以家常菜和小吃为代表；

　　第二个层次是商贾饮食文化，主要是商人之间贸易往来的聚餐场所，其代表是当地的各大酒店、菜馆，如北京城的鸿宾楼；

　　第三个层次是文人饮食文化，其代表是清代著名文学家袁枚所著的《随园食单》，其特点是文化气息较浓；

　　第四个层次是官府和宫廷文化，最具有代表性的是谭家菜和宫廷菜，如令人听起来就口水直流的满汉全席。

　　这四个层次与各地的地域性和文化传统相结合，就形成了种类繁多、各具特色的各地菜系。

　　饮食文化需要不断的交流和创新，不断创造时尚，使时尚与经典相结合，创造出独具特色的中国饮食文化，这让生产者和消费者同时感到饮食不仅仅只是为了果腹，更是一门文化。

中国的烹调技术讲究烹调的四要素，即原料、调料、刀工、火候，而这仅仅是从生产者角度提出的基本要求。饮食作为文化性消费是一个复杂的过程，其中的每一个环节都需要分解，而且分解后的每一个要素在质量上都应该是同等的，在文化内涵上应该是一致的，在相关关系上也应该是协调的。

人们在品尝一道美食后常夸赞"色、香、味俱全"，其实，饮食文化有时还包括赏形，这是饮食文化的几个基本要求。但这几个要求远远不能涵盖饮食文化的全部内容和饮食享受的全过程。于是，人们又从更多方面来探讨饮食文化的内涵。

首先，人们注意的是食物的滋味，也就是食物的口感，爽、滑、嫩、脆等都是口感。有的还包含食物的复合性口感的要求，这就需要在配菜时下一番功夫。

其次，人们开始注重饮食是否有营养，食物营养的重要性越来越突出，这一点可以从药膳和各种养生菜谱的市场化发展可见端倪。

再次，菜品的声音也是一个方面，火候要足，菜要热，有的要发出声音，比如铁板烧、响铃锅巴以及滚烫的火锅发出的沸水声，同时还包括食物嚼在嘴里的清脆、糯糯等声音。

接着，人们对饮食提出了更高的要求，那就是名牌。简单地说，就是形成品牌宴席，将文化内涵、标准操作、规范服务和精制包装相结合，产生名牌效应。

此外，环境也是饮食文化的一个重要方面。环境最基本的要求就是干净、宁静，洁静精微，比如"小桥流水人家""晚来天欲雪，能饮一杯无""花间一壶酒，独酌无相亲。举杯邀明月，对影成三人"都是一种境界。

最后，在饮食方面人们还追求高质量的服务。服务是必不可少的，

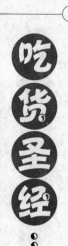
但服务的文化性却不易把握。有文化的服务是锦上添花，而没有文化性的服务则常常败人食兴。

现代社会，人们对饮食的要求发生了很大的变化。以上几个方面只是其中的一小部分，这既是当今市场需求的综合表现，也是当今饮食文化的全面要求。

饕餮盛宴，举世闻名

1 满汉全席

"满汉全席"是满汉两族风味肴馔兼用的盛大筵席，是中国当之无愧的古典筵席之冠。满汉全席最初的影响是为清朝统治者起到帮助沟通、消除冲突的作用。因这个宴席集合了满汉两族菜肴的精华，所以统治者借着共同饮食来达到思想观点的统一。因此，最初的满汉全席不仅仅是一场食物盛宴。

满汉全席是清朝皇室贵族及官府才能举办的宴席，一般民间很难见到。此宴规模盛大，程序复杂，山珍海味应有尽有，南北风味让人大饱口福，整个宴席菜肴多达300种，堪称中国古代宴席之最。

满汉全席常以四、八为基数准备菜肴。下面将满汉全席菜单一一列出，以供参考。

满席：乌翅肋巴扇儿、后脖领儿、蒸猪、蒸鸭子、烧猪、烧鸭子、卷肝儿、鹿尾儿、七星大肘盘儿、松千儿、油馉儿。

汉席：包括四干、四鲜、四蜜钱、四冷荤、三甜碗、四点心。

四干：黑瓜子、白瓜子、花生蘸、甜杏仁儿。

四鲜：北山苹果、深州蜜桃、桂林马蹄、广东荔枝。

四蜜饯：青梅橘饼、桂花八珍、冰糖山楂、圆肉瓜条。

四冷荤：全羊肝儿、熘蟹腿儿、白斩鸡、烧排骨。

三甜碗：莲子粥、杏仁茶、糖蒸八宝饭。

四点心：芙蓉糕、喇嘛糕、油炸烩子、炸元宵。

主菜：四到奉：什锦头盒一个、下马点二式（粉果、烟麦）、上汤片儿面（每位一盆）。

四热荤：鸡皮姆龙、蟹黄鲜菇、玉簪出鸡、夜合虾仁。

四冷荤：酥姜皮蛋、京都肾球、酥炸鲫鱼、凤眼腰。

四双拼：菠萝拼火鹅、北菇拼猪腰、青瓜拼腰花、露笋拼鸡肉。

四大碗：一品官燕、凤尾大裙翅、象拔虞琴、金钱豹狸。

四中碗：虎扣龙藏、仙鹤烩熊掌、银针炒翅、鼎湖上素。

四小碗：炒梅花北鹿丝、红炉烘雪衣、干烧网鲍片、凤入竹林。

四每位：月中丹桂、舌战群儒、清汤雪耳、鹿羧水鸭。

四烧烤：烧乳猪全体、如意鸡一对、冶尔巴一札、挂炉片皮鸭一对。

四冷素：斋扎蹄、素笋尖、斋面根、素白菌。

四座采：清蒸海鲜、广肚乳鸽、乌龙肘子、灯烧羊腿。

八咸点：母子鲜虾饺、鸡肉拉皮卷、云腿馅儿府、蟹肉海棠果、鲜虾扒水饺、百花酿鱼肚、芙蓉鸡粒饺、酥炸鲈鱼条。

八甜点：改瑰煎蛋糕、脆皮菠萝球、奶油灯香酥、莲子蓉方脯、得汁鸳鸯筒、芝麻凤凰卷、七彩冻香糕、水晶鲜奶冻。

二甜菜：西瓜盅、雪冻杏仁豆腐。

一面：干烧伊面九寸。

一干饭：白饭。

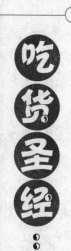

一稀饭：白粥。

四饭菜：咸蛋、牛乳、咸鱼、炒菜。

一汤：草菇蛋花汤。

四跟汤：酸辣牙（跟外猪）、火腿上汤（跟第一道甜点）、长春汤（跟片皮鸭）、草丛上汤（跟伊面）。

四跟面制品：于层帘（跟乳猪）、片儿烧（跟如意鸡）、粑粑（跟片皮鸭）、如意卷（跟哈尔巴）。

百子桃包：雀鹿蜂猴百子寿桃全座。

二分手：大红瓜子、炸银杏仁。

四京果：提子干、酥核桃、杏脯肉、桂园干。

四糖果：糖莲子、糖冬瓜、糖菊饼、糖椰角。

四蜜果：蜜金钱橘、蜜柚皮、蜜枣子、蜜饯枇杷。

四酸果：酸沙利、酸荞头、酸子姜、酸青梅。

四生果：苹果、甜橙、荔枝、沙田柚。

四水果：马蹄、莲藕、菱角、望强犬。

四看果：象生香蕉、象生雪梨、象生四季橘、象生潮州柑。

2 孔府宴

孔府，又称"衍圣公府"，有"天下第一家"之称，是孔子诞生和孔氏后裔居住的府第。它是一个典型的中国大家族的居住地。孔府举办过各种宴席，可以说孔府宴席集中国宴席之大成。概括来说，分为两种，一种是宴请皇帝和钦差大人的"满汉宴"，可以称为清代的国宴；另一种是平时寿日、节日、待客的宴席，是规模较小的宴席，菜肴随宴席种类而定。现在为旅游者开设的孔府宴，就是采用此种宴席方式。

孔子认为"礼"是社会的最高规范，宴饮是"礼"的基本表现形式之一，因此孔府宴席非常讲究礼节，宴席上礼节周全，程序严谨，是中国古代宴席的典范。

3 全鸭宴

首创于北京全聚德烤鸭店。特点是宴席全部以北京填鸭为主料烹制的各类鸭肴组成，共有 100 多种冷热鸭菜可供选择。它最突出的特点就是用同一种主要原料，烹制各种菜肴组成筵席。类似的宴席在全国都有，比较著名的全席有：天津的全羊席、上海的全鸡席、无锡钱鳝席、广州全蛇席、苏杭全鱼席、四川豆腐席、西安饺子宴、佛教全素席，等等。

4 文会宴

文会宴是中国古代文人雅士进行文学创作和相互交流的重要形式之一。形式自由活泼，内容丰富多彩，追求雅致的环境和饮食的情趣。文会宴一般多选在气候宜人的季节和风景秀丽的地方。席间珍肴美酒，赋诗唱和，莺歌燕舞。历史上许多著名的文学和艺术作品都是在文会宴上创作出来的。比如，著名的《兰亭集序》就是王羲之在兰亭文会上写的。

鲜花入馔，餐桌香艳

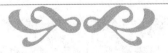

鲜花，美丽娇艳，摇曳多姿，让人爱不释手，不仅可以美化环境，还有益于身心健康。随着人们生活水平的不断提高及消费观念的转变，鲜花作为美食越来越多地出现在人们的餐桌上，成为许多人的时尚饮食。在我国的沿海一带以及日本、法国、美国，鲜花美食十分流行，成

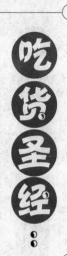
为都市餐桌上的一道亮丽的风景线。春天是百花盛开的季节，采摘鲜花，做成美食，必定会让人大饱口福。

1 中国食"花"习俗

我国的食花文化历史悠久，在远古时代，先民们在探索哪些食物可以食用时，就尝到了花的美味。于是，花便成了人们的一种食物资源。从此以后，食花成了我国的一种习俗，沿用至今。可以说，花食在人们的食物结构中，从古至今都占有一席之地。

《诗经》中记载了人们吃木槿花的习俗，福建汀州人摘下木槿花加入稀面和葱花，下油锅煎熟，吃起来松脆可口，俗称"面花"。徽州山区的居民用木槿花煮豆腐吃，味道十分鲜美可口。

杜鹃花，又称映山红，是我国名花，种类繁多，约有600种，其中云南省就多达420种。云南少数民族的各种花食就有100多种，其中杜鹃花的吃法有10多种。当地人用杜鹃花制作美食的方法是吸食杜鹃花蜜或用花瓣煮汤吃，或晒干盐渍备用。

除此之外，我国可供食用的花卉还包括玉兰花、茉莉花、蔷薇花、凤仙花、睡莲花、紫苏花、薄荷花、玫瑰花、菊花、茶花、荷花等，种类繁多，不胜枚举。

将不同的花做成美食，就是一个花的盛宴。我国广东南海县的花宴中外驰名。在这个花宴上，共有6道著名的花食，第一道菜是剑花汤，先上剑花汤是当地的一种饮食习惯，这道汤闻起来甘香扑鼻，吃起来嫩滑甜适。第二道菜是芋花蒸茄子，上面点缀一些青椒丝，色香味俱佳。第三道菜是木槿花鸡蛋汤，此汤色泽鲜艳，让人食欲大开。第四道菜是菜虾形骨朵花，颜色淡绿嫩黄，吃起来清香可口。第五道菜是花柳菜，颜色洁白淡黄，味道鲜美可口。最后一道菜是鸡蛋花菜，此菜香味浓郁、沁人心脾。

2 日本食"花"习俗

在日本，油菜花、樱花、春兰花、牡丹花、杜鹃花、紫公英花和蒲公英花等都成了人们的食用花。

众所周知，樱花是日本的国花，但许多人不知道，它还是日本人美容、保健的桌上美食。在樱花盛开季节，人们将盛开的樱花连同花枝一起摘下来，用盐和咸梅汁泡上一星期，然后取出、晾干，装进瓷缸，不久即可食用。青年男女在举行婚礼时，要喝樱花泡的"樱花汤"。

春兰花的吃法比较多样，可以泡着吃，也可以加糖做成"兰花汤"，还可以做成清汤以及鱼、肉的配菜。

黄色的蒲公英摘下来后，加水快速煮熟，除去水分，做成醋拌凉菜，更是日本民众别具一格的美味佳肴。

3 法国食"花"习俗

去过巴黎的人会发现，那里有一条鲜花美食街，引得许多爱美女士常常光顾，像玫瑰花瓣汤、玫瑰甜点、蒲公英泡水等花食，应有尽有，家家餐馆都宾客满座、生意兴隆。十余家餐馆经营的都是以鲜花为主料加工的美食，开业多年，赚得盆满钵满。

4 美国食"花"习俗

美国的鲜花美食主要采取套餐的形式，先上一盆紫罗兰"沙拉"，然后上主菜嫩蒲公英或嫩鼠尾草通心粉，甜品是玫瑰糕点和各种不同花瓣做成的油炸小饼，还有玫瑰花瓣汤等。美国人经常食用的鲜花品种有四五十种，其中最受厨师青睐的是紫罗兰，因其花色多样，制作成美食后色彩缤纷，看起来赏心悦目，令人垂涎不已。

鲜花美食之所以盛行，除了它本身色、香、味俱佳外，还在于其营养全面而丰富，因为花卉中含有丰富的蛋白质、淀粉、脂肪、氨基酸、多种维生素以及锌、镁等微量元素，这些营养物质具有强身健体、延年

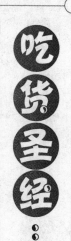

益寿的作用。比如，黄花作为一种传统名菜，不仅味道鲜美，而且营养很丰富，不仅富含蛋白质及糖类，而且含有较多的胡萝卜素、维生素及铁、钙、磷、钾等营养物质。此外，有的鲜花对人体还有一些独特的功效，并且极少有不良反应，如桂花有助于补脑提神，丁香可以治疗腹泻，米兰花能够防止疟疾等。

适度食素，健康相伴

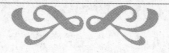

在电视剧《西游记》中，我们多次听说"化斋"这个词，一般人家都会准备素食给唐僧师徒作为斋饭。吃素通常是出家人的代名词，但随着人们对于健康的重视以及思想观念的改变，越来越多的人加入到素食主义的行列，其中包括很多演艺圈和政界的名人，他们都开始倡导不食用动物制品。素食餐厅开始遍地开花，预示着素食开始成为时尚的流行饮食。

说到素食，许多人都提不起兴趣，认为素食味道和荤菜比差得很远，而且烹调方法也没有荤菜花样多，实在不能发自内心的爱上素食。然而，近几年，素食无论从菜色、烹调方式和餐厅经营方面都有了很大改进，这使得素食更受欢迎。

其实，我国一直有食素的习俗。传统素菜一般分为寺院素菜、宫廷素菜和民间素菜三个流派。寺院素菜讲究"全素"，禁用"五荤"调味，且大多禁食蛋类；而宫廷素菜追求的是用料奇珍、烹调技法考究、外形美观达意；民间素菜用料广泛，经济美味，是民间普遍食用的菜肴。

"全素"派和"以荤托素"派是我国传统素菜发展的两个方向。

"全素"派追求"清净"，用料上绝对排除肉类、蛋类、"小五荤"，甚至乳类制品；"以荤托素"讲求味道鲜美，因此用料较为广泛，不仅可以使用蛋类，还可用肉汤甚至海参等作为调味料或主料，很难称得上是真正的"素菜"。

数据显示，越来越多的国家包括一些发展中国家，正在饱受各种现代文明病之苦。

在中国，每年不仅吃掉价值百亿元的大鱼大肉，还要为吃得太多而导致的肥胖及心血管疾病支付上亿元的医疗费用。在美国，乳腺癌、直肠癌和肺癌的患病率位居世界前三名，而且有50%的人死于心脏病、高血压或心血管方面的疾病。除此之外，英国、芬兰、瑞典这几个国家骨质疏松的患病率也高得出奇。经过几年的追踪研究，科学家发现，吃低脂食物如米饭和蔬菜类的中国人，他们极少患上乳腺癌，而且直肠癌、肺癌、骨质疏松症的患病率更低。相比之下，以高脂食物为主的美国人、英国人、瑞典人和芬兰人在这几方面的发病率都居世界前几位。

从动物性食物摄取而来的蛋白质，只占摄食总量的10%，而美国人所摄取的蛋白质有70%来自于动物，这就导致各种"富贵病"在这些国度蔓延。他们的饮食中往往以肉类、蛋类和乳制品为主，如奶油、乳酪以及汉堡包、炸薯条等各种高脂食品。

过去，科学家以为这种以肉食为主的饮食方式，可以提供较多的营养和热量，使人们身体更健康。现在看来，这种认识显然是错误的，这种饮食方式也是不可取的。

现在，人们已经意识到这种饮食方式给身体带来的危害。于是，全世界各国的素食餐馆层出不穷。欧美一些国家的大学也陆陆续续开始接受素食理念，越来越多的科学家、营养学家甚至是医务工作者，都加入到了素食主义的行列。

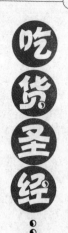

在我国，北京大学早在 2000 年就成立了素食协会，之后复旦大学、中山大学等高校也分别成立了自己的素食协会。北京的几家有名的素食馆每天顾客盈门，生意兴隆。在我国台湾，素食人口已经超过 100 万，就连医院也已经有为患者的健康而提供的康复饮食，比如台湾疗养院和基督教创办的台安医院。

在德国，人们随处可见素食餐饮店，这些饮食店被称作"雷服毛寺"。他们只提供素食，而且全国约有 2500 家连锁店，每天都生意兴隆。

在美国，素食运动在各大院校迅速兴起，许多素食医院也逐渐建立起来。

素食是一种新的饮食趋势，也是现代科技的一大进步。但是，吃素也要因人而异，不可盲从。对于爱美的女士，食用素菜有助于瘦身，但是长期食用的话，就容易造成营养不均衡。因此，素食女性在追求美丽的同时，更应懂得为身体补充一些必要的维生素和适量的脂肪。对于那些过于肥胖但又渴求健康的人士来说，素食值得一试。

简约生食，有益健康

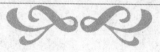

生食，顾名思义，就是生的食物拿来直接吃，与之相对，用火加工后的食物也就是熟食。熟食的诞生有这样一个有趣的传说。

自然界早就有火了，火山爆发，有火；打雷闪电的时候，树林里也会起火。对于这种自然现象，原始人刚开始看到的时候，怕得要命。后来偶尔捡到被火烧死的野兽，拿来一尝，相当美味。后来，经过无数次的试验，人们渐渐学会用火烧东西吃，并且想法子把火种保存下来，使它常年不灭。

又过了很长一段时间，有人看到有鸟啄燧木时产生火苗，受此启发，把一块坚硬而尖锐的木头，在另一块硬木头上使劲地钻，钻出火星来。从那时起，人们就不再将打来的野兽生吞活剥，连毛带血地吃了，而是将它们烧熟来吃。他们发现野兽经火烧、水煮烹熟后再吃，不仅少了腥味，还更加香美，而且杀菌消毒，又易消化。

从养生保健的角度来讲，我们日常饮食应以熟食为主，再适当搭配一些蔬菜、水果类植物性食物。然而，近些年，人们在饮食领域开始兴起"回归自然"的热潮，也就是俗称的生食疗法。

与熟食方式相比，吃生食具有以下几个较为明显的好处。

其一，吃生食可以保留天然植物性食物中所含的营养物质。食物被烹熟时，其中的营养物质很容易经加热而被分解、破坏，特别是具有美容健身、止血抗癌作用的维生素容易遭到破坏，而吃生食就解决了这一问题。

保护天然植物性食物中具有保健抗癌作用的物质，使其不因加热而减少，也是人们抵抗现代生活污染的手段之一。这是因为天然植物中不仅含有具抑癌抗癌作用的叶绿素、黄碱素，还含有能够提高人体肝脏解毒功能的植物激素，以及有助消化、促代谢功能的酶类等物质。

其二，吃生食时，一般很少人为添加食盐、食糖、香精、糖精、增色剂、防腐剂等物质，这样就不会扰乱人体正常的生理功能。此外，生食也没有熟食熏烤过程产生的苯并芘等物质，因此也就不会产生熟食加工品带给身体的危害。

此外，许多适宜作生食的蔬菜瓜果，其清热解毒、凉血利尿的功能比熟食强。可以作生食的植物性食物有很多，除了各个季节的应时水果

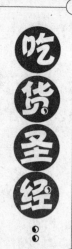
及其鲜榨果汁外，还有许多种蔬菜也适合生吃，包括萝卜、番茄、黄瓜、丝瓜、乳瓜、花生、莴笋、芫荽、芹菜、红薯、生菜、卷心菜、荸荠、嫩板栗、青葱、大蒜、灯笼辣椒、生姜、香菜等等。

当然生食务必讲究卫生，不能像原始人那样茹毛饮血、胡乱地生吃。科学的生食方法是这样的：先把新鲜的蔬菜或水果在水龙头下反复冲洗，再用冷开水冲淋，如果生吃的是一些没有"绿色食品"标志的食物，则应该浸泡一下，以减少农药的残毒。另外，刀、砧板、榨汁机等也应洗干净。生吃必要时可加点米醋、大蒜等作料。

生吃宜从少量开始，逐渐增多，让肠胃有个慢慢适应的过程。如患有中气虚寒、胃病、肠炎等疾病的人，则宜慎用或暂停生食，以免诱发腹痛、腹泻等病。

除了蔬菜水果，肉类食品也可以拿来生吃。近几年来，随着日本餐馆的增多，人们渐渐接触到日本料理中最有代表性、最具特色的食品——生鱼片（日语中叫"刺身"），并逐渐喜欢上了这种美食。其实，早在唐代，中国人已经开始吃生鱼片了，李白曾有"呼儿拂几霜刀挥，红肥花落白雪霏"的盛赞，杜甫曾有"无声细下飞碎雪，有骨已剁觜春葱"的寄语，都生动形象地描写了吃生鱼片时的情景。不过常生吃的鱼都是海鱼，因为生吃河鱼容易产生寄生虫。因此，偶尔吃一些生鱼片时，也要注意卫生，平时尽量不要生吃。

第二章

跟着地图吃

——各地美食健康吃

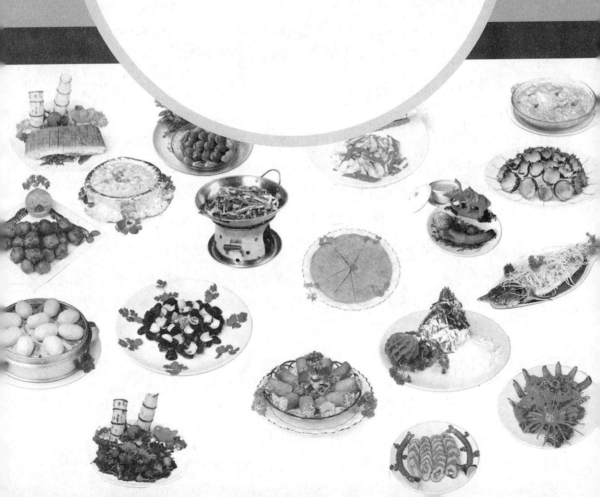

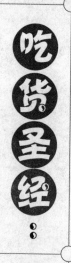

吃货指南，舌尖上的美食

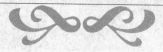

想必大家对《舌尖上的中国》并不陌生，播出的第一季是以"五味"美食为主题的央视自制纪录片，该片播出后，创造了极高的收视率。许多早已抛弃了电视节目的 80 后"吃货"们，纷纷锁定夜间的央视坐等这部"吃货指南"。有人评价说："这是一部关于中国饮食文化的纪录片，拍的是美食，道的是人情。"人们为美食流口水，为美食的故事而感动流泪，为美食的文化而感动骄傲，为中国饮食文化的博大精深而自豪，甚至有人高调地赞美"这才是最好的爱国主义教育片"。

该纪录片中，一道道美食让人回味无穷，有人说："晚上看这片子真是考验人！感觉那些美食的香味都飘出来了，吃货们，要不要加顿夜宵？"

《舌尖上的中国》第一季受热捧以后，又拍摄制作了第二季。它是以主食为主线，画面从远古时代赖以充饥的自然谷物到如今人们餐桌上丰盛的、让人垂涎欲滴的美食，将一个异彩纷呈、变化多端的主食世界，呈现在你面前。第二季的主题为"一城一味"，但没有将眼光只集中在几个固定的省市，而是深入到一些不为人知的小乡镇，寻找快要失传的美食。

在此，我们选取其中一些美食做一简单介绍，以供旅游时参考，或自己在家制作美食之用。

1 油焖春笋

杭州的传统风味菜，它选用清明前后出土的嫩春笋，色泽红亮，鲜嫩爽口，鲜咸而带甜味，百吃不厌。

2 塌菜炒冬笋
上海年夜饭中常见菜肴，笋取其脆鲜，塌菜则甜糯，两者结合，有完美的口感。

3 腌笃鲜
用小火慢炖，把肉的美味全部融入竹笋和汤里，是江浙地区时令家常菜。

4 脆炸藕夹
南方地区著名的家常菜，作为"年货"来招待亲朋好友。

5 煎焖鱼头泡饼
由鱼头和馕烹制而成，鱼头咸鲜微辣，嫩而香味浓郁，油盐饼酥脆，蘸汤后松软可口。

6 松鼠鱼
形似其名，造型逼真，色泽鲜艳，酸甜适口，外酥里嫩，入口即化，酸甜适口。

7 酸菜鱼
属四川菜系，成菜肉质细嫩，汤酸香鲜美，微辣不腻；鱼片嫩黄爽滑。

8 螃蟹炒年糕
年糕和螃蟹一起搭配着炒，香鲜，味醇。

9 迷迭香烤羊排
新疆特色食物，色呈焦黄、油亮，味微辣，不腻不膻，嫩而可口。

10 酸菜汆白肉
东北开胃家常菜，白肉香而不腻，汤色清淡鲜香，入口回

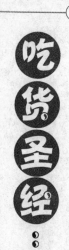
味无穷。

11 苏式酱汁肉

苏州名菜，色泽桃红，甜而不腻，酥而不烂，入口即化。

12 梅菜扣肉

惠州传统名菜，颜色酱红油亮，汤汁黏稠鲜美，扣肉滑溜醇香，肥而不腻，食之软烂醇香。

13 蜜汁叉烧

广东特色肉制品，菜品软嫩多汁、色泽鲜明、香味四溢。

14 西湖醋鱼

杭州传统风味名菜。特点是不用油，只用白开水加调料，鱼肉以断生为度，讲究食其鲜嫩和本味。

15 葱烧海参

北方名菜，从山东源入，以水发海参和大葱为主料，海参清鲜，柔软香滑，葱段香浓，食后无余汁。

16 糖醋菠萝排骨

源于江苏的无锡，色泽红亮油润，肉质鲜嫩，味道鲜美，口味香脆酸甜，是大众喜爱的传统菜。

17 汽锅鸡

源自建水县，因用汽锅蒸制而得名。鸡块肉烂骨离，汤鲜肉嫩，最能保持鸡的原味和营养。

18 剁椒鱼头

属湘菜系，是湘潭的一道名菜。

19 红烧狮子头

淮扬名菜，其特点是有肥有瘦的肉红润油亮，肉块与汁液醇香味浓，色彩鲜艳，香味扑鼻。

20 炭烧生蚝

沿海地区的特色小吃，其味道鲜美，滑嫩爽口。

21 清蒸大闸蟹

清蒸海鲜类菜系，是著名上海菜，此菜主要突出螃蟹原形原味，色泽橙黄，蟹肉鲜美，营养丰富。

22 乐山嫩豆花

在四川小吃中算是一绝，来源于四川小吃最活跃的乐山，传承了四川小吃的最大特点——调料丰富。

23 咸肉蒸黄泥拱

浙江省宁波市鄞州区横街镇大雷村的特产，有点鲜、有点甜的"大雷黄泥拱笋"更是远近闻名。

24 虾子小刀面

耿福兴虾子面的面有韧性，味极鲜美，营养价值高。凡到芜湖的人，都要慕名而至，以亲口品尝为快。

25 桂花糯米藕

江南传统菜式中一道独具特色的中式甜品，以其香甜、清脆、桂花香气浓郁而享有盛名。

26 麻辣香肠

四川的一种灌肠类品种，进食时香辣味重，咸中带甜，稍有麻舌感，能促进食欲，风味甚佳。

27 清炖跳跳鱼

浙江台州玉环传统的汉族名菜。香醇味厚。跳跳鱼又叫弹涂鱼，俗称花鱼，肉质嫩鲜，具有滋润养颜的功效。

28 重庆小面

重庆本土的一种低价位的美味面食，面条非常有嚼劲，配

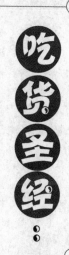

以水烫青菜，滋味鲜美无比。

29 蚝烙

广东省潮汕地方特色小食，台湾省称为蚵仔煎，外地人来潮汕总要尝一尝这一美食。

30 四喜蒸饺

这道美食食谱不但名字喜庆吉祥，色彩更是鲜艳丰富，用来做家宴或是宴客的小点，定能增色不少。

31 红烧肉

一道著名的本帮菜，充分体现了本帮菜"浓油赤酱"的特点。

32 黄鳝啫啫煲

菜的香味在高温的瓦煲里面散发出来，在远处都能闻到，吃下去更是口感新鲜无比，原汁原味。

33 回锅肉

此菜一直被认为是川菜之首，川菜之化身，特点是口味独特，色泽红亮，肥而不腻。

34 黄糖糍粑

糍粑，汉族小吃，流行于中国的南方地区。特别是过年的时候是一定要打糍粑的。

35 鲜虾云吞

香港地区的云吞皮薄肉多，做工精细，馅料丰富，内有猪肉、鸡蛋、虾仁等。

36 干蒸烧卖

广州人喜欢的茶楼传统早点之一，是一种以烫面为皮带馅上笼蒸熟的面食。

37 古蔺麻辣鸡

泸州市古蔺县人祖辈研究出来的一种卤制小吃，以鲜、香、麻、辣著称。

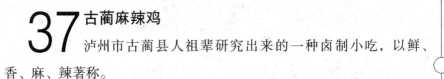

川菜，以麻辣著称

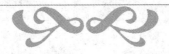

四川沃野千里，江河纵横，川菜与其风景名胜一样闻名于世，扬名天下。川菜，是中国著名的八大菜系之一，也是民间最大的菜系，因此被冠以"百姓菜"。其历史悠久，风味独特，原本流行于西南地区和湖北地区，如今在中国大部分地区都可以看到川菜馆的影子。川菜历经长期发展，融会了东、南、西、北各方的特点，博采众家之长，形成了北菜川烹、南菜川味的特点，也因此驰名海内外，在国际上享有"食在中国，味在四川"的美誉。

川菜以成都、重庆地方菜为代表，以麻、辣、鲜、香为特色。川菜风味包括成都、乐山、内江、自贡等地方菜的特色，主要有以下几个特点。

其一，注重调味。川菜讲究色、香、味、形，并主要在"味"字上下功夫，以味的多、广、厚著称，历来有"七味"（甜、酸、麻、辣、苦、香、咸）"八滋"（干烧、酸、辣、鱼香、干煸、怪味、椒麻、红油）之说。在这里需要指出的是，"八滋"只是一个概数，其实川菜有几十种味道。川菜讲究川料川味，使用的调味品复杂多样，常用的调味品有辣椒、花椒、胡椒、豆瓣酱、葱、姜、蒜等，通过不同的配比，将"七味"巧妙搭配，灵活多变，配制出了麻辣、酸辣、椒麻、蒜泥、

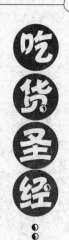

红油、糖醋、鱼香、怪味等几十种各具特色的复合味，其味别之多，调制之妙，称得上是中外菜肴一绝，并为此赢得了"一菜一格，百菜百味"的称誉。

其二，烹调手法多样。川菜的烹调方法就有 38 种之多，包括炒、煎、干烧、炸、熏、泡、炖、焖、烩、贴、爆等，其中又以小炒、小煎、干烧、干煸见长。如今比较流行的仍有炒、煎、炸、烧、腌、卤、煸、泡等 30 多种。而且，四川人善于根据原料、气候和食者的要求，对烹调方法具体掌握，灵活运用。

川菜由不同特色的筵席菜、大众便餐菜、家常菜、三蒸九扣菜、风味小吃五大类组成了一个完整的体系。川菜中最负盛名的六大名菜是"鱼香肉丝""宫保鸡丁""夫妻肺片""麻婆豆腐""回锅肉""东坡肘子"。

很多人吃川菜就是奔着一个"辣"字去的，但是吃辣容易上火，那么，如何在大饱口福之余的同时，还能吃得健康呢？

有专家建议，在吃辣子鸡、毛血旺等辣椒较多的川菜时，不妨搭配吃一些白萝卜。这是因为白萝卜属于凉性，不仅能解辣，还能顺气。如果你在外就餐时点了水煮鱼等含油较多的川菜，那么最好同时点一盘凉拌豆腐或凉拌黑木耳等清淡小菜，清火又刮油。"苦"味食物更是油腻、麻辣的天敌，更要搭配食用，此类食物首推苦瓜，不管是凉拌、素炒还是煲汤，都能起到去油清火的作用。还有大师建议，吃完麻辣四溢的川菜后，不妨喝上一碗棒面粥，棒面属于粗粮，吃粗粮可以增加粗纤维，从而能够促进消化。在吃川菜火锅时，人们常常会吃一些肥肠、毛肚等内脏类食材，但它们往往胆固醇含量很高，应尽量少摄取。吃火锅时，如果感觉太辣，不妨在油碟里加一点醋，就不会觉得太辣了。

另外，冰冻的酸梅汤和乌龙茶是川菜的最佳搭档。酸梅汁的酸味有中和的作用，可以减少食物的辛辣感。乌龙茶中含有有助于消除油腻的成分，而且可以起到促进消化的作用。许多人吃完川菜后的直接后果是嗓子疼、上火，这时可以饮用一些菊花茶化解一下。

最后，需要提醒吃货们的是，如果你是不善吃辣的北方人，吃辣次数应有所控制，一周或两周吃一次就足够了。而且吃辣后，餐后还应多吃一些草莓、猕猴桃等维生素 C 含量丰富的水果，以淡化辛味食物对身体的不利影响。

鲁菜，源于齐鲁风味

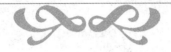

据《史记·货殖列传》记载，"齐带山海，膏壤千里"。山东地理位置比较优越，位于黄河下游，地处胶东半岛，延伸于渤海与黄海之间。全省气候温和适宜，物产富饶，沿海一带盛产各种各样的海产品，内陆则有家畜、家禽以及蔬菜、水果、淡水鱼等种类众多，分布极广。尤其是蔬菜，不仅种类繁多，而且品质优良，因此山东被称为"世界三大菜园之一"。

其中比较著名的是胶州所产的白菜、潍坊所产的萝卜、寿光所产的韭菜、章丘所产的大葱、兰陵所产的蒜、莱芜所产的姜等，享誉海内外。山东所产的水果品质极佳，产量也居全国首位，被大家所熟知的有烟台地区的苹果，莱阳、阳信两地所产的梨，乐陵地区的小枣，德州地区的西瓜，肥城地区的桃，青州地区的蜜桃，大泽山所产的葡萄，曹州所产的木瓜等，它们皆是果中上品。山东地区的水产品种类较多，产量排在全国第三位，尤其是山东沿海一带更是如此。沿海水域盛产鱼、虾、贝、藻等 60 多种海产品，另外，山东淡水鱼类资源也比较丰富，

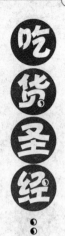
主要有鲫鱼、鲤鱼、草鱼、乌鳢、毛蟹、日本沼虾、甲鱼、鳙鱼、鲢鱼、鲴鱼、鲂鱼、鳊鱼、鲶鱼、黄鳝、泥鳅、赤眼鳟、麦穗鱼等 70 多种鱼类。

山东的历代厨师利用其得天独厚的物产创造了较高的烹饪技术，并将其完善，形成了独具地方特色的鲁菜。鲁菜，也叫山东菜，是中国著名的八大菜系之一，有人将其称为北方菜的代表，它也是黄河流域烹饪文化的代表。经过长期的发展和演变，鲁菜系逐渐形成不同地区、各有特色的菜系流派，主要包括德州、泰安地区在内的济南派，以及青岛地区在内、以福山帮为代表的胶东派两个流派。此外，还有被赞为"阳春白雪"的典雅华贵的孔府菜，余下的就是零星分布的各种地方菜和风味小吃。这些菜系流派以济南菜为典型，其中仅烹饪方法就包括煎炒烹炸、烧烩蒸扒、煮余熏拌、溜炝酱腌等 50 多种。

1 济南菜

济南菜以清香、脆嫩、味厚而纯见长。俗话说"唱戏的腔，厨师的汤"。济南派还特别精于制汤，其汤清浊分明，堪称一绝，其清汤、奶汤制法在《齐民要术》中都有记载。其中著名的汤食有"清汤什锦"和"奶汤蒲菜"，口味清鲜淡雅，别具一格。而在菜肴方面脆嫩爽口的"油爆双脆"、素菜之珍的"锅豆腐"、里嫩外焦的"糖醋黄河鲤鱼"等，都无一不显示出济南菜流派在火候上的功力。

2 胶东菜

胶东风味也被称为福山风味，此流派菜肴包括独具烟台、青岛等胶东沿海地方风味的菜品。该流派的主要特点是讲究用料，刀工精细，口味清爽脆嫩，保持菜肴的原汁原味。胶东菜精于制作海鲜，尤以烹制小海鲜见长，珍馐佳品，肴多海味，且少用佐料提味。此外，胶东菜讲究花色冷拼的拼制和花色热菜的烹制，独具特色。在烹调方式上，胶东菜擅长爆、炸、扒、熘、蒸；在口味上以鲜夺人，偏于清淡；在选料方面，主要以明虾、海螺、鲍鱼、蛎黄、海带等海鲜为主。以胶东名菜"扒原壳鲍鱼"为例，主料选取的是长山列岛海珍鲍鱼，以鲁菜传统技法烹调，此菜鲜美滑嫩，催人食欲。如果到了胶东地区，您还可以品尝"蟹黄鱼翅""芙蓉干贝""烤大虾""炸蛎黄""烧海参""清蒸加吉鱼"等著名胶东菜。

3 孔府菜

孔府菜举世闻名，有几个特点：一是制法精良，重于调味，工于火候；二是口味以咸鲜为主，口感软烂柔滑；三是烹调技法全面，尤其擅长烧、炒、煨、炸、扒，而且制作过程复杂。比如，以煨、炒、扒等技法烹制的菜肴，往往要经过三四道程序方能完成。"美食不如美器"，去孔府就餐，你会发现，用于盛装菜肴的盛器十分讲究，银、铜等名质餐具应有尽有。著名的菜肴有"当朝一品锅""御笔猴头""御带虾仁""带子上朝""怀抱鲤""神仙鸭子""油泼豆莛"等。

4 四大经典鲁菜

（1）德州扒鸡。德州扒鸡是"德州五香脱骨扒鸡"的简称，它与西瓜、金丝枣被认为是著名的德州三宝。德州扒鸡是山东德州的传统名吃，起源于清朝康熙年间。那时，有一个烧鸡制作艺人选了一只1斤左右的嫩鸡，将其处理好后，用油炸至金黄色，然后加入口蘑以及上等酱油、丁香、砂仁、草果、白芷、大茴香、饴糖等调料，经精心炖煮而成。扒鸡出锅后色泽红润，香气扑鼻，肉质肥嫩，味道鲜美，越嚼越香。有人品尝后忍不住赞道："热中一抖骨肉分，异香扑鼻竟袭人；惹得老夫伸五指，入口齿馨长留津。"不久便闻名全国。

（2）红烧大虾。红烧大虾是山东胶东风味名菜。此菜的特点是色泽红润油亮，虾肉鲜嫩，味道鲜美。其色泽之美、口味之佳，一直为人

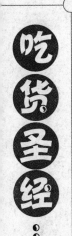

们所称道，因此历来是鲁菜中脍炙人口的名菜佳肴。

（3）四喜丸子。这道菜其实非常普通，仅仅是以猪肥、瘦肉和冬菇等为材料加入一些作料搅拌在一起做成的肉丸子，吃起来味道也很普通，不过这道菜菜名比较讨喜，具有特殊的象征意义。"四喜"象征着中国人最为重视的"久旱逢甘露，他乡遇故知，洞房花烛夜，金榜题名时"四件喜事，为此，四喜丸子成了鲁菜中的一大名菜。

（4）九转大肠。九转大肠是济南的一道传统名菜，特点为色泽红润，质地软嫩，且酸、甜、香、辣、咸五味俱全。此菜源于清朝光绪初年，由济南九华林酒楼掌柜首创。该掌柜把猪大肠洗刷后，加入一些香料用开水煮至硬酥，取出切段，然后加入酱油、糖、香料等调味，就制成了香肥可口的"红烧大肠"，也就是后来的九转大肠。红烧大肠特别受顾客欢迎，逐渐闻名于市。后来经过多次改进，红烧大肠的味道更为鲜美。许多著名人士在该店设宴时每每点名上此道菜。一些文人雅士食用这道菜后，盛赞此菜与众不同，别有滋味。因掌柜喜欢"九"这个数字，为取悦掌柜，并称赞厨师制作此菜时像道家"九炼金丹"一样精工细作，这些人便将其更名为"九转大肠"。

湘菜，无辣不欢

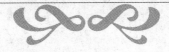

湖南位于中国南部地区，气候温和湿润。湘江、资水、沅江、澧水四水纵贯湖南全境，自然条件优越。湖南地理位置优越，物产丰富。比如，湘西地区多山，盛产笋、蕈和山珍野味；湘东南为丘陵和盆地，农牧副渔都比较发达；湘北是著名的洞庭湖平原，被赞为"鱼米之乡"。

湖南人充分利用这些丰富的资源创造了一系列的湖南名菜。湘菜由湘江流域、洞庭湖区和湘西山区三种地方风味菜组成。湘江流域以长沙、湘潭、衡阳为中心，是湘菜系的主要代表。

一般来说，湘菜有以下几个特点。

一是湘菜注重"形"，刀工精妙，形态俊美。刀法达 16 种之多，使菜肴呈现千姿百态，变化无穷，美不胜收。

二是讲究原料的入味，调味工艺精细入微，而且随原料质地而异。湘菜在口味上以酸辣著称，以辣味为主，辣中带酸。湘菜以腴滑肥润为主，常常把辣椒作为主菜食用，而且多种口味并存，不仅有北方菜所偏重的咸味，也有南方菜中注重的甜味，更有本地菜标志性的辣与酸。如果说川菜"一辣成名"，湘菜则可称作是"有咸有辣两不缺"。因此，美食爱好者们给予湘菜最好的评价就是"下饭"。

湘菜最主要的特色是香、嫩、清、脆，所采用的材料以新鲜、物美价廉为原则。湘菜常常使用一些特殊调料，如豆豉、茶油、辣油、辣酱、花椒、茴香、桂皮等，这能够使其增色不少。在这些用料中，湖南的辣椒值得一提。宋祖英的一首《辣妹子》传遍了大江南北，也让世人了解了湘西妹子爱吃辣，其实，湖南人和四川人一样，无辣不欢，不分男女老幼，普遍嗜辣。湖南人对辣椒"宠爱有加"，几乎吃什么都少不了辣椒。

三是湘菜技法多样。湘菜特别讲究原料的入味，烹饪技艺多种多样，常见的有烧、炒、蒸、熏等方法，尤以"蒸"菜见长。最为精湛的是煨，原汁原味，口味浓郁。

总之，湘菜制作精细、用料广泛、品种繁多，最主要的特色是口味干辣，注重香鲜、酸辣、软嫩。比较有名的湘菜有"东安鸡""金鱼戏莲""永州血鸭""腊味合蒸""姊妹团子""宁乡口味蛇""岳阳姜辣

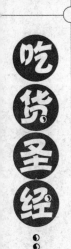
蛇""剁椒鱼头"等。

湖南人喜欢吃辣与当地的气候也有一定的关系，湖南大地处"辣带"，气候温暖潮湿，古称"卑湿之地"。在这种气候条件影响下，人们常受寒暑内蕴之浸易致湿郁，而辣椒有提热、开胃、祛湿、祛风之效，因此湖南人喜食辣椒还有一定的科学道理。不过，北方人不宜食用湘菜，尤其在炎热的夏天，更不宜食用。因为湘菜的干辣容易造成上火，其过咸的口味也不适合有心肾疾病的患者或高血压患者。如果一定要吃湘菜，那就要在点菜上下一番功夫了。

比如有的人喜欢吃腊肉，在点菜的时候最好放弃小炒腊肉、萝卜干炒腊肉等味重、对身体有不利影响的菜品，而选择青笋炒腊肉、藜蒿炒腊肉等口味稍微清淡的菜品。或干脆少吃炒菜，多吃剁椒鱼头等蒸菜，此类菜肴含油量少，口味却不比炒菜差。此外，还可以选择有醋味的东安鸡和加入莲子、枸杞调味的五元鸡，这两样菜味道在湘菜中都属于比较清淡的。湖南号称"鱼米之乡"，夏天盛产具有清热解毒功效的莲子，大家不妨多点一些莲子作原料的菜，用以清热去火。另外，由于湘菜比较咸，在吃的时候不妨点一份甜羹，如银耳羹、莲子羹等，可预防口干。还可以选择在吃完饭后来根香蕉，香蕉中钾离子含量丰富，可以中和高盐食物中较多的钠离子，从而帮助调节人体内的离子平衡。

粤菜，驰名海内外

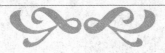

广东地处南岭以南，气候温和，物产丰富。古代聚居于广东一带的百粤族善渔农，尚杂食，这可以说是粤式饮食的起源。秦汉以后，受中原文化的影响，杂食之法日趋发展、完善。近代又吸取西餐技艺，取长补短，逐渐形成独具特色的南国风味菜系——广东菜系。近年来，广东菜更是发展迅速，不断推陈出新，很快新派粤菜就风靡全国乃至全世界。广东菜也叫粤菜，发源于岭南，主要由广州菜、潮州菜、客家菜三种具有地方风味的菜肴组成，而通常以广州菜为代表，有"食在广州，味在潮州，厨出凤城"之说。粤菜是起步较晚的菜系，但它影响深远，纵观世界各地的中餐馆，大部分以粤菜为主。在外国，粤菜与法国大餐齐名。因此有不少人以为粤菜是海外中国的代表菜系。

下面为大家说一说粤菜的几大特色。

粤菜最显著的特色就是选料广泛广博奇异，善用生猛海鲜。广东菜取料之广，可谓全国各菜系之冠。对此，有人曾给予这样的评价："广州人除了地上四条腿的桌子、水里游的蚂蟥、天上飞的飞机不吃之外，其他什么东西都敢吃。""不问鸟兽虫蛇，无不食之。"据粗略估计，粤菜的用料有数千种之多。在动物性原料方面，凡是各地菜系所用的家养禽畜、水泽鱼虾，粤菜都不会放过；而各地所不用的蛇、鼠、猫、狗、山间野味，粤菜则视为上肴。另外，南宋周去非《领外代答》已经有了这方面的记载："深广及溪峒人，不问鸟兽蛇虫，无不食之。其间野味，有好有丑。山有鳖名蛰，竹有鼠名鼨。鸽鹳之足，猎而煮之；鲟鱼之唇，活而脔之，谓之鱼魂，此其珍也。至与遇蛇必捕，不问长短，遇鼠必捉，不问大小。蝙蝠之可恶，蛤蚧之可畏，蝗虫之微生，悉取而燎食之；蜂房之毒，麻虫之秽，悉炒而食之；蝗虫之卵，天虾之翼，悉炒而食之。"这些原料，一经厨师妙手烹制，每令食者击节赞赏，叹为异品奇珍。单说广州人吃蛇，已经有 2000 多年的历史了。仔细观察，你就会发现，广州的大街小巷，到处都有专门的蛇餐馆、吃蛇一条村，许多酒楼也经营蛇餐，而且蛇的吃法多达数十种。广州人虽然无所不吃，

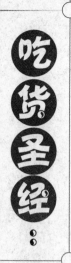
但近年来不吃保护动物了。为了饮食文化的丰富多彩，他们所吃的很多"野味"都是人工饲养的。

粤菜的第二个特色是口味清淡，它的整体风味特色我们可以用"清鲜嫩滑爽香"六个字来概括。这其实也是粤菜广受欢迎的根本原因。虽然粤菜调味品种类繁多，遍及酸、甜、苦、辣、咸、鲜各种口味，但一般只用少量姜、葱、蒜头做"料头"，而少用辣椒等辛辣性佐料，也不会过咸或者过甜。比如，广州菜的口味主要以爽、脆、鲜、嫩为特色，这也是广东菜系的主体口味。而客家菜的口味则以咸、酸、辣为特色，多为家常菜。粤菜讲究菜肴的色泽、色彩，求镬气（指用武火把镬烧热，加油，把油烧开，炒出来的菜有一种香味），火候也掌握得恰到好处。此外，粤菜还追求原料的本味、清鲜味，动物性食材要求鲜活，并即宰即烹，原汁原味。广州人喜欢吃鸡，单是关于鸡的菜肴便有几百种之多，几乎所有著名的酒家、餐厅都有自己的"招牌鸡"来招徕食客，比较著名的有白切鸡、清平鸡、文昌鸡、太爷鸡、东江盐焗鸡、东方市师鸡、陶陶姜葱鸡等。广州人最爱吃的一道菜是白切鸡。白切鸡的做法很简单，先把鸡处理干净，将水煮开以后停火，把洗净的鸡浸在开水里浸熟，吃的时候再加入姜、盐等调料。这种追求清淡、追求鲜嫩、追求本味的饮食方式，既符合广州的气候特点，而且符合现代营养学的要求，是一种比较科学的饮食文化。

粤菜的第三个特点是博采众长、善于变化、制作精良、勇于创新。形象地说，粤菜具有"杂交"的优势。因为粤菜是在吸取中外饮食文化各家之长，并结合地域气候特点的基础上不断推陈出新而形成的。一方面，中国历史上经历几次移民，一些北方移民来到岭南，把北方菜系的烹饪方法传到广东。另一方面，清末以来，广东的开放也使得本土饮食渗透了西方饮食文化的成分。粤菜的烹调方法有 30 多种，有很多是从别的地方照搬或借鉴过来的。比如，其中的泡、扒、川是从北方的爆、扒、氽直接移植过来的，而焗、煎、炸则是从西餐中借鉴产生的。粤菜的菜式还注重随季节时令变化而有所变化，夏秋讲求口味清淡，冬春注重口味浓郁。宴席上的每一道菜都有一个好听的名字，如菜名为"龙虎凤"这道美食是三蛇配老猫、母鸡烩成的菜，而把虾仁炒马蹄（荸荠）叫"龙马精神"。

到目前为止，粤菜的菜式有5400多种，点心达1000多种，风味小吃也有数百种。其中比较著名的有"文昌鸡""东江盐鸡""两柠煎软鸡""梅菜扣猪肉""铁板煎牛柳""白灼基围虾""八珍扒大鸭""脆皮烤乳猪""豉汁茄子煲""蚝油扒生菜""潮州白鳝煲""清蒸大鲩鱼"等。

闽菜，独具地方风味

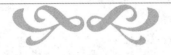

福建位于我国东南沿海，气候温和，盛产丰富的山珍、野味、水产资源，这为闽菜的诞生提供了良好的物质条件。闽菜，也称为福建菜，主要特点是制作细巧、色调美观、调味清鲜，以福州菜为代表，由福州、闽南、闽西三种不同的风味构成。

福建菜具有以下四大鲜明特征。

一是刀工巧妙，寓趣于味。烹饪闽菜时，常常采用细致入微的片、切、剞等刀法，使不同质地的原料，能够入味透彻。因此，闽菜的刀工获得了"剞花如荔，切丝如发，片薄如纸"的美誉。如有一道凉拌菜肴"萝卜蜇"，制作工艺是将每张薄薄的海蜇皮都分别切成2~3片，

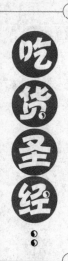
然后再切成极细的丝，再与切成同样粗细的萝卜丝一起烹制，晾凉后加入调料拌匀后即可上桌。

二是汤菜众多，变化无穷。闽菜讲究调汤，汤鲜、味美，汤种多样，素有"一汤十变"之说。福建菜对清汤的调制十分讲究，常常以油鸡、火腿、蹄膀作为原料调制而成。方法是先用小温火将上述原料熬出汤汁，并过滤；另将生鸡骨斩碎，加入水和盐调匀，倒入汤内，继续用小温火边烧边搅匀（又称吊汤），再过滤一次，便成为莹洁鲜美的清汤。用此清汤来调制菜肴，可以增添菜肴的色、香、味。鸡汤氽海蚌也是一道有代表性的汤菜，其中所用的鸡汤不是普通的鸡汤，而是经过精心熬制的三茸汤，由母鸡、猪里脊、牛肉提炼而成，氽入闽产的海蚌后，让人食后心旷神怡，回味无穷。

三是调味奇特，别有滋味。闽菜的调味偏于甜、酸、淡，这一特征的形成，与烹调原料多取自山珍海味有关。在调味方面，闽菜以"甜而不腻，酸而不峻，淡而不薄"享有盛名，善用糖的甜味去除海鲜等的腥膻味，巧用醋使菜肴酸甜爽口，味清淡，则可保持原汁原味。闽菜所用调味种类较多，咸的调味品有虾酱、虾油、豉油等；甜的有红糖、冰糖等；酸的有白醋、乔头等；辣的有胡椒、芥末等；香的有五香粉、八角、桂皮等。闽菜善用红糟、虾油、沙茶、辣椒酱等调味，风格独特，别开生面。三种地方菜各有各的风味，闽南菜用料讲究，以善用甜辣著称，制作菜肴常用辣椒酱、沙茶酱、芥末酱来调味，尤以用沙茶酱烹制菜肴最具风味。闽西菜则稍偏咸、辣，具有浓郁的乡土风味。福州菜口感清鲜、淡爽，偏于甜酸。调味上善用糟，经常变换使用煎糟、红糟、拉糟、醉糟等多种烹调方法。

四是烹调细腻，雅致大方。福建菜烹调方法有很多种，如煎、炸、炝（如煮）、烤、拌、醉、卤、扒、糟、煨、扣、溜、蒸、熏、焖、扛、炝等，其中又以炒、蒸、煨技术最为突出。

此外，闽菜所使用的食用器皿别具一格，常用的盖碗小巧玲珑、古朴大方，体现了雅洁、轻便、秀丽的格局和风貌。

闽菜的代表菜有"佛跳墙""烧片糟鸭""太极明虾""小糟鸡丁""白炒鲜竹蛏""生炒黄螺片""炒西施舌"等。

苏菜，注重原汁原味

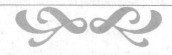

江苏东临黄海，西拥洪泽，南临太湖，地跨长江、淮河南北，境内有蛛网般的港口，串珠似的湖泊，加之气候寒暖适宜，土壤肥沃，因此被称为"鱼米之乡"。江苏一带物产丰富，"春有刀鲚夏有鲥，秋有肥鸭冬有蔬"，水产禽蔬四季不断，这些富饶的物产为江苏菜系的形成提供了优越的物质条件。江苏菜系主要由淮扬、金陵、苏锡、徐海四个地方菜构成，其影响遍及长江中下游广大地区。

1 淮扬菜

淮扬菜在整个苏菜菜系中占据主导地位，流传、形成于扬州、淮安、镇江、盐城、泰州、南通等江苏大部分地区。淮扬菜糅合了南方菜的鲜、脆、嫩和北方菜的咸、色、浓的特点，形成了独特的"甜咸适中，咸中微甜"的风味。淮扬菜刀工最精细，能将一块2厘米厚的方干，劈成30片薄片，而且切丝如发。冷菜制作、拼摆手法要求也比较高，比如一个扇面三拼，需要经过抽缝、扇面、叠角三道程序才能完成，"抽缝、扇面、叠角"寥寥六字，却是对刀工拼盘水平的极大考验。精细的刀工，娴熟的拼摆，加上精当的色彩配伍，使得淮扬菜形态十分美观，如同精雕细凿的工艺品。

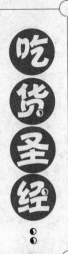
一般来说，淮扬菜有以下几个特点：第一，选料严谨，制作精细，因材施艺，按时治肴；第二，擅长多种烹饪方法，且精于泥煨、叉烤；第三，口味清鲜，咸甜得宜，浓而不腻，淡而不薄；第四，注重调汤，保持原汁原味；第五，刀工精细，拼摆娴熟。

2 金陵菜

金陵菜，又称"京苏菜"，是以南京为中心的地方风味菜种。也有人将它称作宁帮菜，此地方菜影响较为广泛，以南京为中心，一直延伸到江西九江。金陵菜起源于先秦时代，在隋唐时期已负盛名，至明清自成一派，民国时期更是达到巅峰，据说蒋介石、戴季陶、孔祥熙、蒋经国等名人都是金陵菜的"铁杆粉丝"。

金陵菜的原料以水产居多，注重食材的鲜活度，刀功精细，并且善于运用炖、焖、烤、煨等多种烹调方法，做成的菜肴菜品细致精美，格调高雅，口味平和，鲜香酥嫩。概括地说，金陵菜的主要特点是刀工细腻，火工纯熟，技法富于变化，口味南北皆宜。

金陵菜兼取四方之美，适应八方之需，深受人们欢迎，其中最负盛名的四大名菜是"松鼠色""蛋烧卖""美人肝""凤尾虾"。此外，"盐水鸭""卤鸭腕肝""鸭血肠"等也是苏菜中的名菜。

3 苏锡菜

苏锡菜起源于苏州、无锡地区，并曾盛行于西至常州、东到上海的江南地区。在民间苏锡菜又被分为苏州菜和无锡菜两种，由于这两种菜肴的风味和烹饪方式都十分接近，所以将它们统称为苏锡菜。苏锡菜中，虾蟹莼鲈、糕团船点味冠全省；茶食小吃，更是优于苏菜中其他地方风味。苏锡菜主要有三个显著特征：一是讲究造型美观，色调绚丽，白汁清炖独具一格，并且具有糟鲜红曲的味道，食有奇香；二是口味偏甜，无锡菜更是如此；三是浓而不腻，淡而不薄，酥烂脱骨不失其形，滑嫩爽脆不失其味。

苏锡菜的传统风味是重甜出头、咸收口，浓油赤酱。近代苏锡菜有了新的发展，风味逐渐趋向于清新爽适，浓淡相宜。其中"松鼠鲹鱼""碧螺虾""鸡茸蛋""常熟叫花鸡"等都是让人垂涎不已的人间美味。

4 徐海菜

徐海菜起源于秦汉时期，以徐州、连云港一带为代表，是自徐州向东沿陇海铁路至连云港一带的地方风味菜，因连云港古称海州，故这一区域称为徐海。因此，这一具有地方风味的菜肴就被称为徐海菜。

徐海菜有以下几个特点：一是徐海菜近齐鲁风味，用料以水鲜为主，肉食五畜俱用；二是菜肴色调浓重，口味以鲜咸为主，五味兼蓄；三是刀工精细，注重火候，擅长烛、烟、熄、糯；四是追求本味，清鲜本和，咸甜醇正，风格淳朴，注重实惠；五是烹调技艺多用煮、煎、炸等。此外，徐海菜还有一个最大的特色，那就是其菜不管如何取料，均注重"食疗、食补"作用。

同苏锡菜一样，徐海菜的风味也有所变化，其咸味大减，色调也趋向淡雅，向淮扬菜看齐。著名的徐海菜有霸王别姬、沛县鼋汁狗肉、彭城鱼丸、羊方藏鱼、红烧沙光鱼等。

浙菜，制作精致

浙江位于中国东南沿海，长江三角洲南翼，东临东海，北部水道成网，素有"鱼米之乡"的美称。浙江西南丘陵众多，盛产山珍野味；沿海渔场密布，盛产海味。浙江人民充分利用这些富饶的自然资源，精心研制，使许多浙菜都名扬天下。

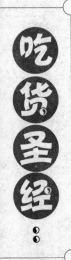

浙江菜简称浙菜，是浙江地方风味菜系，主要由杭州、宁波、绍兴、温州四支地方风味菜组成，这四种菜各有各的特色。其中，杭州菜也叫杭帮菜，以爆、炒、烩、炸为主，"清爽别致"是其最大特色。宋代大诗人苏东坡曾这样评价杭州菜："天下酒宴之盛，未有如杭城也。"杭州的名菜不胜枚举，去杭州旅游的话，有叫花鸡、东坡肉、宋嫂鱼羹、西湖醋鱼、龙井虾仁、西湖莼菜汤、油焖春笋等名菜，不容错过。宁波菜，又叫"甬帮菜"，技法以蒸、烤、炖等为主，原料以海鲜居多，以咸、鲜、臭而闻名于世，是浙菜中非常有特色的一个菜种。绍兴菜注重香酥绵糯、原汤原汁、轻油忌辣、汤浓味醇，风格淳朴，令人回味无穷。比较著名的菜品有清蒸越鸡、梅干菜烧肉等。因温州古名东瓯，为了打响知名度，人们将温州菜改称"瓯菜"，并形成了一定得地方特色，即以海鲜入馔为主，口味清鲜，淡而不薄，烹调讲究"二轻一重"（轻油、轻芡、重刀工）。

浙菜发展到现代，屡出精品，日臻完善，自成一个系统，有"有佳肴美点三千种"之盛誉。归纳起来，浙菜有如下几大特征。

第一，选料刻求"细、特、鲜、嫩"。"细"指的是选料精细，选取原料的精华部分，以使菜品达高雅之上乘。具体来说，就是主料注重时令和品种，配料、调料的选择则具有辅助意义，旨在突出主料、增益鲜香、去除腥腻。"特"指的是选用当地时令特产，使浙菜具有明显的地方特色。"鲜"指的是选用时鲜蔬果和鲜活现杀的海味河鲜等原料，以保证菜品口味纯正。"嫩"指的是选用鲜嫩的原料，以使菜肴清鲜爽脆，滋、味兼得。

第二，烹调方法上以南菜北烹为特色，口味上以清鲜脆嫩为特色。同时，注重火候调味，掌握火候非常重要。此外，在口味方面，浙菜善用料酒、葱、姜、糖、醋等调味料。

第三，形状别致，精巧细腻，清秀雅丽。这种风格特色，始于南宋，《梦粱录》中记载："杭城风俗，凡百货卖饮食之人，多是装饰车盖担儿；盘食器皿，清洁精巧，以炫耀人耳目。"许多菜肴，以风景名胜命名，令这些菜肴具有浓郁的文化意味。此外，许多菜肴都有一段美丽的传说，文化色彩浓郁是浙江菜的一大特色。

浙江菜的主要名菜有"西湖醋鱼""干炸响铃""雪菜黄鱼""东坡肉""清汤越鸡""元江鲈莼羹""叫花鸡""生爆鳝片""龙井虾仁""奉化摇蛤""南湖蟹粉"等。

徽菜，擅制山珍海味

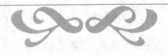

安徽菜又称"徽帮""安徽风味"，起源于唐宋。据《徽州府志》记载，早在南宋间，用皖南山区特产"沙地马蹄鳖，雪天牛尾狸"做菜已闻名各地。此后，徽菜在明清时代逐渐兴盛，民国间继续发展，后被进一步发扬光大。徽菜具有浓郁的地方特色和深厚的文化底蕴，是中华饮食文化宝库中一颗璀璨的明珠。其实，徽菜原本是古代徽州山区（今黄山麓下的歙县）的地方风味。随着徽商的崛起，这种地方风味逐渐进入边远地区，并日益在苏、浙、赣、闽、沪、鄂以至长江中下游区域流传开来，具有广泛的影响。实际上，徽菜已逐渐形成一种国菜。

徽菜的形成与江南古徽州地区独特的地理环境、人文环境以及饮食习俗是分不开的。首先，绿树成荫、沟壑纵横、气候宜人的徽州自然环境，为徽菜提供了取之不尽、用之不竭的原料，这些得天独厚的条件为徽菜的发展提供了有力的物质保障。其次，徽州名目繁多的风俗礼仪、

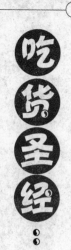
时节活动，也有力地促进了徽菜的形成和发展。

安徽菜以皖南、沿江和沿淮三种地方风味构成，以皖南菜为代表。皖南菜以烹制山珍海味而著称，在烹调技艺上擅长炖、烧、蒸，重油、重色，重火功，注重保持原汁原味。其代表菜品有"红烧头尾""符离集烧鸡""奶汁肥王鱼""葡萄鱼"等。沿江菜以芜湖、安庆、巢湖地区为代表，擅长烹调河鲜、家禽。在烹制过程中，讲究刀工，注重形、色美观，善于用糖调味，擅长红烧、清蒸和烟熏技艺，烟熏技术更是别具一格。沿江菜吃起来酥嫩、鲜醇、清爽、浓香，最具代表性的菜品有"清香炒悟鸡""生熏仔鸡""八大锤""毛峰熏鲥鱼""火烘鱼""蟹黄虾盅"等。"菜花甲鱼菊花蟹，刀鱼过后鲥鱼来，春笋蚕豆荷花藕，八月桂花鹅鸭肥"，鲜明地体现了沿江人民的食俗情趣。沿淮菜主要由蚌埠、宿县、阜阳、淮北等地方风味构成，常流行于安徽中北部，其基本特色是菜品咸中带辣，汤汁味重色浓，并且习惯用香菜佐味和配色。在烹调上擅长烧、炸、馏等烹调方法，常常使用芫荽、辣椒配色佐味。其著名菜肴包括"奶汁肥王鱼""香炸琵琶虾""鱼咬羊""老蚌怀珠""朱洪武豆腐""焦炸羊肉"等。

徽菜一般有四个基本特色：一是就地取材，选料严谨，以鲜取胜，这样不仅能够使选材具有地方特色，还能保证食材的鲜活；二是巧妙用火，功夫独特，善于根据不同原料的质地特点以及成品菜的风味要求，选择采用大火、中火、小火烹调，不少菜肴都是用木炭火单炖、单火靠，食材入味，香气四溢，诱人食欲；三是擅长烧、炖，浓淡适宜；四是讲究食补，以食养身。徽菜继承了中医医食同源的传统，注重食疗强身。

第三章

跟着时令吃

——尝鲜也要讲健康

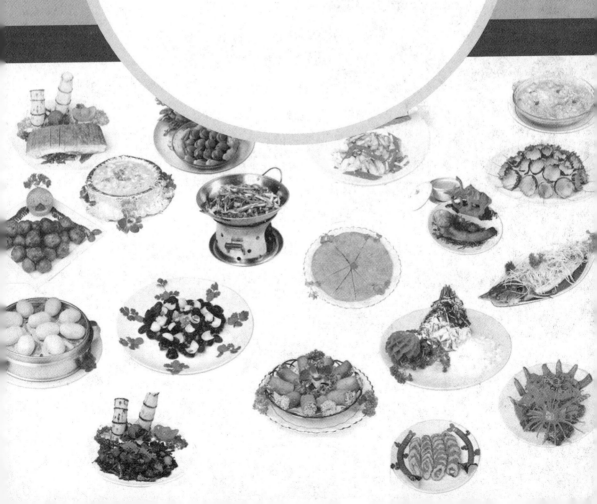

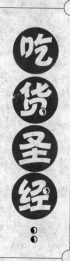

春寒料峭，饮食重在"护肝"

　　从中医方面讲，四季之中，春季属木，而五脏之中，肝属木性，因而春季通肝，易使肝火旺，所以春季饮食要重点保护好娇嫩的肝脏。

　　在饮食上，春季护肝需注意两个要点，一是优选食物供给身体足够的养分，满足肝脏的各项生理需求；二是讲究饮食安全、卫生，不给细菌、病毒入侵肝脏制造可乘之机，伤害肝脏。

　　下面我们着重讲述一下第一点。首先，在春季我们可以吃一些动物的肝脏来保护自己的肝脏。中医认为，保护肝脏可以"以脏补脏"，也就是说动物内脏含蛋白质、胆固醇和矿物质较高，对于需要进行补肝的人来说，吃些动物肝脏有直接的补益肝脏的作用。比如猪肝能补血明目，是养肝佳品，其他动物肝脏也具有这样的效果。但需要注意的是，如果机体不虚，就不要吃大量的动物内脏进补。

　　其次，肝脏对碳水化合物、蛋白质和维生素需求较多，我们应选取含这些物质丰富的食物。谷类方面，我们可以选取糯米、黑米、高粱、黍米、燕麦；蔬果类，我们可以选取刀豆、南瓜、扁豆、红枣、桂圆、核桃、栗子等；肉食方面，我们可以选取牛肉、猪肚、鲫鱼、花鲤、鲈鱼、草鱼、黄鳝等。人体从这些食物中可以吸收丰富的营养素，即可养肝又可健脾。

　　再次，晚春后温度上升较快，肝气生发太过，容易引发肝火，出现烦躁不安、性急易怒、头晕目眩、胁肋灼痛、小便短赤、大便燥结等症状，此时可适当吃些清肝泻火的食物，如荠菜、菠菜、金银花、鱼腥草、茄子、荸荠、黄瓜等。这类食物均性凉味甘，可清热解毒、养肝润肝明目。

"春不养夏易病"，如果春天没有把身体养好，将肝血养足，夏天就容易患上肠胃疾病。下面推荐一些养肝护肝食谱，不妨一试。

1 黄金蚬炖豆腐

豆腐300克，新鲜蚬子50克，姜3～5片，盐适量。洗去蚬子上的泥沙，待其吐沙后将其放入大碗中，再加入切好的豆腐块、姜片，加水盖满食材后，将大碗放入电锅内。在大碗上包上一层保鲜膜，外锅加入1杯水，等开关跳起后即可加上调味料食用。

2 五味子鲜贝

鲜干贝600克，五味子、枸杞子各15克，冰糖1克，葱、姜、淀粉、米酒、香油、盐各适量。将干贝洗净，用葱、姜、米酒和香油腌制。将五味子用清水洗净，加入枸杞子和一碗半水，用小火慢慢熬，20分钟后，捞出五味子，在汤中加入冰糖和盐，再加入少许淀粉勾薄芡，这就制成了五味子酱汁。在干贝上沾上淀粉，入油锅，用中火炸约3分钟，颜色变成金黄后捞出。将五味子酱汁淋在干贝上即可食用，或直接蘸酱汁食用。

3 茯苓粥

大枣20枚，茯苓粉30克，粳米100克。将大枣、粳米分别淘净，放入锅中，加水适量，同煮为粥。粥熟之后下入茯苓粉，再煮数沸即可食用（也可以根据口味酌加红糖）。

此外还可以饮用一些护肝明目的茶饮。

1 玫瑰花茶

玫瑰花（干）10克，用开水冲泡，每天数次饮用即可。玫瑰花含有丰富的维生素，具有活血调经、疏肝理气、平衡内分泌等功效，

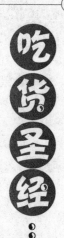
对肝与胃有调理作用，并能消除疲劳、改善体质，非常适合春季饮用。此外，玫瑰花茶能有效缓解心血管疾病，并能美容养颜，有助改善皮肤干枯，去除皮肤黑斑。

2 菊槐饮

菊花、槐花各10克。同放入杯中，用沸水冲泡，加盖，闷10分钟即可饮用。一般可冲泡3~5次，当天饮完。此茶可平肝降压，适宜春季饮用，且可软化血管，对老年人高血压伴有动脉粥样硬化者尤为适宜。

3 菊花枸杞茶

菊花10克，枸杞子30克。将枸杞子加水煮沸10分钟，然后放入菊花再煮2~3分钟，过滤取汁，装入保温杯中，分3~4次1日饮完。菊花和枸杞子都能养肝明目，可预防和治疗各种眼病，还可防治高血压、冠心病。

时令蔬菜当道，春季应多吃

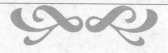

中医养生宝典《黄帝内经》里有"司岁备物"这样一句话，指的是人应遵循大自然的阴阳气化来采备进食。而春季是各种时令蔬菜上市的好时候，"食岁谷"，就是要多吃时令果菜。而从五色上讲，绿入肝，绿色蔬菜也是可以养肝脏的，所以春季饮食建议大家多吃春季上市的绿色蔬菜。此外，野菜、山菜的生长期早于一般蔬菜，而且富含维生素，味道鲜嫩，我们可以采摘食用。春季的应时蔬菜主要有以下几种。

1 春韭

初春时节，乍暖还寒，娇嫩鲜绿的春韭格外引人注目。韭菜是春季时令蔬菜中的佼佼者，它脆嫩鲜美，清香馥郁，营养丰富，深受人们的喜爱。据分析，每百克春韭中含蛋白质2.4克，脂肪0.5克，碳水化合物4克，并含有丰富的胡萝卜素和维生素C，钙、磷、铁等矿物质的含量也不少，而且含有丰富的纤维素。现代医学研究证明，纤维素能增强肠胃蠕动，对预防肠癌有积极的意义。此外，春韭中含有挥发性精油和含硫化合物，有降血脂作用，对高血脂及冠心病患者亦有好处。

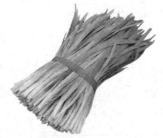

除此之外，春韭还可作药用，有壮阳益精，健脾补肾的效果，治疗腰膝无力、盗汗、遗精、尿频等。如可以用韭菜炒猪肝来治疗老年肾虚所致的耳鸣耳聋、眼目昏花、阴虚盗汗；韭菜炒鸡蛋可温中养血，对虚性哮喘、痰多等有疗效；韭菜汁、生姜汁加糖调服，可治疗妇女孕期恶心、呕吐。

2 蒜薹

蒜薹是从抽薹大蒜中抽出的花薹。现代医学研究证明，蒜薹中的辣素对病原菌和寄生虫有较强的杀伤力，其中所含的大蒜素、大蒜新素等，能抑制金黄色葡萄球菌、链球菌、痢疾杆菌等细菌的生长繁殖。春季里多吃些蒜薹可以抵抗各类病菌，从而预防疾病。同时蒜薹还可醒脾胃和消积食，防止伤口感染，所以在春季食用蒜薹是非常合适的。不过，烹炒蒜薹时不宜过度，否则会破坏所含辣素的功效，减少其杀菌的作用。因蒜薹性热，所以肠胃积热、大便秘结、口腔溃疡者要少吃蒜薹，而失眠烦躁者晚餐时最好不要食用蒜薹。

3 香椿芽

过去，在春季蔬菜青黄不接的时候，香椿成了穷苦人家的佳

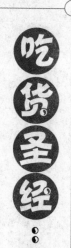
蔬。如今，在春暖花开的季节，香椿芽仍然是餐桌上备受青睐的美味佳肴，其色彩嫩绿，香味扑鼻，人们在获得精神愉悦的同时，也为自身摄取了充足的微量营养素。据现代营养学分析结果显示，香椿芽中维生素含量丰富。香椿中所含的蛋白质居群蔬之冠。此外，它还含有磷、胡萝卜素、铁、B族维生素、粗纤维等营养物质，具有较高的营养价值。现代医学研究还证实，香椿还是一种医食同源的绿色保健食品，具有养颜、抗菌功效。原因是，香椿含有丰富的维生素C、胡萝卜素等物质，这些物质不仅有助于提高人体免疫力，还具有良好的润滑肌肤的作用，是保健美容的佳品。爱美人士可以摘取鲜香椿芽，将其捣烂取汁涂抹在面部，可滋润肌肤、治疗面疾，具有较好的养颜美容功效，同时还能提高机体免疫功能。

4 荠菜

对于荠菜，人们总是不吝赞誉之词。《诗经》中有"其甘如荠"的吟咏，辛弃疾也留下了"城中桃李愁风雨，春在溪头荠菜花"的佳句，人们用"三月三，荠菜赛灵丹"的俗语给予荠菜极高的评价。可见自古以来，人们对荠菜都情有独钟。荠菜作为一种春季的时令蔬菜，有着一定的营养价值，深受人们喜爱。它含有丰富的钾、钙、铁、镁等微量元素，还含有B族维生素、维生素C、胡萝卜素、尼克酸、黄酮甙、胆碱、乙酰胆碱等。荠菜不仅具有较高的营养价值，还具有较高的医用价值，它能增强机体免疫功能，而且可以起到降低血压、健胃消食的作用。

5 春笋

春雨过后，春笋拔地而出，春笋味鲜爽口，是春季不可多得的美食。研究表明，春笋中蛋白质含量较高，还含有维生素 B_1、维生素 B_2、磷、铁、钙和18种氨基酸、胡萝卜素等成分。春笋中含量最多

的纤维素，在现代营养保健上有着重要价
值，常吃纤维素多的食物，可防治高血脂
症、高血压、冠心病、肥胖病、糖尿病、肠
癌及痔疮等疾病，这是因为纤维素在肠内可
减少人体对脂肪的吸收，增加肠蠕动，促进
粪便排泄。

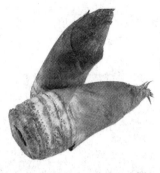

　　需要注意的是，笋中纤维素虽然有许多好处，但是如果食用过量，
会较难消化，同时笋中含有难溶性草酸，食用过多易诱发哮喘等老慢支
疾病、过敏性鼻炎、皮炎等。此外，吃春笋还要防过敏反应，尤其是老
人、儿童不宜多吃，每餐最好不要超过半根。

立春时节，摆摆"咬春宴"

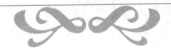

　　立春是一年中的第一个节气。"立"是开始的意思，意味着这一天
揭开了春的序幕，天气逐渐回暖。这个时候，垂柳芽苞"嫩如金色软如
丝"，泥土中的小草正等待着"春风吹又生"。白天渐长，太阳也暖和
多了，大地将呈现一片万物复苏的景象。

　　同样的，这个时候，人体之中也应当是一番欣欣向荣的景象。这个
"欣欣向荣"，指的是阳气。随着大地逐渐回暖，人体的阳气也开始逐
渐生发。那么，这个时候，我们最要做的就是助阳升发，着眼于一个
"生"字，注意保护阳气。

　　要说立春助阳升发，就不得不说说先辈们流传下来的"咬春"这
一习俗了。古代，人们有咬春的习惯。在立春时要摆"咬春宴"，就像

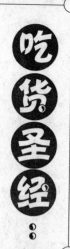

那首《咬春诗》中所写："暖律潜催腊底春，登筵生菜记芳辰；灵根属土含冰脆，细缕堆盘切玉匀。佐酒暗香生匕筯，加餐清响动牙唇；帝城节物乡园味，取次关心白发新。"可以见得，"咬春"这一习俗在当时的浓郁氛围。一个"咬"字，是心情，更是心底埋下的吃得了苦的一种韧劲儿。这咬春宴上，并不是吃什么大鱼大肉，而是萝卜、春卷、春饼之类的东西。

萝卜，可以说是最传统的"咬春"食物。《明宫史·饮食好尚》就有记载："立春之时，无贵贱皆嚼萝卜，名曰'咬春'。"在过去，老北京人是最讲究时令吃食的，立春这一天，一大清早就有人挑着担子在胡同里吆喝"萝卜赛梨"。所谓"咬得草根断，则百事可做"，再穷的人家，也要买个萝卜给孩子咬咬春。

不就是萝卜嘛，又不是人参鹿茸一样的名贵补品，有什么好的？可别小看了这萝卜。俗话说，"萝卜上市，医生下市"，萝卜自古以来就是人们认可的保健食品，有"小人参"之称。萝卜味辛，有发散的作用，能将促进体内阳气的生发，不至于让阳气淤积在体内，引起内火。所以，用萝卜来"咬春"，不但有美好的寓意，还对身体很有好处。

除了萝卜，北方的人们还吃春饼来"咬春"，南方则吃春卷。唐代《四时宝镜》记载："立春，食芦、春饼、生菜，号'菜盘'。"可见，早在唐代，人们就开始吃春饼来"咬春"。南方吃的春卷跟春饼差不多，同样能够达到春饼的效果。

所谓春饼，其实是一种烫面薄饼。将面粉用温水揉合均匀，制成薄饼后烙制而成。这样制作好的薄饼，再用来卷菜吃，最常见的就是"和菜春饼"。"和菜"的材料很普通，一般是五样；粉皮、蛋皮、韭菜、瘦肉丝、绿豆芽。蛋皮要预先摊好，其余各样分别对待，一样一样下锅炒熟。火候要掌握好，肉丝要炒得嫩，绿豆芽不能炒瘪，最后和起来一炒就成了。另外，还可以放一些老北京的"盒子菜"，也就是熏大肚、松仁小肚、炉肉、清酱肉、熏肘子、酱肘子、酱口条、熏鸡、酱鸭等东西。

在春饼的这些原料之中，韭菜可以说是最适合春天吃的。韭菜，向来都是老祖宗爱用的养生祛病之品。《南齐书·周颙传》里讲：周颙清贫寡欲，一年四季只吃蔬菜。有一次，南齐文惠太子问周颙什么菜最好吃，周颙想也不想就回答出来，"春初早韭，秋末晚菘"，也就是春天刚刚长起来的韭菜，还有秋天快结束时的白菜帮子。所以，到后来就有"周颙韭"的说法。

春天刚长出来的韭菜，吃起来味道鲜美、脆嫩，清香馥郁。韭菜辛温补阳，被誉为"补阳草"，能够让初生的阳气继续快速生发，并且发散到体表，不至于郁结在体内，是最适合在阳气初生的时候吃的。不过，韭菜虽好，但易上火、腹泻、消化不良的人不宜多食，韭菜还属于发物，阴虚有热和患有眼病、疮疡的人也最好不要吃。

春饼的原材料中还有芽菜。芽菜在古代被称为"种生"，常见的有豆芽、香椿芽、姜芽等。"春三月，此谓发陈"，发是发散的意思，陈，就是陈旧的意思。芽菜正是生长的时候，有勃勃生机，最能将初生的阳气发散出来。

可见，早老祖宗们流传下来的节气食俗里，着实包含了不少养生的常知识。那么，如果您以前就有立春时节"咬春"的习惯，坚持下来，对身体很有好处。没有这个习惯的朋友也可以在下一个立春时节试一试，相信能够有一个很好的一年之始。

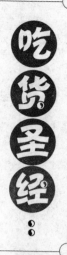

心火旺，夏季重在"养心"

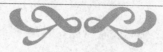

在炎热的夏季，人们不仅容易身体中暑，还容易情绪中暑，常常心情烦躁，乱发脾气。根据中医理论，夏季属火，又因火气通于心、火性为阳，所以夏季的炎热最易干扰心神，让心跳加快，加重心的负担，诱发"心"病。《黄帝内经》中就说了："夏三月，此谓蕃秀，天地气交，万物华实，夜卧早起，无厌于日，使志无怒，使华英成秀，使气得泄，若所爱在外，此夏气之应，养长之道也。逆之则伤心，秋为疾疟，奉收者少，冬至重病。"夏季染病，大都当即发作，这就是所谓的"六月债，还得快"。但有的会潜伏到秋冬季才发作，那就严重了。所以，夏季养生，重在养心。

说到养心，静养当先，所谓"心静自然凉"，不是没有道理的。静则生阴，只有阴阳协调，才能保养心脏。静养心，不单单指人保持安静的状态，而是要做到心静。当然了，要做到心静，人的外在安静下来也是有必要的，因为几乎没有人能在喧闹的大街上与人夸夸其谈的时候保持心静的。

除此之外，还需要在饮食方面做到以下几点。

1 养心补充足够的蛋白质

夏季气温较高，致使人体的组织蛋白加速分解，而肌苷和汗氮随尿液排出增多，这就会导致负氮平衡。因此，需要从食物中摄入较多的蛋白质，摄入量应比平时增加 10% ~ 15%，每天的供给量需达 100 克，并注意补充赖氨酸。

2 养心也需补充维生素

前面说过，夏季出汗易导致维生素流失，因此夏季需摄入维生素的量要比普通标准多一倍甚至一倍以上。大剂量的维生素 B₁、维生素 B₂、维生素 C 乃至维生素 A，可以在一定程度上提高人体的耐热能力和体力。

3 选择水果很重要

夏季水果众多，但是有些水果对养心具有较好的效果，如西瓜、桃子、苹果、香蕉等水果，其中含有大量的钾、钙、镁，对控制血压、防止血液凝结、保护心血管有一定的效果。

4 多吃苦味食物可清心火

人们常常以为，夏天多吃凉的食物能够清心火。其实不然，夏天吃过多凉的东西，反而会损害阳气。对于夏季降火，不妨吃些苦味食物，吃一些苦瓜、莴笋、苦菜等食物有助于降心火。

我们已经知道，夏季重在养心，那么，下面就为大家介绍几种养心的美食。

1 养心三丝汤

酸枣仁、太子参各 12 克，鸡蛋 200 克，鲜香菇 50 克，火腿24 克，姜汁、江米酒、香油、盐、鸡精各适量。将前 2 种食材水煎取汁；香菇和火腿切成细丝；鸡蛋煮熟去壳，除去蛋黄，将蛋白切丝。将水烧开，倒入火腿和香菇丝，煮 10 分钟。最后加入蛋白丝、药汁和调料，煮沸后勾芡，淋上香油即可。

2 桂圆粥

桂圆 25 克，粳米 100 克，白糖少许。将桂圆与粳米放入锅中，加适量水，熬煮成粥。粥熟后调入白糖即可食用。

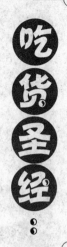

3 百合乌龟汤

净龟肉 50 克，百合瓣 30 克，大枣 10 余枚，调味品各适量。将龟肉切块；大枣去核。将以上食材与百合瓣同入砂锅，加入适量清水及调味品，文火慢炖，至龟肉熟透即可。

黄鳝赛人参，小暑进补正当时

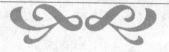

　　黄鳝，也就是鳝鱼，还有长鱼、淮鱼、蛇鱼、田鳗、罗鳝、拱界虫等称呼，与泥鳅、甲鱼、乌龟一起称为我国"四大河鲜"。中医认为黄鳝有补气养血、温阳健脾、滋补肝肾、祛风通络等作用，被历代医家列为"滋补上品"。《滇南本草》中就讲到："鳝鱼添精益髓，壮筋骨。"李时珍《本草纲目》中也认为鳝鱼性味甘温，无毒，入肝、脾、肾三经，能补虚劳、强筋骨、祛风湿。清代医学家王士雄在《随息居饮食谱》也有记载："鳝甘热，补虚助力，善去风寒湿痹，通血脉，利筋骨。治产后虚羸，愈臁疮、痔瘘。"

　　黄鳝全身都可以入药，在民间有很多黄鳝治病的法子。黄鳝头煅灰，空腹温酒送服，能治妇女乳核硬痛；黄鳝骨入药，治疗臁疮；黄鳝血滴入耳中，能治慢性化脓性中耳炎；滴入鼻中可治鼻出血；外用还能治口眼歪斜、面瘫。"鳝鱼是眼药"，过去患眼疾的人都知道吃鳝鱼有好处。

　　现代营养学研究表明，黄鳝中含蛋白质、磷、钙、铁、多种维生素和尼克酸等营养成分，是一种高蛋白低脂肪的优良食品，是身体羸弱、营养不良、病后体虚者的上好滋补品。

小暑前后的黄鳝粗大、肥壮、味美，质量最佳，食用之后对人体补益作用大，所以有"小暑黄鳝赛人参"的说法。另外，"小暑黄鳝赛人参"其实还有一些"冬病夏治"的意思在里面。中医理论认为夏季往往是慢性支气管炎、支气管哮喘、风湿性关节炎等疾病的缓解期。黄鳝有温补作用，可以达到调节脏腑、改善不良体质的目的，达到事半功倍的补益效果，到冬季就能最大限度地减少或避免上述疾病的发生。当然了，到了现在，市场上一年四季都有供应，经常吃，对身体更是有很强的滋补效果。

要说黄鳝治病，使用范围最广的莫过于糖尿病了。随着社会条件的越来越好，现在得糖尿病的人也是越来越多。日本一营养学专家发现，黄鳝对糖尿病有良好的治疗效果，还从黄鳝体内提取出能够生产降血糖药物的原料——黄鳝鱼素。更令人惊奇的是，这黄鳝鱼素不但能把血糖高的人的血糖降低，还能将血糖低的人拔高，起到一种双向调节的作用。所以，有糖尿病或者低血糖的人经常吃黄鳝，都是很好的。

有糖尿病的朋友，可以用鲜黄鳝200克、黄精30克，两者放在一起煲汤服用，每天1次，连服1个月为1疗程。黄鳝的作用就不用多说了，黄精也是一味补益药，补气养阴、健脾、润肺、益肾，对血糖也有明显的调节作用。

下面再来介绍几方由黄鳝作为主材料的药膳。

1 归参鳝鱼羹

鳝鱼500克，切丝备用。将当归15克、党参15克切片，装入纱布袋，扎紧袋口，与鳝鱼丝一起放入锅内，加水适量，放在大火上煮开，再转文火煎熬一小时，取出药袋，加入适量调料拌匀后烧沸即可。该方补气补血，适用于体虚、疲倦乏力、贫血、消瘦、气虚脱肛、子宫脱垂等症。在该方的基础上加牛蹄筋25克，还有强健筋骨的作用。

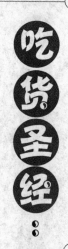
2 翠皮爆鳝丝

鳝鱼1000克，切丝，用15克淀粉、适量食盐、鸡蛋清、100克西瓜皮绞出的汁调匀，再倒入猪油锅内滑透，用漏勺捞取备用。将切好的芹菜500克加上调料炒一小会儿，再把之前调好的鳝鱼汤汁倒进去，加醋、麻油翻炒即成。此方在补益的基础上还增加了清热解暑、祛风利湿的作用，适用于体弱乏力、腰腿酸软、风湿肢体疼痛、屈伸不便、暑热烦渴、尿赤等症。

如果是肾虚腰痛，可以用活黄鳝300克，加瘦猪肉150克、山芋20克、核桃肉20克，一起炖汤服用，连服10天，补肾的效果很好，能缓解腰痛。消化不良则用活黄鳝1条，加鸡内金24克（研碎），一起主羹食用，有消积化滞、健脾行气的功效。

其实，黄鳝吃法还不止这些，我们在这里不一一介绍。但是，有一点必须注意，鳝鱼必须挑选鲜活的，死鳝鱼吃了会食物中毒，出现头晕、头痛、胸闷、心慌，甚至血压降低、心跳加快、恶心、呕吐、腹泻、四肢麻木等症状。

还有，黄鳝虽好，却不是人人都吃得。《名医别录》讲："时行病起，食之多复。"告诫人们，在得了流行病之后不能吃黄鳝；得热病或者是热病初愈，也是尽量不要吃黄鳝的。当然，这东西虽然好，也别吃太多了，因为"多食动风"。

立夏多美食，吃好身体好

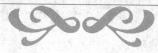

中国几千年的历史，使得人们对各个节气十分重视。其中，很多节气都有自己独特的庆祝方式，在丰富的庆祝方式当中，饮食占有的分量

可以说是最重的。当然了，作为二十四节气之一的立夏也不会例外。在民间，立夏到来，人们有许多饮食习俗，这些美食，对人的健康也是相当有好处的。

说到立夏的节令饮食，首先当说"七家粥"了。这"七家粥"名字很形象，在江浙一带的农村，人们汇集左邻右舍七家的米，再加上五色豆和黄糖，熬煮成一大锅粥，也就是"七家粥"，大家分食，意在增进左邻右舍的感情。

当然，我们现在是在讲养生。用着"七家粥"养生，并不是只能在立夏这一天吃。否则一年吃一回，再养身体的东西也无济于事。当然，平常吃的话，也不能经常与左邻右舍相邀。实际上，这七家粥的精华不在七家的米，精华在五色豆和黄糖之中。

所谓"五色豆"，很好理解，就是汇集五种颜色的豆子，也就是赤小豆、黄豆、绿豆、白扁豆、黑豆。而黄糖呢，其实就是红糖的一个品种。一般来说，红糖在熬制过程中火候较小，色泽较淡时，会呈淡黄色或青色，称为黄糖。黄糖在南方比较多，北方相对来说比较少。其实，用红糖也是差不多的。

也就是说，在平常，我们可以取适量的粳米，加上五色豆各等份。最好是把豆子提前用温水浸泡，等到要煮粥的时候捞出来，和粳米一起放入锅中，加适量的水煮粥。等到粥快好了，再把黄糖加进去调味即可。

立夏美食多，为什么最看重这七家粥来养生呢？最重要的自然是五色豆。中医讲，赤小豆性平，味甘、酸，有行血补血、健脾去湿、利水消肿之效，对水肿、脚气、泻痢、便血、高血压、肥胖等都有很好的辅助治疗的作用。而且，红色入心，能够养心。黄豆健脾利湿、益血补虚、宽中下气、消热解毒，铁含量多而且容易被人体吸收，是食疗佳

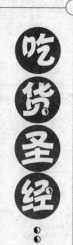

品。绿豆是夏令季饮食中的上品，有"食中佳品，济世长谷"之称。清热解毒，且益气、厚肠胃、通经脉，可"解金石、砒霜、草木一切诸毒"。白扁豆味甘，性微温，有健脾化湿、利尿消肿、清肝明目等功效。黑豆味甘，性平、入脾、肾经，能补肾益阴、健脾利湿，李时珍的《本草纲目》中有"常食黑豆，可百病不生"之说。另外，红糖性温、味甘，入脾，具有益气补血、健脾暖胃、缓中止痛、活血化瘀的作用。不用多说，可以见得这七家粥对人体的好处。经常熬点来喝，很是滋补身体，能起到防病强身的作用。

立夏这一天，除了这滋补的"七家粥"，很多地方吃"立夏饭"，也就是倭豆肉煮糯米饭。倭豆，就是蚕豆。中医认为，蚕豆有健脾、补中、益气、利湿、止血之功。糯米味甘、性温，有补中益气、养胃健脾、固表止汗、止泻消渴、解毒疗疮等功效，对人体有滋补作用。所以，平常煮点这立夏饭来吃，也是很不错的。

立夏饭是这样做的：取糯米500克，鲜蚕豆肉150克，火腿25克，毛笋肉25克。将糯米洗净，鲜蚕豆挖掉芽口，咸肉和笋肉切丁，将糯米、鲜蚕豆、咸肉和笋丁放入电饭煲内，放水量可比平常煮饭减少20%。煮熟后，把糯米饭舀松，拌入适量的食盐和味精调味即可。

此外，民间还有立夏"吃蛋拄心，吃笋拄腿，吃豌豆拄眼"的说法。立夏蛋，也就是用红茶或者胡桃壳煮成的鸡蛋，吃了能够防止痒夏，有些地方还讲究"挂蛋"。传说，早先瘟神让小孩子"疰夏"，个个面黄肌瘦。女娲娘娘心疼，便对瘟神说："今后凡是我的孩儿就不准你伤害他们。"瘟神不敢违抗，女娲告诉孩儿们在立夏这一天用挂蛋的方式来避开。这就是"立夏胸挂蛋，孩子不疰夏"的由来。当然，挂蛋防疰夏只是一个美好的愿望，但是平常多吃点鸡蛋，不用多说，大家都知道很营养。

同时，中医还讲，鸡蛋性味甘、平，归脾、胃经，可补肺养血、滋阴润燥，是扶助正气的常用食品。它能补阴益血、除烦安神、补脾和胃，血虚所致的乳汁减少或眩晕、病后体虚阴血不足导致的失眠烦躁等情况，多吃点鸡蛋都是好的。当然，这里讲多吃，也不是让人每天吃好几个，只要每天吃一两个就行了。

竹笋是我国传统佳肴，自古被当作"菜中珍品"，不但富含多种营养物质，而且有较高的药用价值。能化痰下气、清热除烦、益气和胃、通利二便，特别善于清化热痰。竹林丛生之地的人多长寿，而且极少患高血压，这与经常吃竹笋有一定关系。

豌豆也是我们经常吃的，中医认为它能益中气、止泻痢、调营卫、利小便。《本草纲目》里还记载，豌豆能"祛除面部黑斑，令面部有光泽"。用鲜豌豆 200 克煮烂，捣成泥，与炒熟的核桃仁 200 克，加水 200 毫升煮沸，每次温服 50 毫升，一天两次，能治小儿、老人便秘。

此外，长沙人立夏吃糯米粉拌鼠曲草做成"立夏羹"，福建闽东地区立夏吃用面粉加少许食盐烘制而成，并夹炒熟了的豆芽、韭菜、肉、糟菜等一起的"光饼"，还有立夏吃李子等习俗。这些饮食，不单单是节气特色的东西，运用到我们日常的生活之中能起到补身防病的作用，可以积极效仿。

夏至饮食面为首，狗肉、荔枝更是好

大多数人只知道春节、端午这样大的节日，但实际上，民间的重要节日很多，只是每个地方过的节有所不同而已。夏至，也是民间的重要

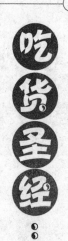
节日之一，早在周代就已经有相关的仪式。在这一天，许多地方都有各自不同的习俗。然而，吃面却是最广泛的习俗。

清代潘荣陛的《帝京岁时纪胜》："是日，家家俱食冷淘面，即俗说'过水面'是也。"过水面，其实就是炸酱面的一种吃法，不单单是这一种面，肉丝面、油渣面、三鲜面、肉丝炒面、过桥面、担担面、凉面、阳春面等等，各种面条都很"畅销"。在北方，最受欢迎的还是炸酱面和打卤面。

炸酱面在老北京那是最受欢迎的。老北京人吃面，讲究也多。将黄瓜、香椿、豆芽、青豆、黄豆切好或煮好，做成菜码备用。然后将肉丁及葱姜等放在油里炒，再加入黄豆制作的黄酱或甜面酱炸炒，做成炸酱。把面条煮熟后，直接捞到碗里，浇上炸酱，再拌上菜码，叫"锅挑儿"，据说有"辟恶"之意。也有将面条捞出后用凉水浸洗再加炸酱、菜码的，就是前面提到的"过水面"了。这其实就是炸酱面两种不同的吃法而已。

两种不同的吃法，各有各的好处。热的"锅挑儿"吃着可以让人排汗，祛除人体内滞留的湿气和暑气。凉的"过水面"嘛，气候炎热，吃些生冷之物可以降火开胃，又不至于因寒凉而损害健康。喜欢吃的朋友，可以根据自己的需要来选择。

抛开这不同的吃法，吃面本身就对健康很有益的。中医认为，面条味甘、性温，能够补虚养气，长时间食用，使人肌肉结实，养肠胃，增强气力，有助于五脏。平常多吃面条，对人体是非常好的。不单单是面条，所有的面食都能起到这差不多的效果。南方人和东北人喜欢吃米饭，但要说养胃，米饭还不如面食好。因为米饭是寒性的，面食是温性的，并且，像黄瓜、香椿、豆芽、青豆、黄豆这一类的菜码，种类多样，营养也十分丰富，对身体是各有各的好处。炸酱里边动物蛋白比较多，也是人体必需的。

还有以清鸡汤、白肉汤、羊肉汤、蘑菇汤等作为汤底，用口蘑、干虾米、摊鸡蛋、鲜笋、鹿角菜作为菜码的打卤面，比炸酱面更加滋补。而以虾仁、墨鱼、海参、胡萝卜、竹笋、油豆腐等作为菜码的三鲜面可以说是"面中贵族"，能够起到补虚养身的作用，能治疗贫血和月经不调。以蛋、鲜虾、里脊、腰子作为菜码的过桥面是补肾养生的好东西。多辣椒油、肉末、川冬菜、芽菜、花椒粉、红酱油、蒜末、豌豆尖和葱花的四川担担面放在夏天吃，排解暑湿的效果显著。安徽的板面中有足够的羊肉、茴香、花椒、熟地、当归、肉桂、胡椒、丁香、陈皮、老姜等食材，夏天吃了排汗，冬天更是补身御寒。

面条的做法很多，吃面，吃的是面条本身，也吃的是里边的配料。不同的面，对人体都有不同的好处。所以，不单单提倡在夏至这一天吃面，还应该把这种习俗扩散到日常生活中去，多吃面，把身体养得倍儿棒。

面的最初原料是小麦，南方人讲究在夏至这一天早上喝小麦粥。中医认为，小麦有养心除烦、健脾益肾、除热止渴之功，平常熬点小麦粥来喝，可以缓解疗心神不宁、精神恍惚、失眠多梦、心悸怔忡等问题，我们平常要是出现这样一些问题，也可以熬点小麦粥来喝。

夏至的中午，南方人讲究吃馄饨，取混沌和合之意。馄饨，古人称其形"有如鸡卵，颇似天地浑沌之象"，"馄饨"与"浑沌"谐音，盘古开天，浑沌初分，说是吃了馄饨人会更加聪明。还有谚语"夏至馄饨冬至团，四季安康人团圆""夏至吃馄饨，热天不疰夏"，夏至吃馄饨，包含一种祈求平安的良好愿望。

混沌的皮也是面，只是包裹了不同的馅料，猪肉、虾肉、蔬菜、葱、姜构成最基本馅料。这些馅料都有很好的补身的功效，比如猪肉是补虚强身、滋阴润燥，虾健脾补肾，各类蔬菜也各有好处，可见馄饨对

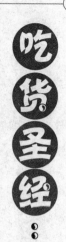

人体的滋补，可以经常吃。

而除了各类面条、馄饨之外，夏至吃狗肉和荔枝，可以说是岭南一带人的"专利"，有谚语"冬至鱼生夏至狗"、"吃了夏至狗，西风绕道走"。俗语说："狗肉滚三滚，神仙站不稳。"狗肉是膳食中的精品，有温补肾阳的作用，对于肾阳虚，患阳痿和早泄的患者有疗效。还可用于老年人的虚弱症，如尿溺不尽、四肢厥冷、精神不振等。荔枝也是果品中的上选，《本草纲目》说它能"止渴、益人颜色、通神、益智、健气、治瘰疬、瘤赘"。这样好的两样东西，自然是不能只在夏至这一天吃了，实际上，这狗肉和荔枝在冬天吃，是更加滋补的。

这样看来，夏至饮食习俗中的食材还真都是养生的好东西。把这些东西放到自己平常的饮食中去，强身健体，何乐而不为呢？

夏季易中暑，饮食来补救

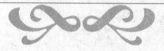

随着炎热夏季的到来，中暑的患者越来越多，患者在中暑发生前多有先兆中暑证候，如口渴、头晕、眼花、耳鸣、胸闷、恶心、呕吐、出汗、乏力等，此时若及时休息、及时处理，可预防暑病发生。如不及时治疗，则可引起壮热、神昏、四肢厥冷等症。通过饮食来预防中暑，如果吃对了食物，可以使中暑的概率大大降低。

夏天瓜果丰富，并且汁多味甜，多吃瓜果，不仅能生津止渴，还能起到清热解暑的作用。尤其是西瓜，性凉，味甜多汁，可使称得上是清暑解渴的瓜类冠军。

许多人在夏天喜欢喝冷饮，其实喝茶也有很好的解暑降温的效果，温茶可以使皮肤温度降低 1 ~ 2℃。饮用后，人们会感觉清凉舒适，渴感全无。若能在温茶中加入适量的盐，预防中暑的效果更好。

此外，还可以通过食用一些预防中暑的食谱来预防中暑。

1 南瓜绿豆汤

南瓜 50 克，绿豆 30 克。先将绿豆洗净，趁水未干时加入食盐少许，拌匀，略腌 3 分钟后用清水冲干净；南瓜去皮去瓤用清水洗干净，切成小块。锅内放清水，置火上烧沸后，先下绿豆煮沸 2 分钟，加入少量冷水，再煮沸，然后将南瓜块下锅，盖上盖，用小火煮沸至绿豆开花即可。

2 酸梅汤

乌梅 50 克，桂花 5 克，白糖、食盐各适量。将乌梅浸泡半小时，放入锅中加水煎煮 15 分钟后放入桂花，再煮沸几分钟后过滤取汁；加入白糖适量和食盐少许，待酸梅汤冷后代茶饮用。

3 苦瓜粥

苦瓜、粳米各 100 克，冰糖 50 克，盐 3 克。将苦瓜去瓤，切成小块，与淘净的粳米一同入锅，加入适量的水煮沸后加入苦瓜、冰糖、食盐，转为小火煮成稀粥。

4 自制乌梅糖

乌梅肉 200 克，白砂糖 500 克，苏叶细粉 50 克。将白砂糖放入铝锅，加少量水，小火熬至较稠厚，加入乌梅肉、苏叶细粉，调匀后关火。趁热将糖倒在涂过食用油的大搪瓷盘中，稍冷片刻，将糖压平，用小刀划成小块。冷却后即成棕色砂板糖。

夏季高温时，尤其是气温超过 37℃ 时，最好待在相对凉爽的屋子里，少到阳光直射的地方，实在需要外出，也要做好防暑降温的准备。出汗后要及时饮水，以补充身体流失的水分；饮食应以清淡素食为主，可以多吃一些富含维生素的蔬菜如西红柿、青菜、莴笋等。

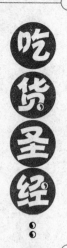

天凉好个秋，"养肺"排在前

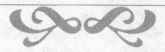

我们常常讲"对号入座"，自己手里的号儿对应的是什么位置，就去坐那个位置，要是错了，就影响到后面的人入座了。养生也是如此，所谓"天人相应"，四季与五脏相互对应，"秋气内应于肺"，到了秋天就应该养肺，不然也是要出问题的。"逆之则伤肺，冬为飧泄，奉藏者少"，秋季要是没有养好肺，到了冬天，就会出现腹泻、阳气不足这样的一些状况。当然了，最主要的还是伤肺。

入秋养肺，饮食上要有讲究，应当坚持"少辛增酸"的原则。为什么呢？"肺主秋……肺收敛，急食酸以收之，用酸补之，辛泻之。"秋天，正是肺称"霸王"之时，肺气旺盛，容易外泄，这样明显违背了"秋季收阳"的原则。辛性发散，入肺，会助长肺气，而酸性收涩，具有收敛的效果，能够收敛肺气。

另一方面，肺属金，肝属木，金克木，辛味发散肺气就会威胁到肝功能。相反，适当吃一些酸味的食物，也有利于养肝。正是《寿亲养老新书》所言："（秋季）减辛增酸，以养肝气。"

要说酸味食物，入秋还真是有不少应季的东西，梨、山楂、葡萄等等都是。入秋吃梨是最好的，备受人们喜爱，有名的"梨膏糖"就是以梨为主原料的。中医讲，梨"熟者滋五脏之阴"，入秋熬点梨水来喝，是相当好的。用鲜雪梨一个，去皮洗净切片，放在锅里，加适量冰糖和清水炖 1 小时后，喝水吃梨，能够收敛肺气、滋阴润肺。

除了梨，山楂和葡萄也正好应季，适当吃一些对肺很好，像西红柿、猕猴桃、枇杷、菠萝这一类的果蔬也要适当吃一些。

当然，我们也可以自己动手做一些润肺美食，以解秋燥。

1 蜜汁梨

鸭梨 500 克，白砂糖 100 克，小麦面粉、蜂蜜各 50 克，鸡蛋清、植物油各 30 克，玉米淀粉 15 克。将鸭梨去皮、核，切成细丝，加入鸡蛋清、淀粉、面粉调匀，制成丸子。将油锅烧至六成热，放入丸子，炸至颜色金黄，捞出控干油。锅内注入少量油，烧热，倒入白砂糖炒至起泡，然后放入梨丸，加少许水，以小火熬至汤汁浓稠，调入蜂蜜炒匀即可。

2 菊香茄子

茄子 1000 克，煮熟的青豆、肉汤各 200 克，香菜 100 克，菊花、芝麻酱各 50 克，料酒、醋、酱油、盐各适量。将茄子去蒂，切成滚刀块，放入清水中浸泡以去除黑色；菊花洗净；香菜洗净切段。将茄子放入不锈钢锅内，倒入肉汤，煮 30 分钟左右。再放入菊花和煮熟的青豆，10 分钟后，倒入酱油、醋、盐、芝麻酱、料酒，撒上香菜段即可出锅。

3 双银汤

银耳、白萝卜、鸭汤各适量。将白萝卜切成细丝；银耳掰成瓣儿。将上面食材与鸭汤一起入锅，以小火清炖，注意时间不要过长。

立秋啃秋，要啃得健康

民国时期的《首都志》记载："立秋前一日，食西瓜，谓之啃秋。"这一习俗流传到今天，立秋到来，很多地方的人们都会"啃秋"。在城

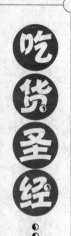

市里的人，买个西瓜回家，切成小块，全家人围着吃，就算啃秋了。而农人更加豪爽一些，也将"啃秋"啃得更形象，抱着红瓤的西瓜或是绿瓤的香瓜啃，或是啃着红薯，又或者是啃金黄的烤玉米棒子，好不痛快。总之，是借啃秋来表达"啃下酷夏，迎接秋爽"的祈愿。

啃秋，最多的还是啃西瓜。并且，吃西瓜啃秋，还有许多防病治病的说法。清朝张焘的《津门杂记》中就有记载："立秋之时食瓜，曰咬秋，可免腹泻。"说是立秋这一天吃西瓜啃秋，可以预防腹泻。另外，还有吃西瓜啃秋防治"癞痢疮"的说法。相传，朱元璋在南京定都当了皇帝，同时他从老家带来的将士也将"癞痢疮"带到了南京城，很多百姓因此生"癞痢疮"，特别是小孩子。人们想尽办法也治不好，后来有一家富户得了一个偏方，他家女儿生了癞痢疮后，每天啃西瓜，竟使"癞痢疮"消失了。许多人家纷纷效仿，这个习俗便流传下来，也表达了人们立秋吃西瓜防病的美好愿望。此外，还有立秋吃西瓜预防秋痱子的说法。

的确，西瓜味甘性寒，具有清热解暑、生津止渴、利尿除烦的功效，在暑热的天气吃一些，能够起到祛除暑热的作用。但是，立秋开始就要少吃或尽量不吃西瓜了。因为西瓜性寒，同时立秋后天气就逐渐转凉，立秋时节吃太多吃西瓜，不但不能达到防治腹泻等美好愿望，还有可能导致脾胃受寒而引发腹泻。正如俗话所说，"秋瓜坏肚"，就是提醒人们，立秋开始，就应当尽量少吃西瓜这样凉性的瓜果了。

由于立秋时节还有一些暑热未消，很多人还是保持贪凉的习惯，喜欢把西瓜放在冰箱里冻过了吃，这更是要不得的。胃喜暖而恶寒，凉意已起的立秋时节还吃冰西瓜，很可能引发胃肠疾病或者使原来的胃病加重。

所以，即使"啃秋"要吃西瓜，表示表示就行，不能吃太多，还不能吃冰西瓜，特别是原本就脾胃虚寒的人，更是不能大意。不单单是西瓜，香瓜也是如此。

　　啃秋吃红薯，倒是一个不错的选择。红薯味甘性平，具有补中和血、暖胃、强肾阴、肥五脏、益气生津、宽肠通便等多种功效。李时珍在《本草纲目》说："南人用当米谷果餐，蒸炙皆香美……海中之人多寿，亦由不食五谷而食甘薯故也。"平常在大街上买个烤红薯吃，十分美味。当然，其实大街上的烤红薯并不那么卫生，可以自己买点红薯回家，洗净去皮，放入烤箱烤了吃，更健康一些。还可以熬红薯粥来喝，用新鲜红薯250克、大米100克、白糖少许。将红薯洗净，切为薄片，加水与大米同煮为粥即可，每天1剂。

　　这样适当吃些红薯，能够起到补益脾胃、生津止渴、通利大便的效果，对少气乏力、大便秘结、产后缺乳等都有很好的疗效，特别适合脾胃虚弱的人。红薯虽然美味，对身体也好，却不能多吃，不然可能引起腹胀、呃逆等不舒服的感觉。

　　除了红薯，啃秋吃玉米棒子也是很好的。玉米具有开胃、通便、利尿、软化血管、延缓细胞朽迈、防癌抗癌等功效，对高血压、高血脂、动脉硬化、老年人习惯性便秘等疾病都能够起到很好的治疗或缓解作用，还能健脾养胃。

白露美食有酒酿，酒酿养生胜酒香

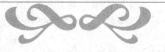

　　饮食文化作为中国传统文化的一部分，有相当重要的地位。且不说平常大家都过的重要节日，即使是二十四节气，也大多有自己独特的美食。白露这一天，虽然只有少数地方有相应的饮食习俗，却着实经典得

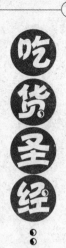

很。其中，最好的当数湖南东南部分地区的白露米酒。

在湖南东南部一些地方，每年白露一到，家家酿酒，待客接人必喝"土酒"，也就是"白露米酒"。这白露米酒的酿制，在取水、节气选定方面都颇有讲究，制法也是相当独特。要先酿白酒和酒酿，再按1：3的比例，混在一起装坛待喝。

这白酒嘛，大家都比较熟悉啦！适当喝一些，对身体是有好处的。如《本草新编》中所说："酒，味苦、甘、辛，气大热，有毒。无经不达，能引经药，势尤捷速，通行一身之表，高中下皆可至也。少饮有节，养脾扶肝，驻颜色，荣肌肤，通血脉。"也就是说，适当饮酒，疏通周身血脉，对肝脾也能起到一定的保健作用。但是，人人都知道，酒多伤身，喝得太多，害大于益，就真正是得不偿失了。所以，万不可来个"何以解忧，唯有杜康"，到时候只会是"酒入愁肠愁更愁"。

白酒就不多说了，我们这里的主角是在酿制"白露米酒"中占有更大分量的酒酿。酒酿，在不同的地方有不同的称呼，醪糟、米酒、甜酒、江米酒都是它。这酒酿跟酒不一样，乙醇含量很低，对人有极强的保健作用。《随患居饮食谱》里称酒酿能"补气养血，助运化"，《本草纲目》说酒酿能暖胃健脾、温心、润泽皮肤，《纲目拾遗》中也有酒酿"行血益髓脉，生津浓"的说法。以糯米酿成的米酒，既尽得糯米之精气，又具酒的保健功用。另外，日本的化学家和食疗专家都表示，酒酿是增强记忆力的食物之一。足以见得，这酒酿确实是个好东西。

制作酒酿的糯米要用当年新出的，取糯米500克，淘洗干净，放在冷水中浸泡24小时（8小时换一次水）后再淘洗2遍，放到蒸笼中蒸熟（约半小时），倒出来打松晾凉。将制作酒酿的容器和容器盖清洗干净，把糯米饭倒进去，用少量（200毫升左右）的凉开水把适量的酒曲冲散，倒进糯米饭中搅拌均匀。把装有糯米饭的容器放到30℃的环境中，两三天就做好了，要是喜欢酒味浓烈一点，可以延长发酵的时间。

自己酿出来的酒酿，想怎么吃就怎么吃，不用担心不安全。尤其在寒冷的天气里，煮一碗热腾腾的酒酿来喝，顿时感觉寒气消失，全身温暖舒适。在炎热的夏天，喝一杯凉酒酿汤，立马就会发现身上的暑热去除了不少，浑身清凉。睡眠不好的朋友，可以在临睡前喝一碗热酒酿，对睡眠很有帮助。

桂花汤圆米酒是比较经典的吃法了。将酒酿和汤圆一起放入锅中煮，直到汤圆浮起来，加入适量的桂花搅拌均匀即可，还可加入适量的蜂蜜调味，吃起来香甜可口，实在是不可多得的美食。

中医历来将汤圆视为补虚、调血、健脾、开胃的东西。桂花更是备受历代养生家喜爱的，被认为是"百药之长"。用桂花酿成的桂花酒，更是开胃醒神、健脾补虚，尤其适合女性饮用。桂花有散寒破结、化痰止咳的功效，对牙痛、咳喘痰多、经闭腹痛都有很好的疗效。红糖活血化瘀，再有酒酿的强大功效，这桂花汤圆米酒自然就十分养人了。这道汤特别适合产妇，能补血、去除恶露，还通利乳汁。不过，汤圆黏性大，不容易被消化，脾胃不好的人尽量少吃。

再有米酒炒海虾，是命门火衰的人的救星。用新鲜海虾 400 克，酒酿 250 克，菜油、葱花、姜末等调料适量。把海虾洗净去壳装在碗里，倒入酒酿搅拌均匀浸泡，10 分钟过后，将菜油放入热锅内烧沸，再入葱花爆锅，把虾从酒酿中捞出来跟盐、姜等调料一起放入锅中炒熟即可。

《纲目拾遗》记载，虾能"补肾兴阳，治痰火后半身不遂，筋骨疼痛"，还用它来治疗阳痿。而酒酿通经活血，行药势，促进药力发挥。每天吃一些，对阳事不举、精液清稀、头晕目眩、耳鸣、面色苍白或晦暗、精神萎靡、畏寒肢冷、腰膝酸软等症状都有所改善。

不喝酒的朋友们，时常吃一点酒酿，既能够闻到酒香，还能避开酒的辛辣。喜欢喝酒的朋友，在想喝酒的时候用酒酿来代替，解了酒瘾，

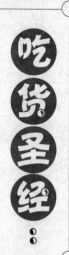
还能养身体。这酒酿真真是谁也不丢下了！高歌一曲"形似玉梳白似壁，薄如蝉翼甜如蜜，难得世上一佳品，传与后世莫走移"，吃酒酿去！

金秋螃蟹肥，会吃才健康

螃蟹，从来就是人们喜爱的美味。东汉郑玄在《周礼》注里说："荐羞之物谓四时所膳食，若荆州之鱼，青州之蟹胥。"到了隋朝，隋炀帝称螃蟹为食品中的第一位。宋元时期流行吃以盐、酒、橙皮、花椒等调料腌渍而成"洗手蟹"，苏轼有诗句"不到庐山辜负目，不食螃蟹辜负腹"。李渔嗜食螃蟹，人称"蟹仙"，他把螃蟹说得"举世无双"："蟹之鲜而肥，甘而腻，白似玉而黄似金，已造色香味三者之极致，更无一物可以上之……独于蟹螯一物，心能嗜之，口能甘之，无论终身一日皆不能忘之。"

金秋十月，寒露时节，正是吃螃蟹的大好时候，所谓"秋风起，螃蟹肥"。邀几个亲朋好友，来一顿螃蟹宴，很是一件美事。并且，螃蟹的营养价值高，也具有养生保健的功效。具体来说，螃蟹性寒、味咸，归肝、胃经，有利肢节、滋肝阴、充胃液、清热解毒、补骨添髓、养筋接骨、活血祛痰、利湿退黄等功效，对骨损伤、疥癣、漆疮、烫、瘀血、黄疸、腰腿酸痛等有一定的食疗效果。如《随息居食谱》记载："（螃蟹）补骨髓，滋肝阴，充胃液，养筋活血，治疽愈核。"

螃蟹吃法很多，什么香辣蟹、面拖蟹等等，应有尽有。而实际上，螃蟹最好是清淡单吃。如清代诗人袁枚在《随园食单》中所说："蟹宜独食，不宜搭配他物。"如此说来，清蒸螃蟹就很好。这清蒸螃蟹在

《红楼梦》中就有记载，第 38 回写全蟹宴，贾府一干人等都坐好了，凤姐在贾母桌上伺候，吩咐人"螃蟹不可多拿来，仍旧放在蒸笼里，拿十个来，吃了再拿"，可以见得，这贾府的全蟹宴就是吃清蒸蟹。

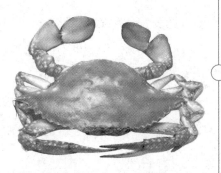

先将螃蟹用刷子洗刷干净，用棉线把四边的脚捆住；锅里加适量清水，适当倒一些料酒，将螃蟹放到蒸屉上，撒上一些姜丝，隔水蒸，大火 5 分钟即可；取出螃蟹，把棉线剪断，蘸姜醋等调料食用。这样吃，最是原汁原味，营养也保存得很完整。

不过，也有人提出不一样的看法。比如袁枚就说过："最好以淡盐汤煮熟，自剥自食为妙。蒸者味虽全，而失之太淡。"觉得如上所述蒸出来的螃蟹太过清淡，提倡用淡盐水来煮，这也是可以的。

同样的，先用刷子将螃蟹洗干净，把螃蟹腿捆起来。往锅里加适量水，煮到七成热，放少许盐、生姜片和黄酒，再放入螃蟹，先小火煮到螃蟹完全变色，再用大火煮两三分钟即可。在煮的同时，准备好蒜茸，加少量的醋、麻油、酱油调制，螃蟹好了以后取出来蘸调料吃就行了。这样做出来的螃蟹同样鲜美，味道也很好。

吃螃蟹的时候，可以喝几口热酒，《红楼梦》全蟹宴的时候凤姐就张罗"把酒烫得滚热的拿来"。《世说新语》里也有东晋官员毕卓吃螃蟹喝酒的记载："一手持蟹螯，一手持酒杯，拍浮酒池中，便足了一生！"酒性热，能够驱散螃蟹的寒，吃得更健康。不喝酒的人，可以喝一碗热姜汤，同样能达到驱寒的效果。

而螃蟹与柿子千万不能一起吃，因为二者都是寒性的，在一起加重寒性，于身体不利。正如《本经逢原》所说："蟹与柿性寒，所以二物

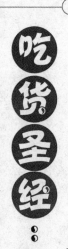
不宜同食，令人泄泻，发症瘕。"

螃蟹美味，但不得不提醒，其肉性寒，还含有大量的胆固醇。脾胃虚寒的人吃了很可能会出现腹痛腹泻，慢性胃炎、溃疡等肠胃疾病以及高血压、高血脂等心血管疾病和伤风感冒的患者，吃了螃蟹可能加重病情，过敏体质的人吃了可能引起呕吐或其他过敏症状。以上这些状况，都要慎吃螃蟹。

另外，螃蟹有活血化瘀的功效，孕妇不能吃。否则，就会动血，惊动胎气，可能导致流产。《名医别录》中就有"蟹爪，破包坠胎"的说法，《本草纲目》中也有"蟹爪，坠生胎"之说。所以，准妈妈就不要拿螃蟹来大饱口福了。

秋风起，鸭子肥，鸭最补人

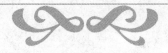

人们通常不喜欢鸭子的呱呱叫，吵人得很。但是，吃鸭子却是很多人都喜欢的。末代皇帝溥仪在《我的前半生》一书中记载，他的早膳有"三鲜鸭子""鸭条溜海鲜"等，隆裕太后每月用餐需30只鸭子。北京的烤鸭那可是享誉海内外的，号称"天下第一吃"。

而秋天，正是吃鸭子的好季节，正是"秋风起，鸭子肥"。而且，从养生的角度来讲，处暑时节吃鸭子是非常好的。鸭依水而生，吃的食物多为水生物，其肉性味甘寒，滋补、养胃、补肾。《本草纲目》记载，鸭肉"主大补虚劳，最消毒热，利小便，除水肿，消胀满，利脏腑，退疮肿，定惊痫"。《日用本草》里边也说，鸭肉"补血行水、养胃生津"。鸭肉能填骨髓、长肌肉、生津血、补五脏，对阴虚内热引起的低烧、便秘、食欲不振、干咳痰稠等症都非常有用。民间还传说，鸭是肺结核患者的"圣药"。

处暑时节到来，北京就讲究吃"百合鸭"，市场上往往会在这一天推出百合鸭供市民购买。实际上，我们自己也可以在家做百合鸭来吃。取适

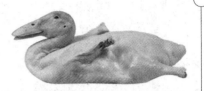

量的鸭子、百合、芡实、生姜，将宰好的鸭子切块，放在沸水中稍微煮一下就捞起来，再将百合和芡实洗净，姜切丝，与鸭块一起放入炖盅隔水炖两个小时，加适量的食盐调味即可，喝汤吃肉。

鸭肉的强大功效我们在前面已经详细地说过了，方中另外加的食材也是很不错的。百合性微寒平，具有清火、润肺、安神的功效，在燥气弥漫的秋季食用是再好不过的。芡实味甘、涩，性平，具有益肾固精、补脾止泻、祛湿止带的功能，涩而不滞，补脾肾而兼能祛湿。生姜能够温胃散寒、温肺止咳。这样的几味食材搭配在一起，处暑前后吃，既能养肺对付燥气，又调养脾胃。

而柠檬鸭是广西南宁武鸣县一带的特色菜，我们也可以效仿。需要鸭1只、柠檬1个，香油、精盐、鸡精、大蒜等调味品适量。将宰杀打理好的鸭放入沸水中焯至半熟，捞起沥干水切块待用。把油下锅烧到六成热，放入切成丝的酸藠头、酸辣椒、酸梅子、酸姜、生姜与大蒜，与鸭肉一起炒。用鸡精加适量的水调成高汤，倒入锅中，文火焖到鸭肉熟透，最后加入去子柠檬片再蒸一刻钟左右就可以了。

柠檬生长在南方，两广地区比较多产。中医认为，柠檬果味甘、酸，性平，能够生津健胃、化痰止咳。而且，柠檬还被称为"开胃果"，能够生津解暑开胃。跟鸭一起食用，既能补身，还能开胃，又能缓解秋燥引起的燥咳。中医著述《粤语》记载："柠檬，宜母子，味极

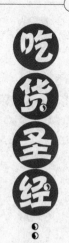
酸，孕妇肝虚嗜之，故曰宜母。当熟时，人家竞买，以多藏而经岁久为尚，汁可代醋。"怀孕妇女可以放置一些柠檬在床边，早上起来嗅一嗅，有消除晨吐的效应。

另外，《滇南本草》称"老鸭同猪蹄煮食，补气而肥体；同鸡煮食，治血晕头痛"。鸭肉同糯米煮粥吃，有养胃补血生津的功能。鸭同当归炖食，益气补血、润肠通便，对老年性贫血、大便秘结有较好的治疗效果。鸭同黄精清炖，对老年性肺结核有特效。鸭肉同海带炖食，能软化血管、降低血压。诸如此类，经常吃鸭，变了法地吃，是很养身体的。

不单鸭肉，鸭心、鸭肠、鸭肝、鸭血等都对人很有好处。鸭心健脑、益五脏、润肠、养阴补虚，平常熬点参芪桂圆鸭心粥来喝，大补元气。鸭肠对人的神经、消化、视觉都有益，若是自家买的活鸭宰杀，可别把这鸭肠丢了。鸭肝补肝、明目、养血，对血虚萎黄、夜盲、目赤、水肿、脚气等症都很有好处。鸭血能补血解毒，特别适合女性朋友。

总之，鸭子身上全是宝，在最适合吃鸭的季节经常吃一些鸭，既享受了美味，又养了身体，还不至于补得太过，真可谓是一举多得。

冬来养生，关键在"养肾"

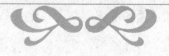

中医讲，天人相应。每个季节在人体都有相对应的脏器。春内应肝，夏内应心，长夏应脾，秋应肺，而冬天，内应肾脏。也就是说，冬气是于肾气相通的。所以，立冬开始，养生的重点就应该放在肾上边了。

中医认为，肾主藏精，肾中精气为生命之源，为人体各种活动提供物质基础，人体的一切活动如生长、发育、衰老及免疫力、抗病力的强弱都与肾中精气盛衰关系密切。肾气充盈，则精力充沛，筋骨强健，步履轻快，神思敏捷；肾亏精损，引起脏腑功能失调，会导致各种疾病的发生。所以，冬天到来，只有把肾养好，身体健康有坚实的保障。

要想养好肾，饮食很重要。天人相应，不但自然界的五色与人体五脏相对应，青色应肝、红色应心、黄色应脾、白色应肺，而黑色，内应肾脏。不同颜色的食物吃进肚子里，各自入所应之脏，黑色入肾，所以，在冬天最能发挥保健功效的莫过于"黑色食品"了。黑米、黑豆、黑芝麻、黑木耳、黑枣、海带、紫菜、桑葚、魔芋、乌骨鸡、乌贼鱼、甲鱼等，都适宜在冬天食用，都是养肾的"一把好手"。另外，冬天气温低，肾喜暖恶寒，要吃一些温性的食物来温养肾元，核桃、枸杞、狗肉、羊肉、龙眼肉等都是不错的。冬季食粥来养肾，更是极好的选择。

滋补肾精就服枸杞粥。枸杞子 15 克，大米 100 克，白糖适量。将枸杞择净，放入锅中，浸泡 5 ~ 10 分钟，再加大米煮为粥，等到粥快要熟调入白糖，再煮一二沸即可，温热食用，每天 1 剂。

枸杞能够滋补肾精，滋肝明目，对肝肾亏虚引起的腰膝酸软、阳痿遗精、男女不孕、头目眩晕、记忆力下降等都能起到良好的治疗效果。《本草汇言》对它的功能大加赞赏："（枸杞）使气可充、血可补、阳可生、阴可长、火可降、风可祛，有十全之妙用焉。"相传，陆游晚年肾气渐亏，肝肾不足，常两目昏花。但陆游酷爱喝粥，便时常熬枸杞粥来喝，身体逐渐硬朗起来，还写下"雪霁茅堂钟馨清，晨斋枸杞一杯羹"的著名诗句。当然，海参粥、地黄粥等补肾精的效果也是很不错的。

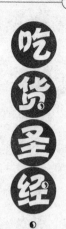

要是温补肾阳，就用韭菜粥。新鲜韭菜 30 ~ 60 克，大米 100 克，细盐少许。韭菜洗净，切细备用。先将大米淘净，加清水适量煮粥，等到粥快要熟时，加入韭菜、食盐拌匀，煮到粥熟即可。温热服用，每天1 剂。

韭菜性味辛、温，入肾经，能温补肾阳、固精止遗。凡是由肾阳不足引起的阳痿、早泄、遗精、遗尿或小便频数清长，女子白带增多、腰膝冷痛等，用韭菜都能达到很好的治疗效果。温补肾阳，还可用羊肉粥、核桃粥等。

冬季温补，选对高热量食物

冬季寒冷，所以人体需要更多的热量来维持生理活动，所以，冬季应增加高热量食物的摄入，以维持机体所需，避免抗病能力降低而易患感冒或气喘复发等。

下面介绍几种冬季高热量食物。

1 羊肉

羊肉性温，能给人体带来大量热量，正适合冬季天寒地冻的时候食用。现代研究表明，羊肉含有丰富的蛋白质、脂肪，同时还含有维生素 B_1、维生素 B_2 及钙、磷、铁、钾、碘等矿物质，营养十分丰富。除了营养丰富，羊肉还有助元阳、补精血、疗肺虚之功效，是种很好的滋补强壮食物，对气喘、气管炎、肺病及虚寒的患者相当有益。

羊肉食疗方：

（1）蒸羊肉：羊肉 1000 克，熟附片 30 克，其他调料各适量。将鲜羊肉洗净，整块放入锅中加适量水煮熟。将羊肉捞出控水然后切成块，然后，取大碗一只，放入煮熟的羊肉（皮朝上），再放入熟附片、料酒、熟猪油、葱、姜、肉清汤、食盐，然后蒸3个小时。食用时，撒上葱花、味精、胡椒粉等调味品。本品适宜于冬季食用，不但能御寒，还能治疗肾阳虚所致的四肢不温、腰膝酸软、尿清长、关节冷痛、阳痿等症。

（2）归地烧羊肉：羊肉250克，当归、生地黄各15克，干姜、酱油、食油、白糖、黄酒各适量。先将羊肉洗净，切块，放入砂锅中，然后加入当归、生地黄、干姜及上述佐料，再加清水适量。将砂锅置大火上烧沸，然后改用小火熬煮直到羊肉熟透即成。食用时，加味精少许，吃肉喝汤。此膳具有益气补虚、温中暖下的功效，适用于病后体虚、产后虚弱、血虚等患者食用。

2 鹅肉

鹅肉能补益心、肝、脾、肺、肾五脏，如《本草纲目》记载："鹅肉利五脏，解五脏热，止消渴。"中医认为，鹅肉味甘，性平，入脾、肺经，有益气补虚、和胃止渴之功，尤其冬天常吃鹅肉在预防急慢性支气管炎方面有效。

鹅肉食疗方：

（1）鹅肉粥：鹅肉、大米各100克，其他调料各适量。将鹅肉洗净，切细，放入碗中，用淀粉、酱油、料酒、花椒粉等勾芡备用。大米淘净，加清水适量煮粥，待沸后放入鹅肉，煮至粥熟，加食盐、味精等调味即成。

（2）枸杞桂圆炖鹅肉：鹅肉洗净，切成小块，红枣、姜、葱均洗净。将鹅肉放入砂锅中，加适量水，大火煮沸，撇去上层浮油，然后放入枸杞子、桂圆、红枣、料酒、姜、葱，转小火炖至九成熟，加入食

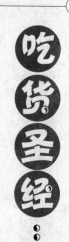

盐、味精调味，继续炖几分钟即可。

3 板栗

板栗俗称栗子。在干果中，栗子提供的热能很高，所以适合在寒冷的冬季食用。中医认为，栗子味甘平性温，入脾、胃、肾三经，有补肾健脾、壮骨强筋、活血止血的功效，适用脾胃虚寒引起的慢性腹泻和肾虚所致的腰酸膝软、腰肢不遂、小便频数，以及金疮、折伤肿痛等症。现代研究表明，栗子的营养丰富，100 克鲜品含蛋白质 5.7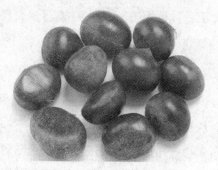克、脂肪 2 克、碳水化合物 40 克、淀粉 25 克、维生素 C 60 毫克，以及钙、磷、铁、钾等微量元素、脂肪酸和胡萝卜素等。

板栗食疗方：

（1）板栗炖猪蹄：板栗 400 克，猪蹄 2 只。先将猪蹄用清水浸泡，去掉残毛，除去蹄甲，刮洗干净，用刀断开；板栗去外壳洗净。砂锅置于火上，加入适量清水，放入猪蹄大火煮沸，撇净浮沫，再加入板栗、生姜、葱段，改用中火炖煮 2~3 小时，炖时注意加水，直至猪蹄烂透，然后加入调料即可食用。板栗与猪蹄同炖，可起到补肾健胃、滋阴养血等多种功效，并具有抗衰防老、延年益寿的作用。

（2）栗子粥：栗子 5 个，大米 100 克，白糖适量。将栗子去壳，洗净；大米淘净，与栗子放入锅中，加清水适量煮粥，待煮至粥熟时，调入白糖等，再煮一二沸服食，或将栗子研细，煮成粥糊状，加糖食用，每日 1 剂。此粥可以养胃健脾，补肾强腰，适用于脾胃虚弱所致的脾胃虚弱、泄泻、肾虚腰膝酸软等病症。

立冬补冬，南北进补各不同

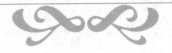

立冬与立春、立夏、立秋合称"四立"，在过去，这些都是很重要的节日。就立冬来说，在过去农耕社会中，劳动了一年的人们，立冬这一天要休息，顺便犒赏一家人。"立冬补冬，补嘴空"，说的就是这个意思。可以见得，立冬补冬的习俗由来已久。直到今天，不同的地方也都有各自不同的饮食来补冬。

在南方，立冬这一天人们往往会吃鸡鸭鱼肉，比如"羊肉炉""姜母鸭"，都是南方很有名的立冬食物。当然了，这两样东西补是大补，但做法之复杂，操作起来十分烦琐。相比之下，麻油鸡、四物鸡之类的就来得简单得多。

麻油鸡操作起来最简单不过了。大鸡腿 4 只，老姜 80 克，米酒 1 瓶，黑芝麻油 2 大匙，食盐和白砂糖适量。将鸡腿剁块洗净，老姜去皮，洗净拍碎；把锅烧热后，放入黑芝麻油烧一会儿，倒入姜末爆香，然后放入鸡块和少量温水炒到半熟；加水 1200 毫升大火煮开，转小火煮 20 分钟后，加入米酒煮 5 分钟，好了以后用适量的食盐和糖调味即可，吃肉喝汤。

这道菜肴中，鸡肉味甘性温，能温中补脾、益气养血、补肾益精，是十分补人的东西。很多人生病以后，家人都会熬鸡汤来给患者补身子，孕妇和产妇也会经常喝鸡汤。生姜辛温，能够发散风寒，有助于驱除冬日里侵入身体的寒邪。黑芝麻油是从黑芝麻中提取的，补肾的效果自然不必多说。这道立冬菜肴简便又补人，用来补冬是再好不过了。

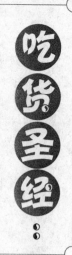
四物鸡其实就是用赫赫有名的中药方"四物汤"熬成的鸡汤。取乌骨鸡1只，当归9克，川芎6克，白芍、熟地各9克，生姜15克。将整鸡打理干净，放入沸水中烫一下，再用清水冲洗。当归、川芎、白芍、熟地洗净，切成薄片，用纱布包起来。将鸡与药材一起放入砂锅中，加水1000毫升，大火煮沸后，捞去浮末，再加入生姜，用小火把鸡肉炖烂即可，吃肉喝汤。

"四物汤"是中医补血、养血的经典药方，又被称为"妇科第一方"，特别适合女性服用，能够解决血虚、血瘀、月经不调等多种问题。乌骨鸡可以说是鸡中珍品，养阴补虚，最补肝肾。用此药膳进行冬补，效果极佳。

北方就不一样了。在北方，特别是北京、天津等地，立冬这一天，往往是吃饺子。为什么立冬非要吃饺子呢？因为关于饺子来源，有"交子之时"之说。所以，"交"子之时的饺子不能不吃的，旧年和新年之交的大年三十如此，秋冬季节之交的立冬也如此。老人们还把立冬吃饺子称为"安耳朵"，说是立冬吃了饺子整个冬天不会冻坏耳朵。而这个说法，来源于一则医疗故事。

东汉末年，各地灾害十分严重。名医张仲景从长沙告老还乡，走到家乡白河岸边，见许多穷苦百姓忍饥受寒，耳朵都冻烂了，心里很不是滋味。于是叫弟子在一块空地上搭起医棚，架起大锅，向穷人舍药治伤。这药叫作"祛寒娇耳汤"，做法也并不稀奇，就是用羊肉、辣椒和一些祛寒药材在锅里煮熬，煮好后把这些东西捞出来切碎，用面皮包成耳朵状的"娇耳"，非给大家吃。果然，吃了一段时间，大家的烂耳朵都好了。

冻耳多为素体阳气不足，加上外寒侵袭，寒凝血淤所致。羊肉性温，有补气、温肾壮阳的作用。天寒地冻之时，吃点羊肉，确实具有防病治病的功效。在所有的饺子馅儿中，也只有这羊肉饺子最适合在冬天吃了。现在人们往往是把羊肉和大葱放在一起做成羊肉大葱饺子，大葱利肺通阳、散寒解表，更是美味而补身。

瞧瞧，这南北方虽然在立冬的饮食习俗上有不小的差异，但是都能起到强身健体的效果。寒冷的冬季，适当吃一些这一类补身的食物，享受美味的同时还有益于身体，一举两得。

热腾腾的火锅，怎么吃不上火

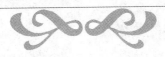

冬天天寒地冻，外面北风呼啸，这时候一家人围坐在一起吃一顿冒着热气的火锅，瞬间就会觉得身体暖烘烘的，因此火锅成了冬季人们的"宠儿"。但是如果盲目地吃，会引发上火的症状，那么在冬季如何吃火锅才健康呢？

1 火锅并非趁热吃才好

火锅浓汤的温度较高，所以在里面涮的食物也比较热，如果刚捞出就吃，很容易伤害口腔黏膜，导致口腔溃疡等疾病的发生。因此，刚出锅的食物不要吃，应稍凉一下再吃。

2 选食材时看体质

中医认为，每个人都有一种特定的体质，有的人是阳虚体质，有的人是阴虚体质，有的人却是湿热体质。为了保证不上火，在吃火锅的时候，食材选择上就要"对症下药"。例如，平日脾胃虚寒的人，可以尝试补气养血的中药火锅，吃完不上火还能增强体质，可以选择用萝卜、山药、土豆等食材。阴虚或者阳热体质的人，要尽量选择清汤火

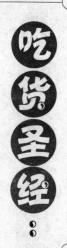
锅、粥底火锅，避免吃麻辣火锅和补气、壮阳火锅。如"沙参玉竹老鸭汤底"，适用于肺燥、干咳、便秘等阴虚患者，而如果阳虚、寒痰者吃了就会适得其反，吃完后就会出现腹痛腹泻等症。

3 火锅底料中放些中药包

有些人虽然是热性体质，但是抵不住火锅的诱惑，想吃却又怕上火，怎么办？这时我们不妨在底料中加入一些中药药包。在中药中，金银花、菊花、莲子等清热泻火的功能都很强，所以为了预防上火，可以把这些药物做成药包，放在底料里，那么再吃火锅的时候就不怕上火了。

4 吃火锅时多吃些素食

在吃火锅时，应该放些菠菜、芹菜、青豆、白菜、豆腐及豆制品，如老豆腐、腐竹等。中医认为，蔬菜和豆腐性偏凉，均有清热泻火等功效，这样就可以防止吃火锅"上火"。但是要注意，在涮蔬菜时轻轻涮几下就可以了，千万不要在锅里久煮，这样可能会破坏蔬菜的营养。除了这些，海带、银耳、冬瓜、莲藕、芹菜等都也有清热泻火的效果，可以多吃一些这样的食物。而如果要想获得热量，可以选用鸡肉代替羊肉，或者是吃一些蛋类。

5 冬季吃麻辣火锅需谨慎

一些人喜欢吃麻辣火锅，虽然美味，但是不利于健康。因为太麻、太辣的食物很容易刺激口腔、食管和胃肠道黏膜，致使充血和水肿。还需要注意的是，火锅不要太咸，以免给心肾带来较大负担。

6 吃完火锅后吃些水果

在吃火锅后，为了预防上火，可以适当吃一些凉性或者是酸的水果，如梨、苹果、橙子、山楂等，因为凉性水果可以去火，而酸性水果则有助于消化，但不要吃热性的水果，如桂圆、荔枝等。

第四章

跟着节日吃

——节日美食健康尝

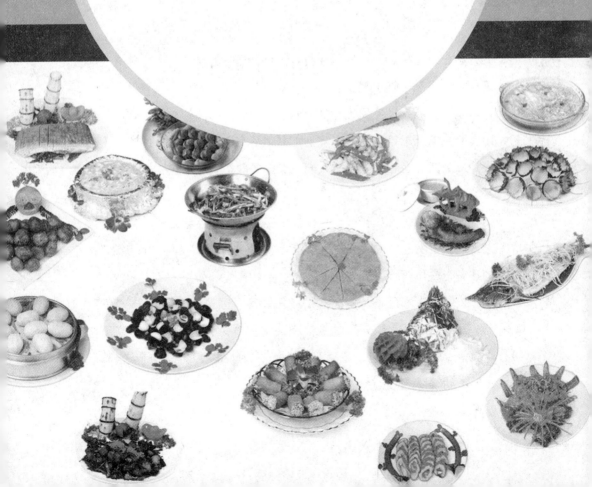

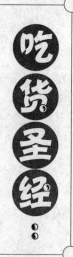

春节到，团圆饭里乐团圆

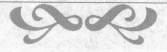

农历正月初一，是中国人最重视的节日。看火车售票口排着的长队，看小摊、超市里热售的春联、鞭炮、礼花，看一个个喜庆的红包被一抢而空，你就知道，春节越来越近了。许多人即使远隔万水千山也要回家过春节。有首歌唱得好："有钱没钱，回家过年，我知道你想衣锦把乡还。有钱没钱，回家过年，家里总有年夜饭。"

在春节前夕，各家各户都会准备年夜饭。甚至春节前 10 天左右，大家就开始忙着采购年货了，农村的集市、城市的超市和商场，热闹非凡，不管是鸡鸭鱼肉、茶酒油酱等食材，还是南北炒货、糖饵果品等充满年味的零食小吃，都要采买充足。

不知不觉，已经到了除夕，也就是腊月廿九日（或三十日）的晚上。除夕的意思就是在这个晚上"月穷岁尽"，"一夜连两年"，人们都要辞旧迎新。在除夕之夜，人们一般都要敬祭天地祖先，然后一家人欢欢喜喜地吃"年夜饭"。江南人家吃年夜饭比较讲究，一般有四个冷盘、四样热炒，一个暖锅。年夜饭上有一样必备菜肴，那就是一碗炒青菜或蹋菜，看起来青翠碧绿，并有一个好听的名字，叫"长庚菜"；有的还备上一份落苏（茄子）菜，这道菜用风干茄子和其他蔬果烹成，吃年夜饭时大家最先动筷品尝的就是此菜。因吴音"落"与"乐"同音，寓意"欢乐、快乐"之意。而北方除夕之夜总是少不了饺子这道美食。一般守岁时包，子时辞岁时吃，因此被称为"更年交子（饺子）"。北方人除夕包饺子，有五大讲究：皮薄、馅足、捏得紧、包时不许捏破、下锅不许煮烂。如果不小心把饺子弄破了，也只能说"挣了"，绝对不能说"烂了"和"破了"。春节吃年夜饭时，许多家庭还有一道必不可少的菜——全鱼，取"年年有余"之意。在我国南方，鱼是整个年夜饭宴席上的最后上的一道菜，大家并不会真正去吃它，只是端上来摆摆样子，象征着"年年有余"。还有一些地区，虽然全鱼作为第一道热菜被端上桌，但是直到宴会结束时，大家才会象征性地吃上几口，将其留到来年。大多数时候，除夕的鱼都是寄托着人们希望家业发达、年年有余的美好愿望。

吃过年夜饭，一家人通常会围坐在炉子边，剥橘子，吃花生，观看春节联欢晚会。等待12点的钟声敲响，迎接新的一年，这叫作"守岁"。最后小孩向长辈辞岁，长辈给儿童发"压岁钱"。在有些地方长辈在除夕深

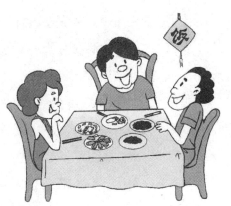

夜带小孩睡熟以后会把橘子、荔枝等果品放在他的枕头边，名为"压岁果"，好让小孩大年初一早上醒来后，获得新春的欢乐。

转眼间，大年初一来到，真正开始了过年的7天乐。《尔雅·释天》中说："年者，禾熟之名，每岁一熟，故以岁为名"，这里是把"年"作为收获的象征。还有一种说法，有人认为"年"字按照古人的写法，看起来像是一个有头有尾、四脚伸开的可怕的不祥之兽，人们在过去一年之中如果没有遇见它，便是平平安安的一年，于是大家会在年尾聚在一起烧些好东西饱享一番，这种庆祝的活动就被称为"过年"。

从南北朝到宋代，长江流域春节期间就有饮"屠苏酒""柏叶酒""桃汤"的习俗。屠苏酒也被称为岁酒，屠苏是古代一种房屋的名称，

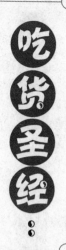

因此在这种房屋里酿制的酒就被称为屠苏酒，据说这种酒可以避瘟疫。柏叶酒就是将柏树叶浸于酒中泡制而成，柏树为常青之树，柏叶后凋而耐久，饮柏叶酒也是取其寿命长久之意。

明清以来，除夕和元旦的食俗，在南方和北方已有明的差别。北方除夕夜多吃饺子，取其谐音"更岁交子"之意。饺子在元朝被称为"扁食"，在如今在北方有些地区仍有这样的叫法。饺子深受老百姓的欢迎，民间有"好吃不过饺子"的俗语。每逢新春佳节，饺子更成为一种应时不可缺少的佳期肴。有人在饺子中放糖，希望来年生活更加甜美；有的在饺子里放花生（称长生果），意味着吃了它人们可长寿；有的则在个别饺子中包一枚硬币，谁吃到了就像中了奖一样高兴，意味着他会在新的一年里"财运亨通"。饺子形似元宝，在新年里将面条和饺子同时下锅煮，叫作"金丝穿元宝"。在南方除夕之夜通常会吃元宵和年糕。元宵又叫"粉果""元宝"，大多数中间包糖，寓意为"全家团圆美满甜蜜"。年糕由糯米制成，又称"年年糕"，谐音为"年年高"，寓意为"人们的工作和生活一年比一年提高"。前人有诗云："年糕寓意稍云深，白色如银黄色如金。年岁盼高时时利，虔诚默祝望财临。"新年饮食都要取吉利的用语，这些都反映着人们对美好幸福生活的向往和寄托。直到今天，北方过年包饺子、南方过年做汤圆的习俗仍然极为普遍。

正月十五闹花灯，健康美食不可少

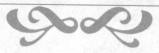

元宵节也被称为"上元节"，是春节后一个重要的节日。元宵之夜，大街小巷张灯结彩，人们赏灯，猜灯谜，吃元宵，将从除夕开始延

续的庆祝活动推向又一个高潮，成为世代相沿的习俗。且不说赏灯，猜灯谜，单说这吃元宵就有很大的学问。

"元宵"作为食品，在中国由来已久。早在宋代就有关于元宵节吃元宵习俗的记载，当时称元宵为"浮圆子""圆子"。元宵节吃元宵，意在祝福全家团圆和睦，在新的一年中康乐幸福。宋朝郑望之的《膳夫录》曰："汴中节食，上元油锤。"油锤的制作方法，据《卢氏杂说》中一则"尚食令"的记载，与后代的炸元宵做法相似。唐朝的元宵节的标志性食物是面蚕。《开元天宝遗事》中说："每岁上元，都人造面蚕的习俗到宋代仍有遗留，但不同的应节食品则较唐朝更为丰。"到南宋时，出现了所谓"乳糖圆子"的一种美食，这大概就是汤圆的前身。

到了清朝康熙年间，御膳房特制的"八宝元宵"，名闻朝野。在北京城内，马思远则是无人能敌的制元宵高手。他制作的滴粉元宵远近驰名，甚至有诗称赞，"桂花香馅裹胡桃，江米如珠井水淘。见说马家滴粉好，试灯风里卖元宵"。诗中所咏的元宵，就是享誉盛名的马家元宵。

近年来，元宵的制作方法日臻成熟，制作的元宵也日见精致。仅面皮而言，就有江米面、粘高粱面、黄米面和苞谷面四种面粉可选。馅料的内容更是花样百出，甜咸荤素、应有尽有。甜的有桂花白糖、山楂白糖、什锦、豆沙、芝麻、花生等。咸的有猪油肉馅，可以做油炸炒元宵。素的有葱、芥、蒜、韭、姜组成的五辛元宵，寓意为"勤劳、长久、向上"。制作的方法南北差异较大。北方的元宵多用箩滚手摇的方法制成，南方的汤圆则多用手揉团而成。制作的元宵大的可以如核桃般大，小的可以如黄豆般小，煮食的方法有带汤、炒吃、油汆、蒸食等。不论有无馅料，不管用何种烹调方法煮食，都同样的美味可口。如今，元宵已不仅仅只是元宵节的美食，而是成了一种四季皆可食用的点心小吃，随时都可以来一碗解解馋。

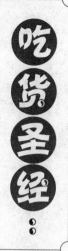

说到吃元宵，我们不得不说一下元宵的正确而又健康的食用方法。

第一，我们要选对元宵。购买元宵的时候一定要去正规食品经营单位，并且要储存在冰柜里，尽量不要购买散装元宵。购买时一定要看清产品的包装、生产厂家、生产日期和标志等，还要看包装有无破损或外漏，包装是否仿冒知名品牌；另外，检查一下包装袋内是否有托盘，一般质量好的元宵都会有托盘，以防元宵在运输过程中因挤压变形。

第二，还要观察元宵的外观。先看色泽形状。质量较好的元宵通常色泽洁白，没有污点，形状浑圆。而劣质元宵则颜色暗淡不均匀，形状不规则。再看元宵有无裂痕。如果冷冻条件没有达到，元宵就很有可能会开裂，其中的水分和养分损失都比较大，口感就会变得粗涩。还可以用手指轻轻摸一下元宵，如果元宵已经开始发软，说明已经解冻，这样的元宵口感和营养都会大打折扣。另外，我们可以通过煮食的方法来辨别元宵质量的好坏。质量好的元宵煮的时候不混汤、不粘连，煮沸不久就会漂浮起来。而质量较差的元宵则容易混汤、粘锅，甚至发生破损。

第三，学会正确煮元宵。煮元宵时需要注意以下几大要点。我们在煮元宵的时候，一定要等水开的时候再下入元宵，并用勺子轻轻推开，让其旋转几圈不粘锅壁。待元宵浮起后，迅速改用慢火。否则，元宵在沸水中不断翻滚，就会造成外熟内夹生的结果。改慢火后，加入少量冷水，再煮开后，继续加冷水，这样每煮沸一次加入一次冷水，使锅内的元宵始终保持似滚非滚的状态。待水沸两三次后，再煮一会儿，即可品尝美味的元宵了。元宵买回来后，要及时煮食，久放容易变质，放冰箱时间长了容易煮破。因此，元宵最好现做现吃，放置时间最好不要超过3天。现买的速冻元宵也应及时吃掉，存放时间最好不要超过1周。另外，不管是水煮，还是油炸，都要确保元宵熟透。在油炸元宵时可以在元宵上扎一些小孔，这样就可以防止元宵爆裂而烫伤自己。

第四，早餐不宜吃元宵。元宵虽美味，但是属于高热量、高糖分的食品，而且含有油脂。因此，元宵不适合在早上吃。早晨的胃肠功能最弱，而元宵外皮的部分多是糯米，黏性高、不易消化，吃元宵后很容易导致消化不良，出现泛酸、烧心等症状，结果会影响一天的工作和生活。此外，早上吃汤圆，还会使人缺乏营养。

第五，元宵不能多吃。除了以上说的元宵不适合做早餐食用，其实最好也不要把元宵作为午餐和晚餐食用，可以作为两餐之间的加餐食用，但不要吃得太多，每次吃 50 克左右就足够了。吃元宵时，最好不要再吃其他含糖高的食品，同时还要减少其他主食的摄入，一般来说是吃 3 个元宵就要减去 25 克主食。如果将元宵作为夜宵食用，必须与睡觉时间有较长时间的间隔，否则如前面所说，造成消化不良，加重胃肠道负担，也会影响睡眠质量。因此，吃过元宵后至少要活动两个小时再睡觉。

寒食节多美食，美味还养生

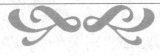

相传，春秋时期晋国内乱，诸子争夺王位，公子重耳被追杀，逃亡在外，风餐露宿。关键时候，忠臣介子推割下自己腿上的肉煮成汤给重耳吃，重耳知道以后感动得泪如雨下。后重耳复国成君，也就是晋文公，介子推却不求功名利禄，与母归隐绵山。晋文公没办法，只得以火烧山想逼介子推出来，不料，却烧死了子推。文公悲痛不已，下令在子推焚死之日禁火寒食，以寄哀思。这也就成了后来的寒食节，在春分节气最后的一两天，也就是清明前一两天。唐代诗人卢象曾写过《寒食》

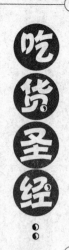
一诗："子推言避世，山火遂焚身。四海同寒食，千秋为一人。"

寒食节，在吃的问题上很有讲究，老北京甚至有"寒食十三绝"。顾名思义，其实也就是吃凉的食物。在养生方面，为了养脾胃，一般是不提倡吃生冷的食物。但是，寒食节所吃的许多食物，对人体很有好处，值得借鉴。

子推，是寒食节的重要节日食品，当年，人们就是用这种食品，来纪念介子推的，其实也就是枣饼或枣糕。这就像端午节的粽子，起源于对屈原的纪念一样。人们还把这种"子推"用杨柳枝条穿起来，插在门楣上。宋代，人们认为这种"子推"风干后放到第二年有治愈口疮的功效。到了清代，"以柳条穿蒸点，至立夏日油煎与小儿食之，谓不'疰夏'"。都是说这子推有治病的功效。

放了许久的枣糕是不是真的有治病的功效我们暂且不说，光说这枣糕，平常适当吃一些确实对身体是很有好处的。枣糕原是清朝宫廷御用糕点，曾有宫廷第一糕点之美称，为"满汉全席"十大糕点之一。流传至今，据记载有 200 余年的历史。当然，枣糕好，主要是好在原料红枣。

早在《本草备要》中就有记述，说红枣能"补气益中，滋脾胃，润心肺，调营养，缓阴血，生津液，悦颜色，通九窍，助十二经，和百药"。现代医学研究表明，红枣对贫血、高血压、急慢性肝炎、肝硬化、胃肠道肿瘤具有一定的疗效。再加入鸡蛋、蜂蜜、白糖、白兰地等独特原料秘制而成的枣糕，鸡蛋、蜂蜜都是极其养人的东西，这样一来对身体就更好了，男女老少皆宜，可以时常吃。

再一个就是寒食粥。寒食粥的种类繁多，《荆楚岁时记》有"今寒食有杏酪，麦粥，即其类也"的说法，唐人冯贽的《云仙杂记》有"洛阳人家寒食节装万花舆，煮杨花粥"之句，宋代的《金门岁节录》

有"洛阳人家,寒食节食桃花粥",明代《高濂·遵生八笺》有"收落梅花瓣,净用雪冰水煮粥,候粥熟,将梅瓣下锅,一滚即起食"……这样看来,寒食粥常食用的有杨花粥、梅花粥、桃花粥、大麦粥。这些粥,对人体的好处各不相同,有兴趣的话可以做来吃。这里主要说另一道寒食粥。

用杏仁、旋覆花、款冬花各 10 克、粳米 50 克。先把杏仁、旋覆花、款冬花三味药材一起放入锅中,加入适量的水煎煮 20 分钟,去渣取汁,再倒入淘洗好了的粳米,煮到粥熟就行,空腹食用。

方中杏仁具有润肺、止咳、平喘的功效,对于因伤风感冒引起的多痰、咳嗽、气喘等症状疗效显著。旋覆花止咳去痰,款冬花润肺祛痰止咳。可见,这一道寒食粥对防治春天易发的感冒是非常有好处的。杏仁还能滑肠、清积食、散滞,能够帮助消化、缓解便秘症状。杏仁含有丰富的脂肪油,有降低胆固醇的作用,对防治心血管系统疾病有良好的作用。时常吃这道粥,养生效果可想而知。

此外,晋南地区主要是吃凉粉、凉面等,这对人体也有不少好处。怎么说呢?我们往往在冬天都是大鱼大肉使劲儿吃,到了春天,清一清肠胃是再合适不过的,能强身健体,同时还清醒头脑。凉粉、凉面这样的东西,往往会放上好多醋,加上豆芽菜、黄瓜丝之类的东西,富含纤维素,用来清理肠胃最合适不过了。

再一个就是饴糖。饴糖是以高粱、米、大麦、粟、玉米等淀粉质的粮食为原料,经发酵糖化制成的食品。饴糖不但美味,在中医上更是有很重要的作用。饴糖甘温,入脾、胃、肺经,具有缓中、补虚、生津、养血、润燥、止渴、消痰等作用,常用于治疗劳倦伤脾、里急腹痛、肺燥咳嗽、吐血、口渴、咽痛、便秘等疾病。《伤寒论》的小建中汤,《金匮要略》的大建中汤,都包含有饴糖。用萝卜蒸饴糖,能够治疗痰

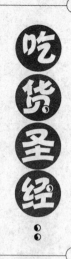
热咳嗽、咽干口渴。取萝卜500克，捣烂，绞取汁液，盛碗中，加饴糖15～30克，蒸化，趁热慢慢饮用。

　　寒食节的食物对身体可以说是好处多多。所以我们也不局限于非要在寒食节这一天吃，平常多吃些这一类的食物，能够更好地养生。

端午节食俗多，万水千山"粽"是情

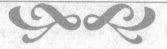

　　端午节又称为端阳节，与春节、中秋等节日一样是中国的重要节日。不仅中国，日本、朝鲜、韩国、越南也将其作为重要的传统节日。

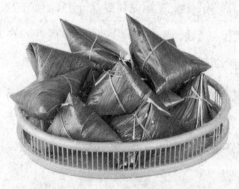

最能代表端午节的美食当然是粽子。粽子古称"角黍"，传说是为纪念投江的屈原而流传至今的，真正有文字记载的粽子出自晋周处的《风土记》；而流传历史最悠久的粽子当属西安的蜂蜜凉粽子，记载在唐韦巨源《食谱》中。南北朝时期，还出现了杂粽。这种粽子在米中掺杂禽兽肉、板栗、红枣、赤豆等，也因此品种增多。虽然全国各地人民过端午节的习俗大同小异，但端午节吃粽子的习俗却如约定俗成一般，如出一辙。粽子被还用作亲朋好友之间礼尚往来的礼品。

　　端午节吃粽子，也要注意讲究吃法。粽子和元宵一样，大多由糯米制成，黏度高、不易消化，含有较多的脂肪、盐、糖，却缺乏纤维质。一个普通的咸肉粽子，热量有400～500卡路里。因此，专家建议，女性一天最好不要吃 3 个以上的粽子，男性最好不要超过 5 个。在吃粽子的同时，尽量搭配纤维质含量较多的蔬菜、水果，帮助肠、胃蠕动，以免引起肠胃消化不良。此外，在临睡前两小时内最好不要吃粽子，不要吃含水量较大的寒性瓜果类，比如西瓜等，避免引起腹泻或腹痛。

端午节除了吃粽子，还有别的饮食习俗，且全国各地食俗各有特色。下面我们就来了解一下除了吃粽子以外的其他饮食习俗吧！

1 吃蛋

在江西南昌地区，端午节人们除了吃粽子，通常还要煮茶蛋和盐水蛋吃。蛋的种类有鸡蛋、鸭蛋和鹅蛋三种。将蛋煮熟后，在蛋壳涂上红色，并用五颜六色的网袋装着，挂在小孩子的脖子上，人们以此形式祝福孩子逢凶化吉，平安无事。

2 吃"五红"

在扬州传统民俗中，端午节不仅要吃粽子，还要吃"五红"，这"五红"包括烤鸭、苋菜、鸭蛋、龙虾、黄鱼或者黄鳝。据说，吃了"五红"，整个夏天都可以避邪消暑。在端午节，红苋菜是饭桌上必不可少的菜肴；鸭蛋价不高，吃来不贵；用雄黄泡酒，酒呈橙色；河虾炒熟后，虾壳红通通的，红光油亮；烧鸭上市以后，到烧鸭店斩个脯或腿子，花费不多，这样所谓的"五红"也就凑齐了，可以尽享美味了。

3 吃桃、茄子及菜豆

台湾地区端午节吃桃、茄子及菜豆，据说可以健康、长寿，并流传着这样的俗语，"食茄吃到会摇，吃豆吃到老老"。苗栗地区的客家人过端午节时，也吃茄子及长豆、桃李等，但这些食物所代表的意义并不是健康、长寿。在客家人的传统观念里，端午吃桃子虽然是取其长寿之意，但吃李子是象征子孙繁衍之意，有人还认为它具有预防中暑的作用。因长豆形状像蛇，所以他们认为吃长豆可以不被蛇咬。他们还

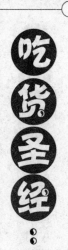

认为在端午节吃茄子则可以预防蚊子叮咬。

4 吃大蒜、蛋

在河南、浙江等省农村地区，每逢端午节这天，家庭主妇就会起得特别早，将事先准备好的大蒜和鸡蛋放在一起煮，以此作为一家人的早餐。有的地方，在煮大蒜和鸡蛋的时候还会放几片艾叶。早餐吃大蒜、鸡蛋、烙油馍，据说这种吃法可避"五毒"，对健康有益。

5 吃艾馍馍

端午节时，许多地方有用米粉或面粉发酵与艾蒿一起蒸馍馍的习俗，蒸出来的馍馍被称为艾馍馍。艾蒿中含有多种挥发油，挥发出芳香气味，可驱除蚊虫，并对多种细菌及一些皮肤真菌有抑制效果，因此古人在端午时除病驱瘟，无论食还是用，都少不了艾蒿。

6 滚吃鸡、鸭、鹅蛋

在东北一带，每到端午节的早晨，长者就会将煮熟的鸡、鸭、鹅蛋放在小孩的肚皮上滚动，滚动完后剥皮让孩子吃下，据说这样做可以免去儿童的肚子疼，其实这只是端午节的一种嬉儿游戏。

7 吃"五黄"

与"五红"类似，江浙一带民间端午节还有吃"五黄"的食俗。"五黄"指的是黄瓜、黄鳝、黄鱼、高邮的鸭蛋黄、雄黄酒。由此可见，不管是"五红"还是"五黄"，都包括鸭蛋在内，因此端午节吃鸭蛋有辟邪祛暑的作用。

8 喝雄黄酒

很多地方还有过端午节喝雄黄酒的习俗，有俗语说："饮了雄黄酒，病魔都远走。"关于雄黄酒，《清嘉录》这样记载："研雄黄末，屑蒲根，和酒饮之，谓之雄黄酒。"也就是说，雄黄酒就是用白酒、雄黄勾兑而成的。雄黄酒之所以出名，大概与白娘娘和许仙的传说有关，白娘娘就是在端午节因为饮雄黄酒，现出蛇身原形。因此，民间便认为雄黄酒可以破解蛇蝎蜈蚣等毒虫，在端午节饮雄黄酒可以驱邪解毒。但是，现代人发现，雄黄酒里含有剧毒物质砷，所以几乎没有人再喝雄黄酒了。不过，又由于雄黄具有抗菌、解毒、燥湿的功效，因此有的人家会在端午节这天，以雄黄为主要原料，并加入白芷、薰衣草等香料做成香袋，还有人做成雄黄熏条，他们都希望通过这种方式来避邪和预防虫蛇伤害。

9 吃煎堆

在福建晋江地区，到端午节那天家家户户都要吃"煎堆"。"煎堆"制作起来很简单，先用面粉、米粉或番薯粉和其他配料调成浓糊状，然后放油锅里煎熟就可以了。相传古时闽南一带在端午节到来之前处于雨季，阴雨连绵不止，民间便说这是因为天公穿了洞，应该"补天"。人们在端午节吃了"煎堆"后雨便停了，于是人们便说吃"煎堆"把天补好了。这种食俗由此而来。

10 吃打糕

吉林省延边朝鲜族人民把端午节视为隆重的节日。这一天最具代表性的食品是清香的打糕。打糕的制作方法很独特，首先将一块独木凿一个大木槽，然后将艾蒿与糯米饭放置其中，用长柄木锤反复捶打，直到打碎每一粒饭为止。这种食品很有民族特色，又可增添节日的气氛。

端午节除了饮食习俗，还有一些有益运动项目，比如赛龙舟、走百病等。这些活动不仅能够锻炼身体，通调气血，还可以让人的情绪受到感染，心情愉悦，实现情志养生的最高境界，要知道健康饮食离不开运动。

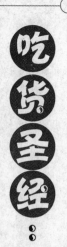

中秋佳节月饼香，月饼也要吃得健康

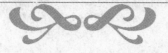

中秋节是一个古老的节日，早在《周礼》中就有记载。到唐代，中秋成了固定的节日。那个时候，人们比较注重祭月、赏月，月饼是皇宫中特有的。到了明代，月饼才在民间流传开来。在中秋这一天，晚上月亮升起来，人们便在露天的地方设案，将月饼、石榴、枣子等食物供在桌案上拜月。拜月之后，全家人才坐在一起赏月、吃月饼。到了现在，祭月已经比较少见了，赏月嘛，也只是少数的人还有那样的情调，但是吃月饼的习俗，却依旧如火如荼，甚至呈现出愈演愈烈的态势。

月饼的盛行，与它美好的寓意有很大的关系。所谓"八月十五谓之中秋，民间又以月饼相遗，取团圆之义"，与亲人天各一方是人生最难过的事情之一，月饼象征团圆，自然深得人心。当然了，月饼是用来吃的，要是不美味，空有美好的寓意也无济于事。月饼能深得人们的喜爱，自然还与它的美味密切相关。清代诗人袁枚的《随园食单》就有记载："酥皮月饼，以松仁、核桃仁、瓜子仁和冰糖、猪油作馅，食之不觉甜而香松柔腻，迥异寻常。"月饼的馅儿，讲究得很，适当吃些月饼，既享受美食，还对身体有好处。

市面上常见的月饼馅儿有莲蓉、蛋黄、栗蓉、豆沙、五仁、芝麻、水果等，口味不同，都各有好各的优势。莲蓉是莲子打碎的，性甘味平，善补脾胃、养心肾、清心火，有宁心安神、补肾固精功效。而蛋黄味甘性平，滋阴润燥，安心神、益脾胃。板栗被称为"肾之果"，补脾健胃、补肾强筋、活血止血。豆沙通常是赤小豆或者绿豆，赤小豆有清热利湿、润肠通便、降血脂、调节血糖等功能，绿豆清热解毒。五仁通常是花生、核桃、杏仁等，这些坚果各自的营养价值都很高，放在一起更是了得。芝麻补肝肾，强身体，润肠通便。各类水果更是各有好处。

总之，每一种月饼，在一定程度上都有对身体好的地方。但是，不得不说的一个问题是，不管什么馅儿的月饼，都避免不了一个问题，那就是"三高"——高油、高糖、高脂肪。月饼的主要成分是面粉、油脂、白糖和其他配料。月饼生产

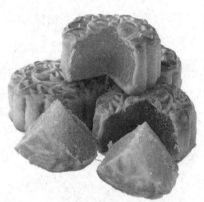

过程中，需要在面粉中加入较多的油脂，整个月饼就像泡在油里面。配料单吃可能都很健康，可是放到月饼中与大量的糖和油一起，还是避免不了高糖、高脂肪、高胆固醇。尤其是酥软可口的广式月饼，热量最高，一个中等大小的月饼所含热量可超过2碗米饭，脂肪含量相当于6杯全脂牛奶。所以，千万要注意月饼的吃法，不能让月饼成为"甜蜜的负担"。

首先，月饼不宜作主食。现在用月饼送礼的人比较多，很多人收到的月饼也多，有的上班族工作繁忙，没时间吃饭，中秋节前后就把月饼当作主食了，这对身体是不好的。这样吃太多月饼，摄入过多的油脂和糖分，不但会使血糖、血脂增高，还不利于胃肠健康，引发疾病。

有慢性疾病的人吃月饼尤其要谨慎。月饼当主食吃，高血压患者容易出现心慌气短、胸痛等症状，还会诱发心肌梗死。

糖尿病、冠心病患者也尽量不吃或者少吃月饼，吃一两口尝尝鲜就可以了。而脾胃不好的人吃月饼，可能会加剧消化不良的症状，引发腹

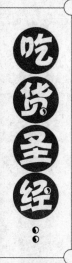
泻，还会让内火上升，出现长痤疮、便秘、牙龈水肿等症状。

要想月饼吃得健康，讲究还挺多。种类上，在各式月饼中，潮式酥皮月饼是比较健康的一种。时间上，吃月饼宜早不宜晚，最好在早晨或中午，尽量不要放在晚上吃。吃的时候，即使再喜欢，也不能大口大口狼吞虎咽着吃，最好是切成小块，细嚼慢咽。而且，吃月饼宜少不宜多，否则会引起腹胀、食欲减退、呕吐、腹痛这些状况。月饼宜鲜不宜陈，最好是现买现吃。吃月饼时最好配杯清茶，既可解油腻、助消化，又可增味助兴。要是配酸梅汤，那就更好了，传统酸梅汤是以乌梅、山楂、陈皮等原料熬制而成的，不但解油腻、降血脂，还能阻止人体内多余糖分转化为脂肪。

要是觉得外面买的月饼太过"三高"，也吃腻了传统制作方法所做的烤月饼，自己动手在家"蒸月饼"也未尝不可。

准备好自发粉、各种果仁、红枣、葡萄干、芝麻酱、红糖。自发粉和面，揉成面团，发酵2小时，果仁分别碾碎。将面团擀成五层面饼，每一层抹上芝麻酱，抹匀撒上红糖，再铺上一种果仁，一层一层叠加，最后将五层面饼的边沿捏在一起。将这大的面饼放到蒸屉里蒸四五十分钟，然后拿出来切成块，全家分食。这样做出来的"月饼"，"团圆"的意味更加浓烈，最重要的是，吃得健康，对身体没什么坏处，老少皆宜。

说了这么多，很多人怕是"躺着都中枪了"。不知道这些关于月饼的健康知识而"中枪"没关系，不知者无罪嘛。只要记得，在以后的中秋佳节，吃月饼要吃得享受，更要吃得健康。

九九又重阳，节日习俗保安康

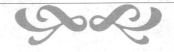

　　寒露过后，很快就是重阳节了。重阳节在农历九月九日这一天，九九与"久久"同音，九在数字中又有长久、长寿的寓意。因此，人们对这个节日历来有着特殊的感情。一直延续到今天，重阳佳节留传下来有很多庆祝方式，登高、插茱萸、赏菊、喝菊花酒等等。很多人不知道的是，这样一些节日习俗除了是老祖宗流传下来的节日文化内容，还能够起到很好的养生作用。

　　登高，自古以来就是重阳节中最重要的习俗。西汉《长安志》记载，长安近郊有一小高台，每年重阳，登上高台观景的人数不胜数；故宫至今还保留着清代皇帝登高的假山。过去人们登高的目的，大多是消灾祈福之类的。我们现在就养生来说，登高对身体也是非常好的。

　　登高有明显的调摄情志的作用。九九重阳正值深秋，风轻云淡，天高气爽，层林尽染，多彩的景致，令人赏心悦目，心旷神怡。这样的日子里，与家人朋友一起去登高，观赏大自然的绮丽风光，能使人心胸豁达、身心舒畅。登临高处，静观云霞，远眺河山，会有一种心旷神怡、超然物外的感觉。还有什么样的景象比这更好呢？难怪诗仙李白在重阳登高时诗兴大发，写下"九日天气晴，登高无秋云，造化辟山岳，了然楚汉分"这样意境高远的诗句来。

　　并且，在登高过程中，人的心跳和血液循环加快，肺活量及肺血流量明显增加，人体各组织和器官都能得到很好的锻炼，可以增强人的体

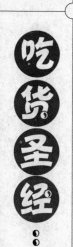

质。有神经衰弱、慢性胃炎、高血压、糖尿病等慢性病的患者，在药物治疗的同时，配合适量的登高锻炼，可以在一定程度上提高治疗的效果。

登高之时，人们往往会在头上插茱萸或是将其佩戴在身上以辟邪，所以它还被称为"辟邪翁"。《风土记》记载："九月九日折茱萸以插头上，辟除恶气而御初寒。"茱萸又有吴茱萸和山茱萸之分，都是有名的中药材，吴茱萸散寒止痛、和胃止呕，山茱萸补益肝肾、收敛固涩。茱萸在重阳佳节用来佩戴辟邪之余，还可以运用到日常生活当中来。

根据《食鉴本草》记载，如果出现肝胃不和所致的呕吐吞酸或者脾胃虚寒所致的脘腹冷痛，可以熬吴茱萸粥来喝。吴茱萸 2 克，大米 50 克，生姜 3 片，葱白 2 茎。将吴茱萸择净，研为细末；姜葱洗净，切细。先将大米淘净后放入锅中，加适量清水煮粥，等到粥快熟的时候倒入吴萸粉、葱姜搅匀，煮沸后再搅拌，再煮沸就可以了。每天 1 剂，连续 3~5 天。尤其对止痛和止呕有很好的疗效。

要是出现肝肾不足引起的头晕目眩、腰膝酸软、虚汗不止、耳鸣耳聋、记忆下降、遗精、遗尿、崩漏带下等，就可用山茱萸了。山茱萸 15 克，大米 100 克，白糖适量。将山茱萸洗净，大米淘净，二者一同放入锅中，加清水适量煮，等到粥快要熟的时候，调入白糖搅匀，煮沸后再搅拌，再煮沸就可以了，每天 1 剂。能够起到补益肝肾、涩精敛汗等效果，对肝肾不足引起的各类症候有很好的缓解作用。

说完了茱萸，还有菊花。中国人自古以来就爱菊花，还把它称为"延寿客"。《抱朴子》中就记载了河南南阳山中人家因饮了遍生菊花的甘谷水而延年益寿的事。秋日菊花开得正好，在万花凋零的季节，还能有这样娇媚的花朵窜入眼帘，是一件极为赏心悦目的事。日常生活中，在忙碌之余，为自己泡上一杯菊花茶，让浓郁的花香赶走疲惫，同时还能起到清心、明目、降压等作用。何乐而不为呢？

当然，饮菊花酒是一件更为惬意的事情了，对身体也是极好的。正如《西京杂记》中记载："九月九日，佩茱萸，饮菊花酒，云令人长寿。"所以，菊花酒又称为"长寿酒"。菊花酒由菊花加糯米、酒曲酿制而成，味清凉甜美，有养肝明目、降血压、健脑、安肠胃、轻身减肥、延缓衰老等功效。陶渊明的"往燕无遗影，来雁有余声，酒能祛百病，菊解制颓龄"，便是称赞了菊花酒的祛病延年作用。

如此看来，重阳佳节处处涉及养生保健，不得不赞叹老祖宗的智慧。既然我们有了这样的宝藏，就应当好好利用起来，让这样一些有利于身体健康的习俗融入我们日常生活中去。

腊八之日，注重"腊八健康"

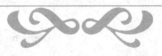

腊八，也就是农历腊月初八，是一个历史十分悠久的节日。过去，在腊八这一天，人们要打猎祭祖，"腊者，猎也，言田猎取禽兽，以祭祀其祖也"说的就是这个意思，还要欢庆丰收和驱疫禳灾。后来，腊八节成了佛门节日，祭祖、驱灾等活动都少了，人们在这天主要敬神供佛。宋代以后，人们还会在腊八这天熬制、品尝、赠送腊八粥。到了现在，打猎、祭祀、敬神供佛之类的活动自然是早就不见踪迹。但是，吃腊八粥的习惯却一直流传到今天。

腊八粥又叫七宝五味粥，一听这名字就知道，并不是煮碗白米粥那

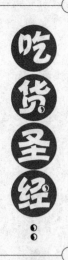

么简单，而是由多种材料组成。最开始，腊八粥是用赤小豆、糯米煮成。后来，材料逐渐增多。南宋《武林旧事》记载："用胡桃、松子、乳蕈、柿、栗之类做粥，谓之'腊八粥'。"《素食说略》记载："腊八粥，以栗子、芡实、菱米、莲子、薏米、白扁豆、松子仁、核桃仁之类，与粳米同煮。"

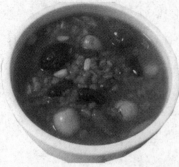

煮腊八粥当数老北京最讲究了。据《燕京岁时记》记载："腊八粥者，用黄米、白米、江米、小米、菱角、栗子、红豇豆、去皮枣泥等，合水煮熟，外用染红桃仁、杏仁、瓜子、花生、榛穰、松子及白糖、红糖、琐琐葡萄，以作点染。"配料之多，竟有20来种。

所以，我们可以根据自己的口味和身体的需要去加减腊八粥的成分，运用到日常生活中来，以达到防病保健的效果。下面就来说说腊八粥常用的一些配料在养生保健方面的作用，供大家在做腊八粥的时候按照自己的需要加减。

核桃营养价值很高，被誉为"万岁子""长寿果"。中医认为，核桃甘温、无毒，有健胃、补血、补肾、润肺、益智健脑等功效。

松子味甘、性平，具有补肾益气、养血润肠、滑肠通便、润肺止咳等作用，可用于治疗肢体麻痹、头晕目眩、燥咳便秘等病症。《列仙传》中还记载了古人吃松子延年益寿、强身健体的故事："匿全古人好食松子，体毛长数寸，行走如奔马。又犊子少在黑山食松子、茯苓，寿至几百岁。"

栗子具有养胃健脾、补肾强筋、活血止血的功效，对反胃不思饮食、泄泻、吐血、衄血、便血、筋伤骨折瘀肿等病症有不错的治疗效果。

花生性平、味甘，可养血补血、补脾润肺，有滋润肌肤的效果，还有通乳的功效。

莲子具有养心安神、益肾涩精止带、补气健脾、涩肠之功，有心烦失眠、脾虚久泻、大便溏泄、腰疼、男子遗精、妇人赤白带下等问题时都可使用。

桃仁有润肠通便、活血行瘀、止咳平喘的功效，可用于闭经、痛经、炎症肿痛、肢体麻痹、肠燥便秘、跌打损伤等疾病的治疗。

桂圆具有良好的滋养补益作用，益心脾、补气血，可用于气血不足所致的失眠、健忘、惊悸、眩晕等症。

大枣有健脾养胃、养血安神的功效，对气血不足、贫血、肺虚咳嗽、失眠、高血压等均有一定疗效。

另外，薏米、扁豆、芡实、菱角等也都有各自的功效。可以结合起来根据自己的需要选择。不管加减如何，不得不说，这腊八粥滋补的功效是非常好的，能起到全方位的滋补效果。所以，不但腊八这一天，整个冬天甚至其他季节的任何时候，都可以用这样营养丰富的粥来养生保健，所达到的功效一点都不会比吃那些市场上卖的各种补品弱，只会更好。

在一些地方，腊八节还要制作醋泡蒜。将蒜瓣去老皮，浸入米醋中，装入小坛封严，至除夕启封，蒜瓣湛青翠绿，是吃饺子时很好的佐料。这醋泡蒜开胃，还能祛风寒，功效诸多，平常可以适当吃一些。

节令食俗并非只有在某个节令这一天才可以吃，将好的东西运用到日常生活中发扬光大起来，才对身体更好。

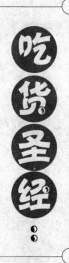

冬至亚岁宴，"吃好"才健康

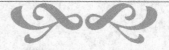

　　冬至在我国古代是一个十分重要的节日，有"冬至大似年"的说法。人们认为，过了冬至，白昼一天比一天长，阳气回升，是一个吉日，值得庆贺。《晋书》就有记载："魏晋冬至日受万国及百僚称贺……其仪亚于正旦。"唐宋时，冬至这一天更是备受重视。《东京梦华录》记载："十一月冬至，京师最重此节，虽至贫者，一年之间，积累假借，至此日更易新衣，备办饮食，享祀先祖。官放关扑，庆贺往来，一如年节。"到了今天，冬至节已经不再那么受到重视，但是民间依然有庆祝冬至的习俗。

　　在冬至这一天，讲究"吃冬至肉""供冬至团""馄饨拜冬"。这样一些饮食习俗中包含着许多养生的知识，需要我们去了解。在北方，冬至这一天有吃羊肉和狗肉的习俗。在寒冷的冬季，这两种动物肉确实是进补的好东西。羊肉性温，有补气、温肾壮阳的作用。天寒地冻之时，吃点羊肉，确实具有强身健体、防寒保暖的功效。狗肉味咸性温，有温补肾阳的作用，特别适合冬季进补，所以有"寒冬至，狗肉肥""喝了狗肉汤，冬天能把棉被当"之说。

　　羊肉是大家经常吃的东西，吃法众多，在这里就不多说。要说狗肉，在冬天最好的吃法莫过于来一锅狗肉煨黑豆了。取狗肉250克、黑豆50克，姜、盐、糖、五香粉等调料适量。将所有的食材放入锅中，加适量水，先用大火烧开，改小火煨到肉烂即可食用。

方中除了养肾温阳的狗肉，黑豆也是好东西。黑豆有补肾益阴、健脾利湿、除热解毒等功效，李时珍在《本草纲目》中称"常食黑豆，可百病不生"。本方特别是对遗尿、小便频数等肾虚症有很好的补益作用。

"吃冬至肉"在南方讲究吃腊肉，各式各样的腊肉、腊肠、腊鸭、火腿、咸肉、熏肉等，都是人们喜爱的东西。腊肉通常是经过烟火熏烤出来的猪肉，猪肉能够补虚强身、滋阴润燥、丰肌泽肤，熏烤之后更是多了开胃祛寒、消食等功效。这么好的东西，现在传到北方，北方也有很多人喜欢吃。

腊肉虽好，却不适合多吃，也不是人人都能吃，中老年人就不是特别适合。为什么呢？高脂血、高血糖、高血压是中老年人的常见病，而腊肉是高脂肪、高胆固醇、高盐的食物，吃了对身体简直就是雪上加霜。小孩子也不适合吃，英国《太阳报》曾报道，儿童在一周内吃熏肉、香肠、腊肠、咸鱼等经加工处理的肉类食品超过一次，他们患白血病的概率就会增加 74%。所以，为了健康，中老年人和小孩要慎吃腊肉。

"供冬至团"其实就是冬至这一天吃汤圆，是南方的习俗。所谓"家家捣米做汤圆，知是明朝冬至天"，说的就是这个意思。汤圆的外皮是用糯米做的，具有补中益气、健脾养胃的功效；里面的馅儿多种多样，各有好处。但是，脾胃不好的人尽量少吃汤圆，因为糯米粘性重，不易消化。吃汤圆最好再喝点儿煮汤圆的汤，可以促进消化吸收，"原汤化原食"说的就是这个意思。

"馄饨拜冬"也就是冬至这一天吃馄饨，这一习俗比较普遍。馄饨的馅料十分丰富，猪肉、莲藕、山药、平菇、虾仁、松仁等，都是冬季进补的好东西。在寒冬吃一些，对身体很有好处。

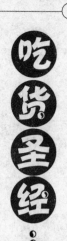

　　说了这么多，可以见得，冬至的饮食习俗里包含的养生知识很多，有正面的，也有负面的。正面的我们可以多运用，负面的就避免。扬长避短，不但饮食如此，待人处事更应如此。从饮食文化中领悟到处世的道理，才是更高的境界。

第五章

跟着营养吃

——要美味，也要营养

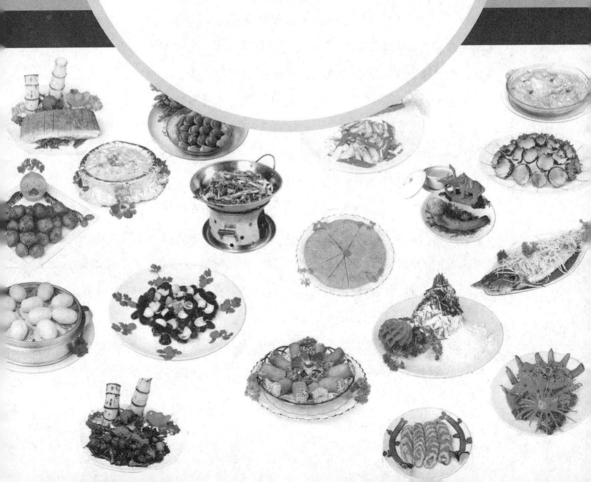

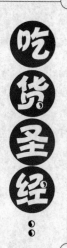

挑食，背离健康的现代"食尚"

古代有句诗叫"烹龙庖凤何足贵，劝君杂食颐天年"。这确实是中肯之言。不少人也很重视营养问题。有这么一类人，只要听说某种食品多吃无益，就一口也不再吃；而只要听说某种食品有益于益寿延年，就拼命多吃，天天吃，顿顿吃。还有另外一类人，喜欢吃的，大吃特吃，不爱吃的，挑挑拣拣。这些习惯好不好呢？自然是不好的。比如鸡蛋含有较多的蛋白质，但胆固醇也比一般食物要高，鸡蛋吃得太多，蛋白质是增加了，但胆固醇也多了，就可能促使动脉发生硬化；新鲜的蔬菜水果维生素C含量较高，肉食中则没有这种营养素，只喜欢吃肉类，不吃蔬菜，很容易引起维生素的缺乏，从而引起牙龈出血、甚至是坏血病等相关病症。因此，只有有啥吃啥，各种食物都吃，身体才容易得到全面的营养。

不同食物的营养素成分不同，如米、面等主要提供碳水化合物、蛋白质、膳食纤维及B族维生素；牛奶、大豆、鸡蛋、瘦肉等动物性食物主要提供蛋白质、脂肪、矿物质、维生素A和B族维生素；水果、蔬菜主要提供膳食纤维、矿物质、维生素C和胡萝卜素。食物间的千差万别要求我们想做到膳食平衡，营养全面，就一定要不挑食。《中国居民膳食指南》经过三次的修改完善，都把"食物的多样性"放在第一条、第一点来讲，这说明什么呢？这就充分说明它的必要性和重要性。

把食物多样具体化，可概括为以下五大类。第一类为谷类及薯类：谷类包括米、面、杂粮，薯类包括马铃薯、甘薯、木薯等。第二类为动物性食品：包括肉、禽、蛋、鱼、奶等。第三类为豆类及制品：包括大豆及豆干类。第四类为蔬菜水果类：包括鲜豆、根茎、叶菜、茄果等。第五类为纯能量食物：包括动物油、植物油等。这五类食品是人类最基本的膳食，缺一不可。

食物多样的要求，第一，就是在膳食中，上面我们列举的各类食物都要有，什么都吃，什么都爱吃，做到食物品种多样。第二，要注意比例要合适。以热量来源为例，建议每天膳食中碳水化合物占 60% ~ 70%，脂肪 20% ~ 30%，蛋白质占 12% ~ 15%，还要有新鲜水果蔬菜 500 克左右。

贪食，营养过多危害大

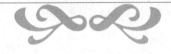

食物多样化指的是什么都吃一点，而不是大吃大喝，胡吃海塞。

贪吃蛇这款经典游戏，大家想必不陌生——小小蛇儿，一口一口地吞吃豆子，身体也随之膨胀。豆子越吃越多，身体越来越长，稍不提防，首尾相撞，便一命呜呼。之所以贪吃蛇变成悲情游戏，就在于它不断的吞噬。

偏偏贪吃蛇对于吞吃豆子的欲望无法抗拒，别以为人比贪吃蛇高明，实在是没有强到哪里去。身居高位者也好，平民百姓也罢，谁都没离开"贪"字。很多人更是以吃货自诩。荤素生冷，山珍海味，飞禽走兽，只要好吃，不管不顾，皆填入口内。

贪食首先会带来营养过剩。根据卫生部资料显示，由于居民饮食的高能量、高脂肪，加上体力活动少，中国居民患慢性病的人数在近几年

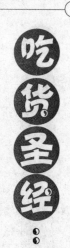
急剧上升。这就是贪食所造成的恶果。

如果贪食的同时，还伴有暴饮暴食习惯的话，则危害更大。《丹溪心法》里记载有这么一个故事，说朱丹溪族叔平时身体很好，有一次得了疾病，朱丹溪要他节饮食以养胃气。他却说，"谁都知道没有饱死的，我胃口很好，有什么可担心的?"于是仍然大吃大喝，一月之后，病情加重，又拖了一月就过世了。又如英国施罗普郡有位寿星名叫托马斯·伯尔，当他活到152岁时，身体仍然非常健康。当时英国国王查理一世想召见这位寿星，于是派人把托马斯·伯尔从他家乡请到皇宫来，让他尽情地吃喝玩乐，这种享乐的生活虽然过得很舒适，但这位老寿星竟然不到一个星期就过世了。

怎么做到不贪食呢? 俗话说得好，吃饭只要八分饱，人生只求八分好，无论是吃饭还是人生，都不能过满、求全，十分的努力，八分收获足矣。

从头到脚，自查营养缺乏

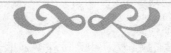

营养缺乏会导致一系列的身体不适和疾病：如果长期吃不饱，就会导致能量摄入不足，从而会出现严重的脂肪和肌肉消耗；如果完全不吃动物食品和豆类食品，就会导致长期蛋白质摄入不足，出现水肿以及感染现象，如果蛋白质和热量都摄入不足，就会使体内的蛋白急剧消耗，极易发生感染和伤口不愈等并发症，病情危重，病死率较高。

既然营养缺乏会引起一系列健康问题，我们平时就应该摄入足够营养，不要等问题严重了才后悔不已。其实，在营养缺乏初期，我们的身体会出现一些预警信号，如果平时留意观察，能够及时发现这些信号，及时补充所需营养，就能保护身体健康。

（1）体重下降，原因是可能缺乏能量、蛋白质等。体重是营养评定中最简单、最直接而又可靠的指标，因此体重下降是最重要的营养缺乏信号。体重的改变是与机体能量和蛋白质的平衡改变相平行的，所以体重可以从总体上反映人体营养状况。

通常，人们采用"体重指数"来判定体重状况，体重指数的计算公式为：体重指数 = 体重（千克）/身高^2（米^2）。$18.5 \leqslant$ 体重指数 $\leqslant$ 23.9 时，体重较合理，当体重指数 < 18.4 时，体重过低。

（2）头发脱落、干燥、易断。原因是可能缺乏能量、蛋白质、必需脂肪酸、微量元素锌。

（3）夜晚视力降低。原因是可能缺乏维生素 A。

（4）睑角炎。原因是可能缺乏维生素 B_2、维生素 B_6。

（5）皮脂溢。原因是可能缺乏烟酸、维生素 B_2、维生素 B_6。

（6）舌炎、舌裂、舌水肿。原因是可能缺乏 B 族维生素。

（7）牙龈出血。原因是可能缺乏维生素 C。

（8）龋齿。原因是可能缺氟。

（9）味觉减退。原因是可能缺锌。

（10）嘴角干裂。原因是可能缺乏烟酸、维生素 B_2。

（11）甲状腺肿大。原因是可能缺碘。

（12）指甲变薄、指甲呈舟状。原因是可能缺铁。

（13）皮肤干燥、粗糙。原因是可能缺乏维生素 A。

（14）皮肤瘀斑。原因是可能缺乏维生素 C。

（15）阴囊及外阴湿疹。原因是可能缺乏维生素 B_2 和锌。

（16）伤口不愈合。原因是可能缺乏蛋白质、维生素 C 和锌。

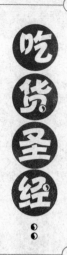

（17）骨质疏松。原因是可能缺乏钙和维生素 D。

（18）四肢感觉异常或丧失、运动无力。原因是可能缺乏 B 族维生素。

（19）肌肉萎缩。原因是可能缺乏蛋白质和能量。

（20）生长发育营养性矮小。原因是可能缺乏蛋白质和能量。

多吃完整食物，少吃加工食物

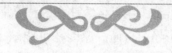

什么是完整食物？凡是未经加工或精制，仍然保持完整面貌的天然食物就可以称之为完整食物。这里所说的完整食物并不是指有机食品或生机饮食，而是指营养最完整的食物。完整食物由于没有经过加工，许多营养成分得以保留下来，因此不能长期保存，容易腐烂或变质。我们只有在传统市场或超市的冰柜里才能找到它们，具体包括新鲜蔬果、新鲜肉品和新鲜水产等。

与之相对的是，经过各种方式加工而成的食物，被称为加工食物。超市里许多食物都是加工食物，如猪肉干、零食豆干、水果罐头、罐头肉品、肉松、香肠、食用油、腌制食品、不需冷藏的果汁汽水、铝箔包饮料、面包、饼干、泡面、糖果、蜜饯、口香糖等都属于加工食物。一般都可常温保存，但有些加工食物也需要冷藏，只能在冰柜里找到，这些食物包括鱼丸、素鸡、冷冻包子、冷冻水饺和微波饭盒等。

走进大型超市，各色各样的食物摆满货架，琳琅满目，令人眼花缭乱。这是食品加工业不断发展的结果。一些更多样化、更独特的食品被开发出来，不断吸引着人们的眼球，使人们愿意为此掏腰包购买，许多人也因此沉迷于这些加工食品的色香味以及由此带来的便利中，不能自拔。然而，食品加工业在发展的同时，绝大多数并没有重视其产品对健康的影响，只是以赚钱、取悦消费者、便利为主要目标。

当然，并不是所有的加工食品都不好，只是一些未知的因素可能给健康带来隐患。下面为大家列举加工食品少吃为妙的几点理由。

其一，我们无法辨识加工食品本身原来的面貌和品质。比如，有些香肠的加工原料是劣质猪肉，这是无法用肉眼识别的。在美国，有一句俚语是："最肮脏的东西有两个，一个是政客，一个是香肠。"美国一位曾有出售香肠的店家明确表示，他们的香肠的制作过程是这样的：先把卖不出去的猪肉、牛肉和火鸡肉拿去消毒，然后加入一些香料制成香肠或热狗。肉类放置时间过长就会变色、变味，眼尖的人都不会去买，但是制成加工食品以后，消费者很难辨识了。因此，尽量不要吃加工食品，尤其是香肠类看不出原料品质的食品。

其二，无法得知加工食品是否添加了不利于人体健康的不良化学物质，不清楚其加工方式是否对健康造成危害。

其三，不易辨别加工食品的新鲜度。

其四，在加工的过程中，一些营养素被破坏或流失，营养不全面。生产者为迎合消费者口味，使食品的色香味更符合消费的需求，以及长途运输的需要，常常会在食品中添加过量的盐、糖、味精、保鲜剂、防腐剂与氧化油脂等。

此外，可能会使我们吃下含过敏原的食物而毫不知情。比如，有的人对牛奶和鸡蛋过敏，平时尽量避免饮用牛奶或吃鸡蛋，但是却很有可能从面包、饼干、布丁、巧克力、奶茶和包子等很多食物中吃到这些过敏物质。尤其是一些产品标示不清，甚至没有标示，消费者根本不能获知其中含有什么成分。

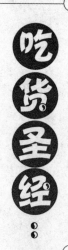
每一种食物最原始的状态就是完整食物，随着加工程度越来越深，逐渐接近加工食物。这可以从下图看出。

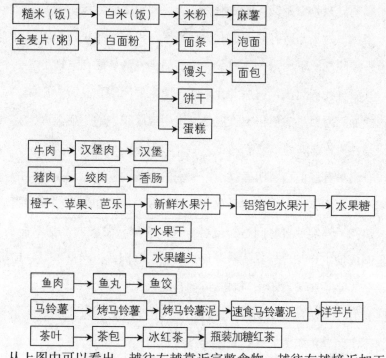

从上图中可以看出，越往左越靠近完整食物，越往右越接近加工食物。因此，我们在食用的时候，尽量选取左边的食物。

食物配好对，营养翻几倍

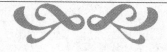

俗话说得好，想要得到一个男人，就先要抓住这个男人的胃！不过，电影《双食记》都告诉我们，美味的食物不仅像爱情让人沉醉，同时也暗藏杀机！影片讲述一个成功的男人游离于两个女人之间，一个是成熟性感的妻子，一个是清纯美丽的情人，他把两个类型完全不同的女人都掌握在自己手中，享受着她们不同的风情，也享受着她们烹制的各种美味。

这部电影以夸张的表演为人们展示了食物搭配作用，目的是要提醒了广大观众注意食物的营养与怎么搭配的问题，那么，从营养学的角度来说，食物怎么搭配最健康呢？

一是粗细搭配。粗粮和细粮是一组相对的感念。我们平时食用的大米、白面等谷类经过精细加工的，谷粒较硬的外层被除得比较彻底，故称细粮；那些没有经过精细加工的谷类，保留了谷粒较硬的外层，口感粗糙，则被称为粗粮。粗细搭配含有两层意思：一是要适当多吃一些传统意义上的粗粮；二是针对目前谷类消费市场精度高的精米白面，要适当增加一些加工精度低的米面。

适当吃粗粮好处多，但也不能吃得太多，不能长期过量吃粗粮。否则，也会影响消化及其他营养素的吸收。

二是颜色的搭配。各种食品都具有各自天然的色彩，在日常生活中各色食物搭配食用，并不断变换花样，不仅给人视觉美的享受，而且还能做到营养均衡，保证身体健康。食物一般分为 5 种颜色，白、红、绿、黑、黄，我们在安排一天的饮食中，食物选取的颜色尽量要具备这 5 种。

最后还要注意营养素的搭配，营养素是生命的物质基础，也是防病治病的物质基础，不过营养素不是越多越好，而在于平衡合理。按照人体所需的营养素来搭配，普通成年人可按下面的标准来进食搭配。

第一层为主食，每人每天应吃 300 ~ 500 克；

第二层为蔬菜 400 ~ 500 克、水果 100 ~ 200 克；

第三层为鱼、禽、肉、蛋等动物性食物，每天应吃 125 ~ 200 克（鱼虾类 50 克，畜、禽肉 50 ~ 100 克，蛋类 25 ~ 50 克）；

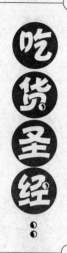
第四层为奶类和豆类食物，每天应吃奶类及奶制品 100 克和豆类及豆制品 50 克；

第五层塔尖是油脂类，每天不超过 25 克。

按照这个标准吃饭，不仅该享受的美味一样不丢，而且还能让健康不请自来，疾病不赶自走，何乐而不为呢？

在外就餐，饮食守则要遵守

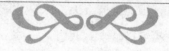

现代人已经习惯了快节奏的生活，不管什么时候，都是来去匆匆。尤其是中年人，上有老下有小，生活压力很大，一日三餐就凑合着吃了。早上，送走还睡眼惺忪的孩子，自己通常在路边摊点或便利店随便买些吃的带走，很多人甚至不吃早餐或只喝咖啡。午餐通常叫外卖，吃盒饭匆匆打发。晚餐有时在家吃，遇上加班也只能和午餐一样随便吃点。

在外就餐吃得最多的就是盒饭，虽然方便快捷，但长期食用，会给身体带来极大的危害。在外就餐，通常情况下，存在着以下几个问题。

首先，食材的选购与烹调的方式可能存在问题。病死猪、病死鸡以及地沟油等，常被不法商贩卖到一些小餐馆，此类报道屡见不鲜。至于食物是否新鲜及是否添加对身体有害的成分，我们更是无从得知，被完全蒙在鼓里。有些感官比较敏锐的人，可以分辨出食材的好坏，但是对于那些粗心的人，只能将那些有害食物咽下肚中。

其次，在外就餐，会严重缺乏蔬菜和水果。市面上出售的盒饭出于制作方便与保鲜考虑，大多含较少的新鲜蔬菜，而且肉类常以油炸为主，致使许多人患上便秘的病症。尤其是女性，便秘情况比较严重，而且肤质晦暗，许多需要通过涂抹一些提亮肤色的化妆品来遮盖。这虽然和熬夜等因素有关，但和饮食引起的便秘也不无关系。其实，女性只要保证每餐有 1/3 ~ 2/3 的新鲜蔬果，通常便秘的问题就能得到解决，而且皮肤还会变得水润、有光泽，不必通过吃泻药或买昂贵的保养品。

再次，在外就餐时营养比例失衡。一般外食族的午餐，不过是一些淀粉含量过高的食物，如打卤面、榨菜肉丝面、蛋炒饭、排骨饭和鸡腿饭等，有些蛋白质含量极少，甚至其中80%都是淀粉。淀粉进入人体，很容易使血糖过高，使人产生昏昏欲睡的现象。而其中的纤维质却极度缺乏，油质无保证，蛋白质不是太少就是太多，如果再搭配含糖饮料，就会给健康带来隐患。精致淀粉吃得过多，身体走样，"S"形趋于中广形肥胖"横向"发展，血糖也可能不稳定。此外，许多年轻人情绪不稳，甚至患上抑郁症，除了工作生活压力大之外，精致淀粉食用过多也是其中的一个原因。

最后，在外就餐还可能附加一些零食和饮料。它们通常是高热量、低营养的，如果长期食用，就会导致一日三餐没有胃口，就无法供给身体足够的蛋白质等营养素，身体就会缺乏营养，导致一些慢性疾病的产生。

在外就餐既然有这么多问题，我们就要提高警惕了。在此建议大家尽量在家用餐，这样一来，食材的选购、清洗与烹调方法完全由自己掌控，真正实现"我的地盘我做主"。尤其对于单身的年轻人，虽然在外就餐好吃又方便，但自己下厨的乐趣是无法言喻的，而且能够使自己的厨艺精进，这样一举多得的事情，何乐而不为呢？如果不得已只能在外就餐时，建议大家点餐的时候一定要点一盘蔬菜，并且要补充水果。还要注意每一餐淀粉类、蛋白质和油脂

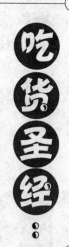

的比例，并避免饮用甜的饮料或吃零食。

对于在外就餐族来说，一日三餐可以这样安排：早餐可以选择肉包＋无糖豆浆＋新鲜蔬果，或者全麦面包＋无糖豆浆＋水煮蛋或茶叶蛋。午餐和晚餐，可以把精米改为糙米或五谷杂粮，炸鸡腿改为卤鸡腿，炸排骨改为炖排骨，一定要有一盘蔬菜，餐后要补充水果或抗氧化剂（如维生素 A、维生素 C、维生素 E 和植物营养素）。这就是最简便的在外就餐守则。

肉食有控制，健康有保障

如今，许多人奉行素食主义，不沾一点腥荤；还有一些人是"肉食动物"，好像一顿没肉，饭菜都没有滋味，食欲全无。其实，这两种对待肉食的态度法都是不可取的。对于前者来说，不吃肉类对健康不利。营养学家早就指出，肉类食品中富含诸多有益健康的物质，因此拒绝肉类是一种不明智的做法。对于后者来说，食用的肉食过多，同样对健康不利。那么，一个人每天吃多少肉是最适宜的呢？

专家认为，一个人每天所适宜的食肉量不能一概而论，应根据人的年龄、性别和劳动情况有所区分。一般来说，1～3 岁的幼儿每天的食肉量应控制在 75 克左右；4～6 岁的学龄前儿童每天食肉量为 100 克左右；7～10 岁的学龄儿童每天可以食用 120 克左右的肉食；11～13 岁男孩每天可吃 140 克肉食，女孩吃 130 克就足以满足身体需求；14～17 岁男孩每天可以食用 150 克肉食，女孩食用 140 克；以脑力劳动为主的成年男性每天应食用肉食的量为 140 克左右，女性为 120 克左右；从事轻体力劳动的成年男性每天要补充 150 克肉类，女性要补充 130 克肉类；

从事中等强度体力劳动的成年男性一天需食用 160 克肉类，女性需食用 140 克肉类；从事重体力劳动的成年男性每天需补充 190 克左右的肉食，女性则需补充 160 克左右的肉类。老年人也需要补充肉类，不能总是吃素，60～75 岁的老年男性每天可以食用 120 克左右的肉类，女性可以食用 110 克左右，但是 75 岁以上的老人每天食用的肉量要有所控制，一般不宜超过 100 克。

当然，这并不是绝对标准，由于个人习惯和对肉类的喜爱程度不一样，因此可以在此标准的基础上酌情增减。需要注意的是，许多人不喜欢食用油腻的肥肉，这并不是一个好习惯，应肥瘦皆食。另外，午餐可以多吃些肉食，不要只在晚上大吃一顿。如果每周能有一天不吃荤只吃素，会更有利健康。

通过上面的讲述，我们已经了解了吃肉的标准，但是肉类种类较多，哪些肉更利于人体保健呢？

肉类根据颜色的有无和深浅，可以分为红色肉、浅色肉和无色肉三种。红色肉简称红肉，是指猪肉、牛肉、羊肉等颜色鲜红的肉，并包括香肠、汉堡牛肉饼和烟熏、盐制肉食以及罐头制品等。浅色肉也称为白肉，包括鸡肉、鸭肉、鹅肉、兔肉以及鱼肉等。无色肉主要是指水生贝壳类动物肉，如蛤肉、牡蛎和蟹肉等，几乎没有颜色。这三种肉中，营养学家比较看重浅色肉和无色肉。原因是它们中的饱和脂肪和胆固醇的含量明显比红肉低，尤其是接近无色的肉食，其含量是肉类中最低的，可以最大限度地避免人体胆固醇的增高，减少胆固醇类疾病的发生。

国内外医学研究证实，红肉中的一些物质可能会导致结肠癌的发生，而白肉已经被研究有抗癌作用，每周吃 2～4 次鱼肉可以使人们患结肠癌的风险下降 50%。有的年轻人特别喜欢吃熏腌制红肉食品，如火腿熏肉和香肠等，这将使他们患脑肿瘤的机会比一般人高出 80%。

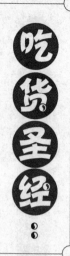
因此，在吃肉的时候不仅要控制食用量，还应尽可能少吃红肉。另外，在加工烹调肉食时，最好使用微波炉，也可以通过煮、炖等方式制作肉食，这样处理的肉所产生的致癌物质相对来说会少一些。

五谷为养，粗粮最养人

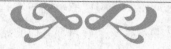

随着人们生活水平的提高，吃已经不满足于解决温饱，而是兴起一股"吃文化"，不仅要吃出花色，还要吃出健康。

吃的方式无外乎两种，一种是去餐馆、酒店去吃，吃一些制作考究、美味的特色饭菜；另一种是在家自己做一些家常便饭，慢慢享受。偶尔一两次外出就餐，可以作为日常单调生活的调节剂，但经常在外边就餐，就可能吃出毛病来。特别是那些不得不外出应酬的人，大多数时间都是在饭桌上谈生意、搞社交等，每日酒肉不断，这种吃法很容易导致纤维素摄入不足。

也可能因高营养、高热量食品摄入过多而频频患病，高血压、冠心病、糖尿病等疾病都有可能由此产生。如果在家里就餐，使用的原料一般都是没有经过加工的新鲜食物，烹调口味清淡，而且常常定时定量。这种饮食方式对身心都有着极大的好处，提倡经常采用此种方式。

目前，"粗粮"一词出现的频率极高，受到人们不断的追捧，引领一股饮食时尚。粗粮之所以备受人们青睐，是因为许多粗粮都有着自己独特的食用和医疗价值。比如，于我国人民的传统主食大米和小麦来说，著名医学家孙思邈有这样的评价："大米能平胃气，长肌肉；

小麦能厚胃肠，强力气。"

其实，关于粗粮的说法早已有之，早在2000年前，《黄帝内经》就提出了"五谷为养，五果为助，五畜为益，五菜为充"的观点。近些年来，人们一些富贵病越来越多，这与饮食结构失衡有很大关系。于是，不被人们放在眼里的粗粮，出现了灰姑娘成公主的变化，从昔日口感粗糙的食品变成了营养界新宠。

那么，粗粮怎么吃才最合理，能够发挥出其最大的保健功效呢？

第一，注意粗粮与主食的比例。粗粮中含有较多的膳食纤维，它具有降糖、降脂、解毒、防癌以及增强抗病力的功效。有的人认为米饭没有多少营养，就随意减少米饭的食用量，长期这样，必然会导致膳食营养失衡，对健康非常不利。在人们的日常饮食中，粗粮应占食物总量的 $1/5 \sim 1/3$。

第二，杂粮的品种越多越好。日本人饮食结构比较科学，他们建议每天至少食用30种粗粮。杂粮的品种很多，可以以荞麦、燕麦、大麦、玉米、扁豆、红豆、高粱等粗粮为原料，做成八宝粥，此粥对缓解便秘、预防肿瘤、肠癌有很好的效果。

第三，烹调五谷杂粮时，我们应掌握一定的原则。比如，选择多个品种，味道宜清淡，烹调时间不要太长。最好粗细搭配，可以将 $2/3$ 的精粮和 $1/3$ 的粗粮搭配煮食。如果喜欢煲汤，可以在汤中适量加入扁豆、薏米、红豆、玉米等，汤底最好不要用含脂肪较多的猪骨和鸡，建议用鱼、贝类、虾米熬汤。

第四，体质不同选择不同的粗粮。不同的杂粮其营养保健功效不同，如绿豆有助于清热止渴、利尿润肤，赤小豆可以解毒、健脾、止泻。荞麦则含有丰富的生物类黄酮等，有益气宽肠、降血脂和胆固醇的功效。我们可以根据粗粮的功效以及自身体质、四季变化来选择适宜的

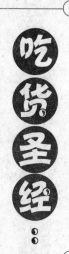
粗粮。大体来讲，春末夏初，应选取能够祛湿驱寒的粗粮。内虚体弱者应温补；湿热体质者应以清热祛湿为主要进补方向；脾虚者，可以选用桂枝、茯苓、扁豆等；肾虚者则应选择具有补肾功效的砂仁、核桃等。选择粗粮应因人而异，吃粗粮的宜忌可以向内分泌专家或营养专家请教。

虽然很多人都已经认识到了粗粮的重要性，但是鉴于其口感较差，烹制费时费力，一些人对粗粮仍然敬而远之。我们可以通过两种方法改变粗粮的口感：一是将多种粗粮搭配食用；二是粗粮和细粮搭配食用。这样，口感改变了，就容易接受了。

五菜为充，蔬菜营养学问大

《黄帝内经》中说："五谷为养，五果为助，五畜为益，五菜为充。"这种以植物性食物为主的膳食结构，正是前人所提倡的健康饮食方式，同时也明确了蔬菜在膳食营养中的重要地位。《六书统》中对于蔬菜有这样的概述："蔬，从草丛疏。疏，通也，通饮食也。"可见，古人早已了解到蔬菜具有"疏通壅滞"的功效。蔬菜之所以有这样的功效，是因为蔬菜中含有较多的膳食纤维，这些物质能够稀释肠内的致癌物并促使其排出体外，可以起到防癌保健的作用。而蔬菜是人类从食物摄取膳食纤维的主要来源，因此蔬菜在一日三餐中必不可少。另外，蔬菜中还含有维生素、矿物质、非淀粉多糖 NSP 以及一些生物活性物质，其中许多成分具有抗氧化作用，这对于维持健康具有重要意义。

下面我们分别介绍几种蔬菜的营养成分。

1 根茎类蔬菜

顾名思义，我们经常食用根茎部分的蔬菜都是根茎类蔬菜，如胡萝卜、白萝卜、土豆、山药、藕、莴笋、芋头等。这类蔬菜的营养成分主要以淀粉为主，并含有较高的糖分。有的蔬菜如胡萝卜、芋头、土豆、山药等，因含糖量高甚至能部分代替主食。除此之外，其他营养成分各不相同。比如，萝卜中含有淀粉酶，微量元素铁、钙、磷；土豆中含有较多的维生素，尤其是维生素C，含量位列蔬菜之冠；藕中不仅含有铁、钙、磷，还含有天冬碱、氨基酸、葫芦巴碱等成分；胡萝卜中含有较多的胡萝卜素，并含有果胶、淀粉、无机盐和多种氨基酸等成分。

2 叶菜类蔬菜

叶菜类蔬菜中，深绿色蔬菜营养价值最高。如我们平时食用的菠菜、韭菜、芹菜等绿叶蔬菜都具有较高的营养价值。此类蔬菜的营养成分主要是维生素 B_2、维生素 C 和胡萝卜素，还含有较多的叶酸和胆碱，无机盐的含量也比较丰富，尤其是铁和镁的含量较高，所以我们在日常生活中应多吃这类蔬菜。

3 瓜茄类蔬菜

此类蔬菜主要包括两种：瓜类和茄类。常见的瓜茄类蔬菜有黄瓜、冬瓜、丝瓜、苦瓜、南瓜、番茄、茄子、辣椒等，它们中碳水化合物、维生素 C 和胡萝卜素含量较多。其中，西红柿中含有丰富的维生素 C，并含有番茄红素。丝瓜中不仅含有维生素 B_1、维生素 C，还含有大量黏质、瓜氨酸。南瓜中含有多糖、氨基酸、活性蛋白类胡萝卜素及多种微量元素等对人体有益的营养物质。苦瓜中维生素 C 和维生素 B_1 的含量高于一般蔬菜，并且含有苦瓜甙、5-羟基色胺和多种氨基酸。茄子中含磷、钙、钾等微量元素、多种生物碱，还含有特别丰富的维生素 P。

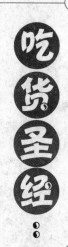
4 鲜豆类蔬菜

此类蔬菜主要有毛豆、扁豆、蚕豆、四季豆、绿豆、豌豆等，它们所含的植物性蛋白质、碳水化合物、维生素和无机盐比其他蔬菜都要多。维生素的含量以 B 族维生素居多，其中维生素 B_1 的含量最多。

5 富水蔬菜

富水，就是水分含量高。瓜类、大白菜等都属于富水蔬菜，在此特别推荐食用瓜类蔬菜。其中，冬瓜的含水量居富水蔬菜榜首，高达 96.6%，接下来分别为黄瓜、金瓜、菜瓜、佛手瓜和丝瓜、南瓜、苦瓜，它们的含水量均在 93% 以上。瓜类中所含的水，具有多种营养物质的优势，它经过多层生物膜多次过滤，天然、洁净，富含营养，并具有生物活性。瓜类抗污染能力比较强，里面聚集的污染物较少，并且高钾、低钠，非常有利于人体健康。

了解了蔬菜的营养价值，还需要在烹调方面掌握一些技巧，以防蔬菜中的营养物质流失或被破坏。

（1）先洗后切，切后立即下锅。由于 B 族维生素和维生素 C 极易溶解在水中，因此洗菜时不宜长时间把蔬菜浸泡在水中。有的人习惯把蔬菜切好后再洗，这是不科学的，会使大量的维生素从蔬菜的断面流失。洗过菜后，应立即下锅烹制，否则蔬菜中的一部分维生素会被空气氧化而损失掉。另外，做馅时不要用盐杀水分，这样也会损失一些营养。

（2）炒菜要掌握火候。维生素一般不耐高温，因此，炒蔬菜时一定要掌握好火候。煮菜时间不要太久，不要加太多水，一般急火快炒比较好。做汤菜时不要把汤倒掉，因为在烹制过程中，汤中已经溶解了较多的维生素。单从维生素的含量上来讲，汤的价值已经超过了菜本身。

（3）能带皮吃的蔬菜最好不要去皮。有的蔬菜的皮中维生素 C 的含量比里面的部分高，因此在食用此类蔬菜时应尽量连皮一起吃，以免将营养成分丢掉。比如，南瓜、土豆、萝卜等最好不要削皮食用。

（4）吃新鲜菜。新鲜菜中含有的维生素 C 比干菜、腌菜都要多，因此应尽量食用新鲜的蔬菜。菜买来后应尽量避免折断、受损，否则会腐烂和氧化，损失营养成分。另外，不管是未加工的新鲜蔬菜还是做熟了的菜，存放时间越长，维生素损失得越多。因此，蔬菜还是应现买、现做、现吃。

（5）炒菜时加点醋。在炒菜时最好加点醋，它具有保护维生素 C 的作用，可以使维生素较多的保留下来。

除了烹制蔬菜，我们还可以将新鲜的蔬菜榨汁食用，同样可以给身体补充多种营养。尤其是在炎热的夏季，试着给自己或家人榨上一杯卫生营养的蔬菜汁，更能当饮料饮用，何乐而不为？

五果为助，吃水果也要讲科学

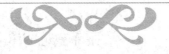

水果可以说是大自然馈赠给人类的"天然免疫力宝库"，但是我们大多数时候只把它当作茶余饭后的调剂，可有可无。其实，水果不仅外表看起来惹人喜爱，它的营养价值也不可小觑。水果中的维生素和微量元素有助于维持人体正常代谢，增进健康；水果中的纤维素和果胶有助于刺激肠胃蠕动，起到帮助消化的作用；水果中所含的苹果酸和枸橼酸可以帮助人体预防和缓解疲劳；水果中所含的糖类、酶、激素、生物干扰素等，都参与人体的生命活动，有助于人们保健、养生、防病、治病，对于人体健康具有重要意义；水果中的低分子糖，很容易被人体吸

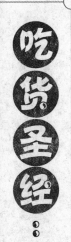

收，适合各个年龄段的人们食用，有一定的防病抗癌功效；水果中含有的钾可以预防中风，减少中风的发生……总之，水果全身都是宝。

水果虽好，吃水果也要讲究科学，做到真正的物尽其用，将水果的营养发挥到极致。首先，选择水果很重要。如同人们有急性子、慢性子之分一样，水果也有不同的性质，一般可分为寒性、温热性和平性。常见的寒性水果有柑、橙、香蕉、柿子、西瓜等；温热性水果有橘子、枣、栗子、桃、杏、龙眼、荔枝、葡萄、樱桃、石榴、菠萝等；平性水果有李子、椰子、枇杷、山楂、苹果等。一般来说，冬季适宜食用温热性质的水果，夏季适宜食用寒凉性质的水果，平性水果一年四季均可食用。对于不同体质的人来说，体质虚寒者适宜食用温热性质的水果，应慎食寒凉性质的水果，体质燥热者则相反，而平性水果适合各种体质的人食用。需要注意的是，一些水果会对人体产生不良反应，需谨慎食用。比如，樱桃含有大量的铁和一定量的氰甙，如果食用过量，就会引起铁中毒和氰化物中毒；熟桑葚中含有溶血物质、过敏物质和透明质酸酶等，食用过多易引发肠炎；柿子中含有果胶、柿胶粉以及一定量的碘，人们食用过多的话，可能会患上"柿石症"；李子、银杏和杏中都含有一定量的氢氰酸，饱食以后可引起氰化物中毒。

其次，应选对吃水果的时机。有人说："上午的水果是金，中午到三点之前是银，三点到六点之间是铜，六点之后则是铅。"上午吃水果是最好的，不仅能帮助人体消化，水果的酸甜、馨香还可以让人神清气爽，对身心都有好处。许多人习惯饭后吃水果，这其实并不科学。因为刚吃完饭，食物还没来得及消化，这时候吃水果，会加重肠胃负担，出现胀气、便秘等症状。专家建议宜在饭前饭后2～3个小时吃水果，这对食物的消化、水果营养的吸收都有利。因此，吃水果的最佳时间是在早餐与午餐之间，这段时间可以使水果中的维生素能够最大程度被人体吸收。

再次，最好喝鲜榨果汁。许多人喜欢喝果汁，其实不管是鲜榨果汁还是经过加工的果汁饮料都没有新鲜水果有营养，只可作为水果的补充。很多水果被压榨成果汁后，果皮和筋膜都被去除了，这就使维生素C的含量大大减少了。而所谓的"果汁饮料"里边主要含有的是水和高含量的糖浆，以及一些调味剂，"100%果汁"是不存在的。因此，想要喝果汁的话，可以买一些现榨果汁，在购买果汁的时候还应注意，不要购买混合果汁。

客观上，果汁对人们的饮食会有一些帮助，但是，我们不能过分依赖果汁，其实吃点水果就好了，既简单又营养全面。

最后，切勿拿水果当饭吃。从营养学角度来说，水果确实营养丰富，不仅含有大量的维生素和矿物质，还富含类胡萝卜素、生物类黄酮、花青素、有机酸等有益于人体健康的生物活性物质，但是人体所需的碳水化合物、矿物质、蛋白质等许多营养素却不能完全从水果中摄取。如果长期拿水果当正餐，人体的内分泌系统、消化系统、免疫系统等都可能会出现问题。

汤汤水水，保健各不同

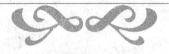

人们的餐桌上总是少不了一碗汤，可不能小看了这些汤水，有的地方仅凭一碗汤就扬名天下，如酸辣汤、老鸭粉丝汤、碗仔翅、潮州的护国菜等。

汤不仅美味，而且具有独特的保健功效，获得营养学家们的一致赞许。下面就介绍常见的几种汤的保健功效。

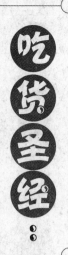

1 鸡汤——可抗感冒

大家都知道，鸡汤大补，人们一直用鸡汤来补身体，比如妇女产后、患者大病初愈后大多用鸡汤进补。美国学者经研究发现，鸡汤，特别是母鸡汤中含有一些特殊养分，可以促进人的咽喉部及支气管黏膜的血液循环，使黏液分泌加快，从而及时清除呼吸道的病毒，有助于缓解咳嗽、咽干、喉痛等症状，对感冒、支气管炎等有较好的防治效果，尤其对体弱多病者非常有益。

2 骨头汤——可抗衰老

大家都知道，喝骨头汤能补钙。其实喝骨头汤还有一个好处，那就是骨头汤中的一些特殊养分及胶原蛋白可以疏通血液微循环。人到中年后，很容易出现微循环障碍，身体开始出现一些老化症状，表现为皮肤变得干燥、松弛、弹性降低，并有皱纹出现，还常伴有头晕、胸闷、神经衰弱，甚至会产生一些心脑血管疾病。喝些排骨汤可以改善这些老化症状，尤其适合中老年人食用。

3 鱼汤——可防哮喘

鱼汤也非常有营养，同时具有防治哮喘的保健效果。这是因为，鱼汤中含有一种特殊的脂肪酸，它能抗炎症，阻止呼吸道发炎，从而防止哮喘病发作。如果每周喝 2~3 次鱼汤，可以使因呼吸道感染而引起的哮喘病发生率减少 75%，对儿童哮喘病的效果更为明显。

4 菜汤——可排毒

许多新鲜蔬菜中都含有大量的碱性成分，并且能够溶于汤中，喝蔬菜汤后人体的血液呈弱碱性，这样可以防止血液酸化，还可以重新溶解沉积于细胞中的污染物或毒性物质，使其随尿排出体外。因此，蔬菜汤被称为"最佳人体清洁剂"。

汤汤水水对人体有益，那么，怎么喝才对人体最健康呢？常言道：

"饭前一碗汤，胜过良药方。"营养学家洪昭光也说过："饭前一碗汤，苗条又健康。"可见饭前喝汤对人体最有益。其实，饭前喝汤是有一定的科学道理的。食物进入人体后，需经过口腔、咽喉、食管再到胃部，这好像是一条通道，是食物的必经之路。如果在吃饭前，先喝几口汤，就相当于给这段消化道加入一些润滑剂，食物就能顺利下咽，从而可以防止一些干硬食物刺激到消化道黏膜，造成伤害。在进食中间，不时地喝些汤水对人体也有好处，这对食物的稀释和搅拌很有帮助，从而更利于食物的消化和吸收。因此，有营养学家建议，最好在饭前或进餐时不断进食一些汤水，这样有利于健康，可以减少一些疾病如食管炎、胃炎等的发生。

当然，并不是喝得越多越好，要因人而异，同时还要掌握喝汤时间。一般来说，午餐和晚餐前以半碗汤为宜，早餐前可以适当多喝一些，因为夜间水分损失较多。进汤时间最好选在饭前20分钟为宜，吃饭时也可缓缓少量饮用。

只吃对的，不找贵的

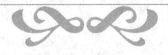

食色，性也。人天生就爱吃美食，在满足日常的温饱之后，人就想要吃得更好，并且在不断地寻找美食。如今，中国算是一个美食大国了，只要我们愿意去寻找，就肯定可以找到美味的食物。不管是远近，无论城镇乡村，只要有美食，我们就一定会趋之若鹜，不仅果腹，还能够慰心，岂不快哉？但是，只吃对的，不找贵的，这才是我们养生饮食的原则。

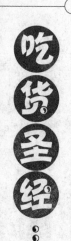
　　为什么这么说呢？这是由于我们的身体是一个非常复杂精密的系统，它的运行一定是遵守"上天"给我们安排的自然规律，不管是谁违背了这样的规律，谁就会受到自然规律带来的巨大"惩处"，并且，这个"惩处"有大也有小，有重有轻。你身体健康程度好，"惩处"就轻一些；身体不好，"惩处"就重一些。那么，到底什么样的做法才是违背了自然规律的呢？比如说，吃错了东西。就好像鱼翅、燕窝一样，价钱非常贵，历来都被认为是补品，但是，专家们却说，这类高档食品的营养价值一点也不高，不能和它的价格形成正比。就比如说鱼翅，并不是有人体所需的特别微量元素，其营养价值和一般的牛肉相差无几。美国有关部门曾经某鱼翅批发市场的鱼翅进行了抽样调查，结果发现，汞含量竟然高达 5.84mg/kg，而国家相关部门对鱼翅产品汞含量的限制是不得超过 0.5mg/kg 的。专家指出，人体内汞含量超标，就会导致男性不育，汞如果在人体内含量太高的话，甚至会损害人的中枢神经系统和肾脏。

　　又比如，我们吃了某种不恰当的东西。或许你会觉得，饿了就吃，有什么不可以的呢？不是有句老话说得好，"饥不择食"，这难道也错了吗？

　　话是这么说，但是，填饱肚子是第一需，这样的做法并没有错。然而，我们现在所讲的是吃的艺术，是追求吃的高境界，这样也就不仅要吃饱肚子，更要吃得有营养，吃得利于身体才行。因此，吃的要求要更高，更讲究。假如不是到了"饥不择食"的地步，很多食品最好不要空腹食用。

　　我们列举一些养生专家的建议供参考。

1 牛奶、豆浆

牛奶、豆浆，这两种食物中含有非常多蛋白质，空腹饮用后，蛋白质就会"被迫"转化成热能消耗掉，没有任何的滋补作用。正确的饮用方法就是同点心、面饼等，一些含有面粉的食品一起食用，或者餐后 2 小时再喝。

2 酸奶

空腹饮用酸奶会让酸奶的保健作用有所减弱，而在饭后 2 小时饮用，或者是在睡前喝，不仅有滋补保健、促进消化的作用，而且有排气通便的效果。

3 白酒

空腹饮酒对身体非常不好，酒精会刺激胃黏膜，长时间下去容易引起胃炎、胃溃疡等疾病。另外，人在空腹的时候，本身血糖就非常低，这个时候饮酒，人体马上就会出现低血糖，脑组织会因为缺乏葡萄糖的供应最后发生功能性的障碍，出现头晕、心悸、出冷汗以及饥饿感，严重的还容易发生低血糖昏迷。

4 茶

空腹饮茶通常会有稀释胃液，降低消化功能的作用，并且，会引起"醉茶"现象，主要表现为心慌、头晕、头痛、乏力、站立不稳等。

5 糖

糖是一种非常容易消化吸收的食品，如果空腹大量吃糖的话，人体在短时间中就可以分泌出足够的胰岛素，这样就能够维持血糖的正常值，让血液中的血糖很快就升高，容易出现眼疾。并且，糖属酸性的食品，空腹吃糖还非常容易破坏机体内的酸碱平衡，对健康有很大的危害。

6 柿子、西红柿

柿子、西红柿中有很多果胶、单宁酸，上述物质和胃酸会发

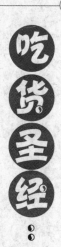

生化学反应，最后生成难以溶解的凝胶块，非常容易形成胃结石。

7 香蕉

香蕉中有很多镁元素，空腹吃香蕉会让人体中的镁快速升高，然后破坏人体血液中的镁钙平衡，这对于心血管产生抑制性作用，非常不利于身体健康。

8 山楂、橘子

山楂、橘子中含有大量的有机酸、果酸、山楂酸、枸橼酸等，如果空腹食用，就会导致胃酸猛增，这样的话，胃黏膜造成不良刺激，就非常容易使胃胀满、嗳气、吐酸水。

9 大蒜

大蒜含有非常强烈的辛辣味，这种物质是大蒜素，空腹食蒜，能够对胃黏膜、肠壁造成强烈的刺激，从而引起胃肠痉挛、绞痛。

10 白薯

白薯中有单宁酸和胶质，这样会刺激胃壁分泌更多胃酸，从而引起烧心等不适感。

11 冷饮

空腹状态下，暴饮各种各样的冷冻食品，会刺激胃肠发生挛缩，长时间下去将会导致各种各样的酶促化学反应失调，这就会诱发肠胃疾病的发生。在女性月经期间，甚至会导致月经紊乱。

除此之外，在吃对的原则里，非常重要的一条就是对症而吃，也就是说，人体缺什么就补什么，最好不要乱补，要根据人体的具体虚损情况而进补。而对症进补前，还是应该先了解一下什么是虚损。

第六章

跟着身体状况吃

——因人而异的美食指导

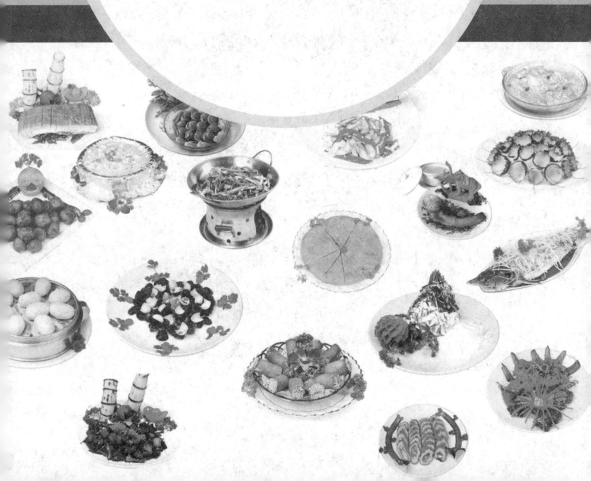

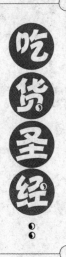

阳虚体质，宜食用补阳之物

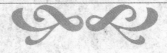

阳虚体质的人一般肌肉松软，虽然看起来又白又胖，不壮实。性格多为沉静、内向型。此种体质形成原因多为阳气不足，常常表现为怕冷、手足不温。一般人到了天气寒冷时才怕冷，但是阳虚的人一年四季都怕冷，即使到了夏季，阳虚的人也要穿长衣长裤。另外，阳虚体质的人还表现为喜热饮食、精神不振、睡眠偏多、少气懒言、脉象沉迟而弱，同时伴有面色柔白、嗜睡乏力、口唇色淡、毛发易落、易出汗、小便清长、大便溏薄等症状。女性属阴，阳虚的患者女性比男性多，表现为痛经、不孕、月经量少等。而男性如果阳虚的话，就会表现为性功能低下，阳痿、早泄。

中医认为，人体的真阳藏在肾脏，因此阳虚体质的人多是肾阳相对不足，所以阳虚体质者养生重在扶阳固本，防寒保暖，要特别注意保护后背和前腹部。而且不能多吃寒凉冰冻的食物，要尽量多吃温性的食物以生发阳气，如羊肉、狗肉、韭菜、雀肉、干姜、胡椒、茴香、荔枝、鹿肉等。这些食物都是大热性质的，升发阳气的能力特别强。

下面推荐几个适合阳虚体质的人食用的食谱。

1 萝卜蒜苗羊肉汤

白萝卜、羊肉、羊杂碎、红茶、料酒、盐、味精、辣油、大蒜苗各适量。白萝卜洗净，切块；大蒜苗洗净，剁末；羊肉洗净，切丝；羊杂碎洗净，剁碎；用纱布包好红茶。把羊肉、羊杂碎、白萝卜、红茶入锅，加水，用大火烧沸后加料酒，煮到羊肉熟烂，然后放入盐、味精、辣油、大蒜苗，再煮两次沸即可。补气养血、祛风化湿、温经散寒。非常适合阳虚体质者冬季食用。

2 韭菜炒猪腰

猪腰 1 对，韭菜 100 克，花生油、食盐、味精、酱油各适量。将韭菜洗净，切成小段；猪腰洗净，入开水去腰臊，切成薄片。炒锅烧热，倒入花生油，油烧至八成熟时，放入腰片煸炒，炒至断生后放入韭菜再炒片刻，加入食盐、酱油，再炒几下，待熟时撒入味精即可。温肾助阳，适用于肾虚腰痛、带下清稀，胃寒肢冷等症。

3 陈皮狗肉汤

狗肉 300 克，陈皮 10 克，姜片、蒜苗、清汤、料酒、酱油、辣椒、精盐、植物油各适量。将狗肉洗净，切块；辣椒洗净，去蒂，切丝；蒜苗洗净，切段。锅中放油烧至七成热，放入蒜苗、姜片、辣椒煸炒，加入狗肉、料酒、酱油，加陈皮、清汤，炖煮至熟，加精盐调味即可。温补脾胃、补肾助阳。

4 五香狗肉

狗肉 250 克，小茴香、桂皮、丁香各 6 克，葱、姜、蒜、酱油、料酒、白糖各适量。将狗肉洗净（不要切开）放入锅内，加入适量清水，置大火煮沸，放入小茴香、桂皮、丁香以及葱、姜、蒜、酱油、料酒、白糖，然后小火慢炖，炖到狗肉酥烂，取出切成片，放回汤内即可。用于肾阳不足、腰膝软弱、四肢不温、阳痿不举等症。

5 核桃仁炒韭菜

韭菜 100 克，核桃 2 个，花生油、调味料各适量。韭菜洗净，切段；将核桃仁用开水泡 2 分钟，撕去表皮，切厚片。将核桃仁炸熟，捞出备用。烧热油锅，倒入韭菜段，并加入调料快火急炒，倒入核桃仁炒匀、调味即可食用。具有补肾强阳、温固肾气的功效，适用于肾阳不

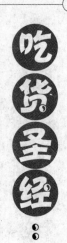
足之阳痿、乏力，肾气不固之遗精、带下等。

6 板栗炖猪蹄

板栗 400 克，猪蹄 2 只。先将猪蹄用清水浸泡，去掉残毛，除去蹄甲，刮洗干净，用刀断开；再将板栗去外壳洗净。然后将砂锅置于大火上，加入适量清水，放入猪蹄烧开，撇净浮沫，再加入板栗、生姜、葱段，改用中火炖煮 2～3 小时。炖时注意加水，防止烧干。至猪蹄肉与骨分离时即成，加入调料即可食用。补肾健胃、滋阴养血、延年益寿。

7 干虾烧甘蓝

甘蓝 200 克，水发木耳、油菜各 50 克，干虾 30 克，猪骨头汤 200 克，蒜末、料酒、湿淀粉、精盐、鸡精、植物油各适量。将甘蓝逐叶掰开，洗净，沥去水分，切成菱形片。木耳去根，洗净，撕成小片。油菜去根，掰洗干净，切成小段。干虾洗净。往锅内放油烧热，放入蒜末焅香，放入干虾炒出香味，烹入料酒，然后加猪骨头汤炒开，炒至回软。放入甘蓝片、木耳片炒匀，烧至熟透，下入油菜段、精盐炒匀，烧至熟烂，收浓汤汁，加鸡精，用湿淀粉勾芡，装盘即成。补肾壮阳，滋阴健脾。

8 虾仁豆腐汤

虾仁 15～20 克，豆腐 2～3 块，食盐、葱、姜、味精适量。将虾仁洗净，豆腐切块，然后一同放入砂锅中共水煮，再放入加入葱、姜、食盐、味精，待虾仁熟后，饮汤食豆腐和虾仁。补益脾肾，适用于脾肾虚诸证。

9 五味子炖麻雀

麻雀 5 只，五味子 3 克，姜、花椒、葱、料酒各适量。将麻雀，拔毛去脏，洗净。五味子洗净，与葱、姜、花椒、料酒同放入砂锅内，放入麻雀，加水以浸没麻雀为度。先用大火烧开，然后用小火炖约 30 分钟，起锅，滤去五味子及调料，调入盐、胡椒粉即可。食肉饮汤。壮阳益精。适用于心肾阳虚引起的自汗，心悸，腰膝酸软，阳痿早泄等症。

阴虚体质，宜食甘凉滋润之物

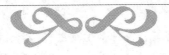

　　阴虚体质的人一般体形偏瘦，性情急躁、活泼好动，多属外向型性格。此种体质形成原因多为阴液亏少，常常表现为手脚心发热，面颊潮红或偏红，有烘热感，皮肤干燥，口燥咽干，鼻子微干，舌红少津少苔，口渴喜冷饮，大便干结。另外，阳虚体质的人还同时伴有双眼干涩、视物昏花、唇红微干、皮肤偏干、易生皱纹、眩晕耳鸣、容易失眠、小便短赤、脉象细弦或数。容易患上便秘、结核、肿瘤等阴亏燥热的病症。

　　中医认为，人体的生理活动应保持协调平衡，中医称之为"阴阳平衡"。"阴虚"是阴阳失衡的表现之一。因精血和津液都属阴，故称阴虚。而中医认为，肾主水，所以阴虚患者治疗的原则就是滋肾养阴。除了肾阴虚，其他脏腑也会出现阴虚之症，治疗时应辨证施治，可以多吃一些甘凉滋阴的食物，如甲鱼、龟肉、海参、银耳、白菜、菠菜、芝麻、糯米、蜂蜜、甘蔗、蔬菜、水果、豆腐等。此外，还可使用燕窝、淡菜、鳖肉、老雄鸭、冬虫夏草等。至于辛辣燥烈之品，如葱、姜、蒜、韭、椒等，还是少吃为妙。

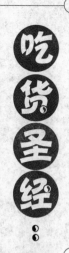
下面推荐几个适合阴虚体质的人食用的食谱。

1 五豆粥

准备香糯米 150 克，白豆、黄豆、绿豆、红豆、黑豆各 50 克。先将 5 豆洗净，浸泡一夜，第二天清洗后下锅煮透，再加入香糯米用文火煮 20 分钟成粥即可。此粥健脾和胃、补肾益肺、祛脂保肝、宽肠利气、健身强体。

2 芦荟炒百合

鲜百合 200 克，鲜芦荟 300 克，花生油、精盐、味精、水淀粉、骨头汤、葱末、姜末、香油、植物油各适量。将鲜百合洗净，分成片；芦荟去皮洗净，切成长条，倒入开水锅中煮熟，捞出控水。锅中加油烧热，下入葱末、姜末爆锅，加少许汤、百合和芦荟、精盐炒匀。然后用水淀粉勾芡，加入味精，淋上香油即可。健脾开胃、滋阴补气。

3 酒酿银耳

银耳 25 克，糯米酒 100 毫升，白糖 200 克。将银耳放入水中泡发，然后捞出切成片状，加入沸水中稍煮，捞起，置于碗内，加入开水蒸煮 1 小时，然后再加入白糖。把上述物一起倒入锅内，加入糯米酒煮沸，去除泡沫即可食用。分 3 次于晚餐时食用，喝酒兼吃银耳。益气滋阴，养胃润肠。适应于肠胃阴亏导致的心烦不眠、纳少腹胀、身热消瘦、大便秘结等。

4 杏仁豆腐

杏仁、粳米、洋葱各适量。把杏仁用水浸泡，去皮，切碎；粳米淘净，与杏仁加水磨成浆，过滤取汁；洋葱洗净，放入碗中，加水适量，上笼蒸 20 分钟取出，用纱布去渣留汁。锅置火上，放入洋葱汁、杏仁浆，煮开即成杏仁豆腐。另取一锅，加水、白糖、蜂蜜，烧开后停火，将汁液浇在杏仁豆腐上。生津润燥，强身健体，适宜肺虚久咳、慢性气管炎患者。

5 养阴去湿消暑汤

准备白扁豆、赤小豆、生薏苡仁、沙参、生白术、莲子各30克，盐适量。将以上材料放入砂锅，加入10碗水小火慢熬2个小时，也可以根据自己的喜好加入瘦肉等，用盐调味即可食用。养阴清热，祛暑利湿。

6 鸭蛋薏米羹

鸭蛋2个，薏米50克，葱、姜、味精、盐、水淀粉各适量。将薏米淘洗，放入锅中加适量清水，煮至九成熟时，将鸭蛋打入，不要久搅，以免搅散。将鸭蛋煮熟，放入葱、姜末、盐，用水淀粉勾芡，便可食用。滋阴清热。

7 脆皮蕨菜卷

新鲜蕨菜100克，鸡脯肉25克，虾25克，鲜蘑菇25克，面包渣200克，鸡蛋4个，精盐、味精、白糖、葱花、姜末、花椒油、麻油、水淀粉、面粉、植物油各适量。将蕨菜洗净切成末；鸡肉、虾仁斩茸；鲜蘑菇洗净切丁；将以上各物与精盐、味精、白糖、葱花、姜末、花椒油、麻油拌成馅。将鸡蛋磕入容器中，加入水淀粉调匀，摊成12个小圆皮；把蛋皮切成两半，卷上馅，蘸上面粉，再蘸上剩下的鸡蛋糊及面包渣；锅内放油烧至五成热，将卷下锅炸至金黄色即成。可作为虚劳、食少、体倦、咳嗽有痰等病症的食疗菜肴。

8 霸王别姬（苏菜）

甲鱼1只，嫩母鸡1只，火腿、香菇、冬笋、鲜汤、酒、盐、葱、姜、味精、青菜心各适量。将甲鱼宰杀洗净，入沸水锅中氽，去除血水，捞出洗净。嫩母鸡去内脏洗净，斩去爪子，将翅膀交叉塞在鸡嘴里氽水，去除血污，清水洗净。将甲鱼和鸡放入炖盅中，然后加鲜汤、

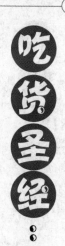

酒、盐、葱、姜、火腿、香菇、冬笋隔水蒸，等蒸至汤浓肉烂时，捞出葱姜，加味精、青菜心稍蒸即成。滋阴补虚、活血养身。

9 花生猪皮冻

猪皮300克，花生10克，芝麻20克，枸杞子20克，芦荟10克，酱油、食盐、味精各适量。将枸杞子、芦荟放入锅中，加清水适量煎煮成汁；猪皮煺毛，收拾干净，放入锅中与药汁同煮1小时，捞出猪皮，剁成泥状，再放入锅中，加清水适量，加入花生、芝麻、酱油、食盐、味精煮烂，待晾凉成猪皮冻即可。滋润肌肤，增白祛皱，滋阴生津。适用于肌肤干燥、粗糙及黑斑者食用。

气虚体质，饮食宜益气健脾

　　气虚体质的人一般肌肉不结实，情绪不稳定，胆小，不擅冒险，多属内向型性格。此种体质形成原因多为元气不足，常常表现为语言低怯，气短懒言，经常出虚汗，稍一活动就气喘吁吁，经常疲乏无力，无精打采。另外，还有的表现为舌淡红、舌体肥大、边有牙痕、脉象虚缓，同时伴有面色偏黄、目光少神、口淡、唇色少华、毛发不华、头晕健忘、便秘、大便不成形等。气虚的人因卫表不固，所以容易患感冒，生病后抗病能力弱且难以痊愈，还易患内脏下垂比如胃下垂、子宫下垂等。

　　气虚主要由于元气不足造成的，而脾为气血生化之源，所以气虚后可以多吃具有益气健脾的食物。此外，气虚还可能有肺气虚、心气虚、肾气虚，食疗可以选用补气的食物，如小米、粳米、糯米、荞麦、扁豆、山药、香菇、菜花、胡萝卜、豆腐、马铃薯、红薯、牛肉、兔肉、猪肚、鸡肉、鸡蛋、鲢鱼、黄鱼、桂圆、蜂蜜等。

下面推荐几个适合气虚体质的人食用的食谱。

1 金沙玉米粥

准备玉米粒 80 克，糯米、红砂糖各 40 克。先将玉米和糯米用清水浸泡 2 个小时，然后倒入锅中，加水适量，武火煮沸。转文火煮至粥熟后，加入红砂糖，再煮 5 分钟即可。玉米中含有抗氧化剂等成分，非常有益于人体健康，而且有补气强身的作用。

2 猪骨番茄粥

番茄 3 个，猪骨头 500 克，粳米 200 克，盐适量。将番茄洗净、去蒂、切块备用，粳米洗净备用。将猪骨头砸碎，用沸水氽一下，与番茄一起倒入锅内，加入适量的水，用大火煮沸，然后用小火熬 30 分钟，把汤倒出备用。将粳米倒入锅内，加适量的水，煮沸后倒入番茄骨头汤，待粳米煮烂至熟即可食用。健脾益胃、补气补血。

3 红薯玫瑰糕

红薯 500 克，小麦面粉 300 克，白糖、食用油各适量。将红薯洗净、蒸熟，去皮，捣成泥；将面粉放入盆内，倒入适量沸水，边倒水边搅匀，待湿透成面疙瘩后倒在砧板上晾凉，再放入干面粉 50 克揉匀；红薯蓉和面团一起和匀，揉成长条，分成小面剂子；将每个面剂子中放入玫瑰糖，包成圆球形，再按扁成扁圆形糕坯；锅内倒入食用油，烧至六成热，放入糕坯，边炸边翻，炸至糕坯鼓起，色呈淡黄时，即可食用。健脾益胃、疏肝理气。

4 水晶南瓜

南瓜 1500 克，鸡肉 200 克，甜面酱、豆瓣酱、酱油、白糖、香油、米酒、葱末、姜末、米粉、猪油、花椒粉、料酒各适量。南瓜洗

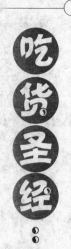

净，雕上花纹，去顶、瓤；鸡肉洗净，切片。锅内加适量水烧沸，放入南瓜焯7分钟，使瓜内水分余去而变得有光彩。取盆放入鸡肉、米粉，加入甜面酱、豆瓣酱、酱油、白糖、香油、米酒、葱末、姜末、猪油、花椒粉、料酒，拌匀。南瓜内放入拌好的米粉和鸡肉，上笼蒸20分钟，取出放在圆盘内即可。益气养肺、通便润肤。

5 莲子蒸鲍鱼

莲子10克，鲍鱼50克，沙参10克，葱、姜、精盐适量。沙参润透，切成片；莲子水发后，去心；鲍鱼洗净，切成薄片；葱切成段，姜切成丝。把鲍鱼、葱、姜、绍酒、盐放在碗内，腌渍30分钟。把鲍鱼、沙参、莲子放入蒸盆内蒸1小时即成。当菜佐餐，适量食用。养血安神，补脾养胃。

6 双花虾米汤

菜花200克，西兰花200克，虾米10克，盐、香油、胡椒粉各适量。菜花与西兰花分别洗净，切块；虾米泡开；汤锅中放入汤骨、虾米和清水适量，熬煮成高汤。将双花菜放入高汤中，煮熟，再加入盐、香油、胡椒粉调味即可。具有补肾填精、补脾和胃、降低血糖、降低血压的功效。

7 清炒鳝丝

鳝鱼一条，淀粉、植物油、葱姜蒜、料酒、胡椒粉、酱油适量。将鳝鱼去除内脏洗净血污，切成块儿后滤干水分，拌上适量淀粉备用；将炒锅旺火烧热后加入植物油烧热，入葱姜蒜煸香，倒入鳝丝快速煸炒，然后加入料酒去腥，调入生抽、老抽迅速煸炒，炒至汤汁黏稠后出锅装盘，撒些胡椒粉，淋上芝麻油即可。补中益气、补肝脾、除风湿、强筋骨等。

8 驴肉芹菜包子

荞麦面 500 克，净驴肉 200 克，芹菜 150 克，土豆 50 克，姜末、葱末、料酒、精盐、食用碱、味精、五香粉、汤、香油各适量。荞麦面放入容器内，加入温水和匀成软硬适中的面团，静置发酵。驴肉用温水洗净，剁成末。芹菜择去根、叶，洗净，下入沸水锅中焯透捞出，投凉捞出，挤去水分，剁成末。土豆削去外皮，洗净，剁成末。驴肉末放入容器内，加入姜末、葱末、料酒、精盐、味精、五香粉、汤搅匀上劲，再加入香油、芹菜末、土豆末拌匀成馅。食用碱放入容器内，加入温水搅拌，揉入发酵的面团内。然后将面团做成包子皮，放上馅做成包子，放入蒸锅内。用大火蒸至熟透取出，装盘即成。清热解毒，除湿利胆。

9 芝麻兔

兔 1 只，黑芝麻 30 克，葱白、花椒、精盐、味精、麻油各适量。黑芝麻去杂质，炒香。与洗净的兔肉一同放入砂锅内，加清水与葱白、花椒、食盐，用大火煮沸后改用小火炖煮 1～2 小时，肉熟烂后投入卤水锅中，用小火继续煨炖 1 小时，捞出晾凉。再撒上黑芝麻，加入适量味精、麻油即可食用。可治疗肝肾两虚、消渴多饮、小便频多、头晕眼花、腰脚酸软、须发早白、大便燥结等症。

血瘀体质，饮食宜活血化瘀

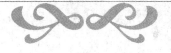

　　血瘀体质一般瘦人比较多见，血瘀体质的人往往性格内向，心情烦闷，而且容易健忘。此种体质形成原因多为血行不畅，常常表现为面色

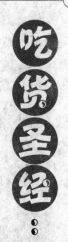

晦滞，眼周暗黑，口唇黯淡或紫，舌质紫黯有瘀点，或片状瘀斑，舌下静脉曲张，脉细涩。有时会出现头、胸、胁、少腹或四肢等处刺痛，痛处固定，甚至夜晚低热，口唇青紫或有出血倾向，吐血等，或腹内有积块，瘀血内阻，气血不畅。对于女性来说，则会出现痛经、闭经，或经色紫黑有血块，崩漏等。

中医认为，如果一个人长期心情抑郁，气血不畅就可以成为瘀血的病理基础。有些人长期体弱多病，或者是先天禀赋不足也可能会导致血瘀。平时要多吃一些能促进气血运行，有助于活血行瘀的食物，如黑豆、莲藕、洋葱、蘑菇、香菇、猴头菇、木耳、海带、魔芋、金针菇、猪心、菠萝、橘仁、山楂、刺梨、葱、姜、蒜、醋、三七、益母草等。另外，经常使用桃仁、油菜、山慈姑也能起到活血化瘀的作用。血瘀体质的人可经常少量饮酒，平时喝些山楂粥、花生粥，肉类煲汤也不错。

下面推荐几个适合血瘀体质的人食用的食谱。

1 山楂红糖饮

山楂 10 枚，红糖适量。将山楂冲洗干净，去核打碎，放入锅中，加清水煮约 20 分钟，加入红糖调味后即可食用。此汤具有活血散瘀的作用。

2 丝瓜焖腊肉

丝瓜 400 克，腊肉 200 克，葱末、姜末、甜面酱、盐、味精、酱油、料酒、白糖、植物油各适量。将丝瓜刮去外皮，削去两头，洗净后切成小滚刀块；腊肉洗净，切成小块。将炒锅置大火上，加入植物油，烧至六成热时放入葱姜末炝锅，再放入腊肉炒出香味，烹入料酒，加入甜面酱翻炒均匀，再加入丝瓜及少许水烧沸，待瓜将熟时，放入盐、酱油、白糖、味精翻炒均匀，焖烧片刻装盘即可。清热祛痰、凉血补血。

3 黑豆鸡爪汤

黑豆 100 克，鸡爪 250 克，盐适量。将黑豆拣去杂质，用清水浸泡 30 分钟，备用；鸡爪洗净，放入沸水锅中烫透。锅上火加入水，将鸡爪、黑豆放入，先用大火煮沸，撇去浮沫，再改用小火煮至肉、豆烂熟，加盐调味即可。具有补肾滋阴、补血明目、祛斑增白的功效，适用于颜面起黑斑者。

4 芋头蒸糕

芋头 250 克，稀糯米浆 2500 克，虾仁 50 克，五香粉、葱末、胡椒粉、精盐各适量。将芋头切成丁放在盆里；加入稀糯米浆 1250 克、精盐、胡椒粉、五香粉搅匀，倒在垫有湿布的蒸笼上；旺火烧沸水锅；放入蒸笼蒸约 40 分钟，至芋头熟透。用铲子将糕面摊平，再将余下的稀浆加清水 250 毫升搅匀，倒在糕面上，续蒸 10 分钟，将虾仁、葱末撒在糕面蒸约 2 分钟，取出晾凉。晾凉后的蒸糕切成约 30 块即可，食用时加热或油煎。健脾养胃，增进食欲。

5 鱼香茄煲

茄子 500 克，猪肉丝 50 克，泡红椒末、酱油、辣油、葱末、蒜末、料酒、豆瓣酱、水淀粉、姜末、白糖、干红椒末、醋、味精、食用油各适量。将茄子去蒂后切成长段，再顺长一剖为二或一剖为四，切成条状。锅置火上，放食用油烧至四成热，投入茄条炸约 20 秒钟，捞出茄条并沥干油，用手勺揿一下茄条压出余油。锅中留油少许，置火上烧热，放入猪肉丝及豆瓣酱、泡红椒末、干红椒末、葱末、姜末和蒜末煸出香味，加入料酒、清水、酱油、白糖及茄条，用微火烧至汤汁将干，加入醋与味精，用水淀粉勾芡，起锅盛在煲中，淋入辣油，炖沸上桌。和中养胃，增进食欲。

6 油菜蒸饭

粳米、油菜、食用油、盐各适量。粳米洗净备用，油菜洗净切小段。食用油锅烧热，下油菜炒熟，加盐调味后盛出。利用锅内剩下

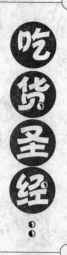

的汤汁，将粳米放入拌炒，其间如有粘锅情况加少许水，继续翻炒至米粒不含白心。炒好后与油菜一同盛入电锅内，外锅加水1杯，蒸至米饭熟透即可。此菜饭具有宽肠通便、解毒消肿的作用。适宜于习惯性便秘、痔疮、大便干结者食用。

7 桃仁鸭丁

鸭腿2只，核桃仁50克，西芹1棵、酱油、盐、味精、水淀粉、清汤、料酒、姜片、色拉油各适量。鸭腿剁成丁，加盐、水淀粉上浆，西芹切成段。锅置火上，放入油烧至五成热，下鸭丁滑熟，盛出；西芹段、核桃仁用油焙熟，待用。炒锅留底油，下姜片，加料酒、清汤，用酱油、盐、味精调味，勾芡，倒入材料，翻锅装盘即可。行气活血。

8 绿豆海带汤

鲜海带200克，大米30克，绿豆60克，陈皮6克，冰糖适量。把海带洗净切成细丝，用开水烫一下，捞出，控净水；把大米、绿豆、陈皮分别洗净，绿豆先浸泡2小时。往砂锅内倒入清水适量，加入大米、绿豆、海带、陈皮，用大火烧开，改用小火煮至绿豆开花，再放入冰糖即可食用。健脾利湿，清热除烦。

湿热体质，饮食宜清热化湿

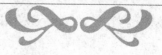

湿热体质的人不是偏胖就是偏瘦，性情急躁易怒。此种体质形成原因可能是遗传，也可能是长期酗酒造成的，常常表现为面部油光发亮、易生粉刺痤疮、口干口苦、困倦乏力、舌质偏红、苔黄腻，同时伴有心

烦懈怠、眼睛红赤、脉多见滑数、大便黏滞不畅或燥结、小便短黄等症状。湿热体质的人易患上疮疖、黄疸等疾病。男性湿热体质者易出现阴囊潮湿，女性则易出现带下增多。

造成湿热体质的原因，既可能是外感湿热，又可能是脾虚湿热。平时养生应该以健脾除湿、清热利水为养生原则。平时应养成良好的饮食习惯，不暴饮暴食，不酗酒抽烟，不吃或少吃肥腻甜甘之品，宜清淡饮食。可以多吃性甘寒、甘平的食物，可选用芹菜、冬瓜、苦瓜、莲藕、薏米、芦根、鸭肉等。还可以食用薏苡仁、玉米、小米、绿豆、赤小豆、白扁豆、豇豆、蚕豆、萝卜、冬瓜、丝瓜、西瓜、黄瓜、山药、黑木耳、茭白、芋头、苋菜、马铃薯、莲藕、豆腐、胡萝卜、番茄、梨、苹果、橘子、枇杷、柑、橙子、柿子、鸭肉、鲫鱼、乌龟、泥鳅等。

下面推荐几个适合湿热体质的人食用的食谱。

1 冬瓜海带汤

冬瓜 100 克，海带 50 克，蜂蜜适量。将冬瓜去皮洗净，切成小块备用；海带洗净沥水后切段备用。将冬瓜块和海带段放入锅内加水煮沸，然后改小火熬煮至清水剩余一半时，取出滤渣，待完全凉透后，加入蜂蜜调匀即可。清爽可口，香甜宜人。海带中含有大量的碘元素，可保持皮肤湿润光滑，与冬瓜同食后具有很好的美肌养生作用。

2 西瓜蜂蜜露

西瓜 1 个，蜂蜜 150 克、麻油 150 克、切片鲜姜 100 克、去核大红枣 10 只。将西瓜对半切开，挖去其中间，留瓜瓤约 3 厘米厚，在瓜内放入蜂蜜、麻油、生姜片及大枣。然后将瓜口盖好，放入锅中固定。然后往锅内加水至瓜的 1/3 处，炖煮一个半小时即成。趁热吃瓜内之露，稍吃姜片，但勿吃枣肉。能一次吃完最好，如分两次吃，第 2 次仍需炖热。清热解暑，除烦止渴。

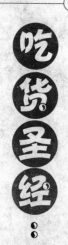
3 啤酒鸭

鸭块500克，啤酒半瓶，姜50克，辣椒100克，魔芋200克，香菜、盐、食用油、鸡精、豆瓣酱、麻油适量。鸭块洗干净切成块，姜和泡椒切片，魔芋切块；将锅中水煮开，鸭块放入其中快速过水，捞出后沥干水分；炒锅加油烧热，放入豆瓣酱、姜、泡椒炒香，再放入鸭块、魔芋爆炒，接着倒入啤酒，煮开后全部倒入砂锅。然后将砂锅置火上用小火慢煮，待鸭块熟透后加盐、鸡精、麻油，再撒上香菜即可。清热除湿，健脾益气。

4 虾仁烧芹菜

芹菜200克，虾仁40克，猪油、料酒、盐、味精适量，汤少许。将芹菜洗净，去掉菜叶，将叶柄切成2厘米长的段，放入开水锅内焯一下，捞出沥去水分。锅放火上，放入猪油，用热油炸一下虾仁，变色即可，随后放入芹菜煸炒，接着放入料酒、味精、盐，炒匀，出锅盛盘食用。清热益肺。

5 咖喱茭白

茭白、食用油、鸡汤、盐、白糖、咖喱、香油各适量。将茭白洗净后切成长条。锅置中火上，放入食用油烧至四成热时，倒入茭白条烧至断生，捞出沥油待用。原锅留油适量，放入咖喱炒一下，再放入茭白条，炒至杏黄色时，加入鸡清汤、盐、白糖，用小火烧至卤汁将尽时，加味精，淋香油，翻炒起锅装碟即成。有除湿祛热的功效，宜夏季食用。

6 油炸香椿豆腐卷

豆腐300克，嫩香椿叶适量，鸡蛋2个，面粉、盐、葱、姜、味精、香油、食用油各适量。将豆腐洗净，葱、姜切碎成末，放入碗内，加入盐、味精、香油，拌匀成馅。把香椿叶洗净，每一片香椿叶内均放上适量馅料，卷成卷，逐一做完。把鸡蛋磕入碗内打散，加入面粉和盐调成糊状。炒锅置火上，倒入食用油，烧至八成热时，将做好的香椿卷涂满蛋糊，分批投入油锅内，炸至外表成金黄色时，捞出沥去余油，码放在盘内即成。健脾益胃，补气生血，适用于脾胃虚弱导致的浑身乏力、食欲缺乏等症。

7 菠菜蒸田螺

菠菜 250 克，芥菜 150 克，田螺肉 250 克，料酒盐、味精、鸡油各适量。将菠菜洗净，切成小段；芥菜洗净，切成小段；田螺肉洗干净，切薄片。将炒锅置大火上烧热，加入鸡油，烧至六成热时，下入田螺，炒变色。加入清水烧沸煮 15 分钟，下入料酒、菠菜、盐、味精即成。每日 1 次，每次吃肉喝汤。清热，解毒，祛斑。适用于皮肤黑、皮肤粗糙等患者。

8 黑豆苗炒蛤蜊

蛤蜊 500 克，黑豆苗 150 克，红椒 25 克，蒜、料酒、醋、精盐、鸡精、湿淀粉、植物油各适量。将蛤蜊去壳，取净肉洗净，沥去水分。将黑豆苗去根，洗净，沥去水分。红椒去蒂、去籽，洗净，沥去水分，切成丝。锅内放油烧至七成热，放入蛤蜊肉炸至熟透捞出，沥去油。将湿淀粉、鸡精、精盐、醋、料酒均放入碗内对成芡汁。锅内留油烧热，放入蒜片炝香，放入黑豆苗煸炒至微熟，放入红椒丝炒熟，放入蛤蜊肉炒匀，加入芡汁，翻炒熟后即可。清热化痰，滋阴利水。

痰湿体质，饮食宜调理肺、脾、肾

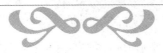

痰湿体质的人一般体形肥胖，腹部肥满松软，性格偏温和、稳重，多善于忍耐。此种体质形成原因可能来自遗传，也可能是后天过食肥腻

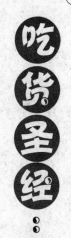

甘味之品，或脾虚失司引起水谷精微运化障碍造成的，常常表现为面部皮肤油脂较多，多汗且黏，胸闷，痰多，面色淡黄而暗，眼胞微浮，容易困倦，平素舌体胖大，舌苔白腻或甜，身重不爽，喜食肥甘甜黏，大便正常或不实，小便不多或微混。此种体质类型有易患高血压、糖尿病、肥胖症、高脂血症、哮喘、痛风、冠心病、代谢综合征、脑血管疾病等的倾向。

中医认为，"湿"分为内湿和外湿，外湿指空气潮湿、环境潮湿，如淋雨、居处潮湿等，外在湿气会侵犯人体而致病；内湿是指水在体内的流动失控以致津液停聚，或因饮食水分过多，而至水液聚集，形成痰湿体质。中医认为，痰湿与肺脾肾三脏关系最为密切，故重点在于调补肺脾肾三脏。若因肺失宣降，津失输布，液聚生痰者，当宣肺化痰；若因脾不健运，湿聚成痰者，当健脾化痰。而脾主运化，能运化水湿，所以对于痰湿体质的人来讲，健脾除湿是关键，可以多吃一些能化痰祛湿的食物来进行调养。能够健脾、化痰、利湿的食物包括粳米、糯米、燕麦、荞麦、高粱、小米、玉米、赤小豆、绿豆、蚕豆、扁豆、黄豆、萝卜、冬瓜、苦瓜、黄瓜、绿叶蔬菜、各种野菜、蘑菇、瘦肉、虾、淡水鱼、牛奶、鸡蛋等。体形肥胖的痰湿体质者，尤其应忌食肥甘油腻、酸涩苦寒之品，可以食用一些既能充饥、又不含太多热量的的主食和副食，如粗粮、、时令蔬菜、野菜、蘑菇、淡水鱼等。

下面推荐几个适合痰湿体质的人食用的食谱。

1 四仁扁豆粥

粳米 150 克，薏苡仁、红小豆各 20 克，冬瓜仁、白扁豆各 15克，苦杏仁、白蔻仁各 5 克。将所有材料淘洗干净，并用清水浸泡 1 个小时。再将这些原料连同浸泡的水一同倒入砂锅，大火烧沸，改用文火，慢熬至粥稠豆烂即可。健脾渗湿，利水化痰，润肠通便。

2 红豆饮

红豆30克，西瓜皮15克，玉米须15克，冬瓜皮15克。将上述食材捣烂，放入砂锅，加适量清水煎煮2次，每次大概半小时，然后合并汁液，冲成300毫升茶饮，每天3次。本方清热解毒、利水消肿。适用于肾炎水肿、小便不利、尿路感染等。

3 蚕豆杜仲炒腰花

杜仲15克，猪腰250克，蚕豆500克，鸡蛋2个，黄酒、酱油、香油、植物油、葱、生姜、蒜、胡椒粉、食盐、淀粉各适量。杜仲切成小块，放入锅中加水煎煮取汁；猪腰剖开，去除白膜，洗净切成剞花刀，再泡在水里除去血水，捞出控干，加入黄酒少许，放置5分钟；蚕豆剥成豆瓣，放入锅中，加水煮熟；鸡蛋打入碗中。炒锅上火，放植物油烧热，放入葱花、生姜末、蒜蓉煸香，倒入腰花和蚕豆瓣，与鸡蛋一起翻炒，加入杜仲汁、胡椒粉、酱油、黄酒，食盐，用湿淀粉勾芡，淋上香油即可。补肝益肾，强壮筋骨。适用于肝肾阴虚而致的头晕耳鸣，腰膝酸软无力等症。

4 海蜇荸荠汤

荸荠250克，海蜇皮60克，盐2克，味精1克。将荸荠除去嫩芽，削去外皮，切成薄片。将海蜇皮放入清水内浸泡，换几次水，以便除净咸味及沙子，然后切成丝。将荸荠、海蜇皮同入锅内，大火烧开后，改用小火炖至海蜇皮熟透，然后放入盐、味精调味即可。具有清热解毒、化痰消积、开胃健脾的功效。

5 冬瓜薏米煲老鸭

老鸭1只，连皮冬瓜1500克，薏米75克，姜茸10克，米酒10毫升，盐、味精、陈皮、植物油调料适量。姜茸浸泡入米酒中成姜汁酒。中火烧热炒锅，放入老鸭肉略煎，烹姜汁酒后盛起。取大

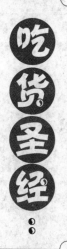
瓦煲一个，放入冬瓜、薏米、陈皮，加清水3000毫升，先用大火烧沸，放入老鸭，改用小火煲至汤浓缩约1500毫升即可。上菜时，把冬瓜盛在碟底，将老鸭切块排在冬瓜上，汤调入精盐、味精，上桌即可。冬瓜和薏米具有清热去湿、健脾的功效，加上滋补的鸭肉，是夏季清热除烦的最佳药膳。

6 柠檬汁拌苹果蜜

苹果、梨各2个，柠檬汁300毫升，蜂蜜20克。苹果、梨分别去皮、核，洗净，切成小块，放盘中。柠檬汁加入蜂蜜一起放入碗中，调成柠檬蜜汁。将柠檬蜜汁淋入苹果、梨块上，拌匀即可食用。健脾利湿，祛痰消肿。

7 三丁玉米

玉米粒200克，青豆40克，泡开香菇20克，胡萝卜丁40克，盐、高汤、糖、水淀粉、香油、食用油各适量。将玉米粒、胡萝卜丁、青豆用开水氽烫。锅热加油烧温，将所有食材下锅过油捞起。锅内留1汤匙油，倒入材料及调味料翻炒均匀，加入水淀粉勾芡，淋上香油，盛于盘中即可。此道菜包含有红、黄、绿色食物之多种营养成分，具有益肺宁心、健脾开胃、利水通淋的功效。

8 蛋花牡蛎羹

牡蛎肉100克，鸡蛋1个，香菜、紫菜、葱段、姜片、料酒、醋、精盐、鸡精、味精、胡椒粉、清汤、湿淀粉、植物油各适量。将牡蛎肉洗净，沥去水分。鸡蛋磕入碗中搅散成鸡蛋液。香菜择去根、黄叶，洗净，切成小段。紫菜撕成小片。葱切成段，姜切成片。往锅内放入清水烧开，放入牡蛎肉、醋煮沸，氽透捞出。将炒锅放入植物油烧热，接着放入葱段、姜片炝香，加清汤、料酒烧开，拣去葱段、姜片，接着放入牡蛎肉、精盐、鸡精烧开，放入紫菜片烧开，淋入鸡蛋液，加入香菜段，加味精、胡椒粉，用湿淀粉勾芡，出锅即成。健脾益肾，清热除湿。

9 鸡丝芦荟

芦荟400克，鸡肉150克，青椒、胡萝卜各30克，料酒15克，葱姜汁20克，精盐、味精、花生油适量。锅内放入清水，下入鸡肉，煮熟捞出，撕成细丝。将芦荟削去外皮，下入沸水锅中略焯捞出，切成条片。将青椒、胡萝卜均洗净，切成丝。炒锅内放油烧热，下入胡萝卜丝、青椒丝略炒，下入鸡丝炒匀至透，接着下入芦荟片、料酒、葱姜汁、精盐，翻炒至入透味，加味精炒匀即成。健脾利湿，清热除烦。

气郁体质，饮食宜疏肝理气

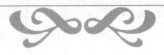

气郁体质的人一般体型较瘦，敏感多疑，多属内向型性格。此种体质形成原因可能来自遗传，也可能是后天造成的，常常表现为情绪抑郁，闷闷不乐，脆弱，心理承受力较差，对精神刺激适应力较弱，同时伴有胸胁胀痛、疼痛走窜不定、多善太息、喉间有异物感、睡眠差、容易受到惊吓、健忘、痰多、大便多干、小便正常、舌淡红、苔薄白、脉象弦细等生理表现。气郁体质的人容易患上抑郁症、肿瘤等，有些女性会有乳房及小腹胀痛，月经不调，痛经等症。

中医认为，人体"气"的运行主要靠肝的调节，气郁主要表现在肝经所经过的部位气机不畅，所以又叫肝气郁结。治疗的原则就是疏肝理气，可以选用一些行气解郁的食物，以蔬菜和营养丰富的鱼、瘦肉、乳类、豆制品为宜，如萝卜、韭菜、刀豆、山楂、橘皮、佛手、橙子、

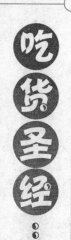
荞麦、香附、木香、藿香、茴香、大蒜等。忌食辛辣、咖啡、浓茶等刺激食品，少吃肥甘厚味及收敛酸涩的食物，如南瓜、泡菜、乌梅、青梅、石榴、杨梅、草莓、阳桃、酸枣、李子、柠檬等，以免阻滞气机，气滞则血凝。此外，不可多食冰冻食品，如雪糕、冰淇淋、冷冻饮料等。

下面推荐几个适合气虚体质的人食用的食谱。

1 菊花鸡肝汤

鸡肝100克，银耳15克，菊花10克，茉莉花24朵，料酒、姜汁、食盐各适量。将银耳撕成小朵，浸泡待用。鸡肝洗净，切成薄片。将水烧沸后，加入料酒、姜汁、食盐，然后下入银耳和鸡肝，再次烧沸后撇去浮末，待鸡肝熟后，调味，最后加入菊花和茉莉花烧沸即可。疏肝清热，健脾宁心。

2 荞麦面疙瘩汤

荞麦粉200克，胡萝卜、牛蒡、南瓜、葱、调料各适量。将适量胡萝卜、牛蒡、南瓜分别清洗干净，切小块；葱切成小段。锅内加入适量清水，放入萝卜、牛蒡、葱、南瓜，大火煮至八成熟时，加料酒、酱油调味。将荞麦粉加水调成如蛋糕一样的软硬度后，用匙拨入汤中，煮开即可。该汤有软化血管、降胆固醇、降血脂、降血压的作用，适合糖尿病、高血脂、高血压、肥胖者食用。

3 莲子高粱酒

莲子500克，茯苓250克，麦门冬300克，高粱、小米、玉米各1500克，酒曲适量。将茯苓洗净切丁；莲子温水泡后去芯、去皮；高粱、小米洗净去杂；玉米捣碎成末。先把上述食材放入清水中浸泡3小时，沥干，然后放入锅内隔水蒸熟。等冷却后放入酒坛中，加入酒曲搅匀，密封，放入保温处令其发酵，等有酒香后即可服用。每日两次，每次 30 ~ 50 毫升，温服。可养心安神、健脾和胃。适用于消渴、心悸、怔忡、食少、乏力等症。

4 木耳炒蒜薹

蒜薹 500 克，木耳 50 克，火腿 25 克，葱末、姜末、生粉、盐、味精、植物油各适量。将蒜薹洗净、切成小段，然后用开水焯熟，沥水装盘；木耳用温水泡发后洗净切丁；火腿切丁。炒锅加入植物油烧热，下入葱末、姜末爆锅，放入木耳煸炒数下，加入盐、味精和少许清水，烧开后，用生粉勾芡，撒上火腿丁，翻匀，出锅浇在蒜薹上即成。温中理气、健胃消食。

5 牛奶燕麦饮

燕麦片 20 克，牛奶 100 克，水 120 克，鸡蛋 1 个，糖适量。在锅中加入水、燕麦片，大火煮开；转用中火，并在锅里打入 1 个鸡蛋搅碎，待蛋花变熟后关火、盛起。可加入少许糖调味。在鸡蛋燕麦粥中冲入牛奶（冷热都可），即可饮用。减肥轻身，安神定志。是女性和老年人的最佳饮品。

6 黄花菜蒸腰花

猪腰 200 克，黄花菜 50 克，水发木耳 15 克，干枣 30 克，蒸肉米粉、大葱、姜、酱油、糖、料酒、盐、胡椒粉、味精、食用油、香油各适量。猪腰由侧面切开，去掉白色的筋，再斜切成薄片。用开水烫一下，捞起放入碗中，放水泡 15 分钟左右捞出控干水，沾上适量米粉后放入盘中。将黄花菜在水中泡柔软后，把两端切掉，木耳、红枣用温水泡软洗净，生姜切成薄片，葱切碎。将以上黄花菜、木耳、红枣放入大碗，加入全部调料，仔细搅匀后，放在猪腰上，入蒸锅蒸 20 分钟即可。养肝滋阴，除湿通气。

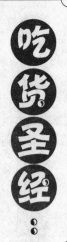
7 洋葱牛肉饼

牛肉 200 克，洋葱 1 个，鸡蛋 1 个，盐、酱油、白糖、水淀粉清汤各适量。将洋葱洗净切成末；牛肉洗净剁成蓉；洋葱与牛肉放一大碗内，并加盐、酱油、白糖少许，鸡蛋 1 个，水淀粉少许，拌和均匀。将牛肉洋葱平铺在涂油盘中，上笼蒸成牛肉饼，冷却后用刀切成小牛肉排，排列于盆中。炒锅加热，放入少许油，煸炒洋葱出香味，加入少许清汤、酱油、白糖稍煮片刻，加入水淀粉勾芡，淋在牛肉排上即可。补气补血、健脾益胃。

8 佛手南瓜鸡

鲜佛手花 10 克，老南瓜 1 个，仔鸡肉 750 克，毛豆 250 克，葱、姜、精盐、黄酒、糯米酒、味精、酱油、红糖、秫米、花椒、豆腐乳汁、植物油、米粉各适量。

先将佛手花瓣洗净，秫米和花椒炒熟，共研成粗粉；鸡肉洗净剁成块，用葱花、生姜末、精盐、酱油、红糖、豆腐乳汁、黄酒、糯米酒、味精拌匀腌一会儿，再下入米粉和植物油；毛豆搓去膜并洗净，拌上与鸡肉相同的调料；南瓜洗净，从蒂部把周围开一个 7 厘米见方的口，取下蒂把留着做盖，用一把长勺将瓜瓤和籽挖出，然后由南瓜的开口处装入一半的毛豆粒，一半的佛手花，接着装入鸡肉块，然后放入余下的佛手花、毛豆粒，盖上盖，上笼蒸熟烂即成。补中益气，健脾养胃。

9 胡萝卜黄豆煲排骨

胡萝卜 25 克，干黄豆 15 克，排骨 100 克，生姜、葱、料酒、精盐、味精、白糖、鸡精粉、胡椒粉各适量。干黄豆泡透，胡萝卜切块，排骨切成块，生姜去皮切块，葱切花。烧锅加水，待水开后放入排骨块，煮去血水，捞出冲洗干净。把砂锅置火上，放入排骨、黄豆、生姜，用小火煲 30 分钟至排骨熟透时，放入胡萝卜，调入精盐、味精、白糖、料酒、鸡精粉、胡椒粉，再煲 1 分钟，撒上葱花即成。消食化积、行气消肿。

特禀体质，宜食益气固表之物

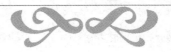

特禀体质的人属于特殊人群，他们常常有一些先天性禀赋或者先天性遗传性疾病，包括过敏、先天性畸形或生理性缺陷等等。过敏体质者常见表现有哮喘、风团、咽痒、鼻塞、喷嚏等症状；患遗传性疾病者有垂直遗传、先天性、家族性特征；患胎传性疾病者具有母体影响胎儿个体生长发育及相关疾病特征。因此，特禀体质的人要特别调护。

对于特禀体质的人，在饮食上要讲究清淡、均衡，粗细搭配适当，荤素配伍合理。平时可以多吃一些益气固表的食物，如乌梅、莲子、山药、花生、红枣、粳米、苦瓜、马齿苋、苦菜、白萝卜、胡萝卜、鱼腥草、黄芪、当归、白术、荆芥、防风、蝉衣、薄荷、金银花等。少食荞麦、蚕豆、白扁豆、牛肉、酒、辣椒、浓茶、咖啡等食物，忌食鱼、虾、海鲜、鹅肉等发物，更应当避免接触致敏物质，如尘螨、花粉、油漆等。

下面推荐几个适合特禀体质的人食用的食谱。

1 固表粥

粳米 100 克，乌梅 15 克，黄芪 20 克，当归 12 克，冰糖适量。将乌梅、黄芪和当归放入砂锅中水煎，武火烧开再用文火慢煎成浓汁，去渣取汁。将汁液与粳米同煮为粥，加冰糖趁热食用。益气固表，利水退肿。

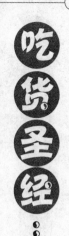

2 荆芥薄荷粥

荆芥 10 克，薄荷 6 克，淡豆豉 10 克，粳米 60 克，白糖适量。将荆芥、薄荷、淡豆豉洗净，先用清水煮淡豆豉，然后放入荆芥、薄荷略煮 10 分钟，去渣，取汁备用。把粳米洗净，放入锅内，加清水适量，小火煮成稀粥，再加入上药汁，稍煮即可。食用时可加入白糖调味，随量趁热食用。发汗解表，清利咽喉，适用于风邪导致的恶寒发热、咽痒咽痛、鼻塞流涕、喷嚏连连等症。

3 苦瓜酿肉

苦瓜 750 克，去皮猪肉 300 克，鸡蛋 1 个，熟猪油 500 克，冬菇、虾、蒜、精盐、酱油、味精、水淀粉适量。把苦瓜切成 4 厘米长的段，然后去瓤，用冷水煮熟后去水。猪肉搅成碎末，冬菇、虾切碎，加鸡蛋、面粉、湿淀粉、精盐调成馅，塞入苦瓜段，用水淀粉封住两端。放入油锅炸至表面呈淡黄色捞出，竖放在碗里，撒上蒜瓣，加酱油上笼蒸熟。将蒸苦瓜的原汁倒入油锅烧开，加味精、水淀粉勾芡，苦瓜翻扣盘中浇汁即可。具有清心明目的功效。

4 苋菜猪肉饺

面粉 300 克，苋菜 200 克，猪瘦肉 100 克，葱末、姜、料酒、精盐、鸡精、十三香粉、清汤、植物油各适量。将面粉内加入温水和匀成面团，略饧。苋菜洗净，切成末。猪瘦肉剁成末。猪肉末放入容器内，加入料酒、汤、精盐、鸡精、十三香粉搅匀上劲，再加入苋菜末、葱末、植物油拌匀成馅。将面团做成薄皮，放上馅，然后包成饺子。锅里加入适量清水煮沸，然后下入饺子，用中火煮至熟透捞出，装盘即成。滋阴养血、清热解毒。

5 荠菜黄鱼卷

荠菜 25 克，油皮 50 克，鸡蛋 3 个，黄鱼肉 100 克，料酒、盐、香油、鸡精、淀粉、植物油各适量。将荠菜洗净，切末；用半个鸡蛋清与淀粉调成稀糊备用。黄鱼肉洗净，切末，放入荠菜中，再加入剩下的鸡蛋清、料酒、盐、香油、鸡精混合成肉馅。将馅料包于油皮中，卷成长卷，抹上稀糊，切段，放入油锅中炸至金黄即成。利肝明目、利尿止血，是孕妇防治缺铁性贫血的保健菜肴。

6 金边白菜

白菜 500 克，干红辣椒丝 75 克，水淀粉、食用油、香油各适量。白菜洗净，切成长条；辣椒切开、去子，切成 3 厘米长的段。食用油烧至七成热，将辣椒炸焦，放入姜末、白菜，大火急速炒，加醋、酱油、盐、白糖，至刀茬处出现黄色，用水淀粉勾芡，浇上香油，翻炒后即可装盆。具有养胃助食的功效，适用于脾胃虚弱、食欲缺乏等病症。

7 金银花薄荷茶

金银花 15 克，薄荷 5 克，蜂蜜 10 克。先将金银花、薄荷分别拣杂，洗净，晒干或烘干。将水煮沸，金银花薄荷同放入大杯中，用沸水冲泡，加盖焖 15 分钟即可饮用。代茶，频频饮用，一般可冲泡 3～5 次，蜂蜜可随饮用次数酌量添加，拌匀服用。适用于夏季湿热导致的痱子。

8 桑叶螺肉汤

桑叶（鲜）24 克，蝉衣 6 克，田螺（鲜活）240 克，红枣少许。将鲜活田螺置清水中 1～2 天，然后除去泥沙，用砂锅略煮后捞起，取肉去壳；红枣（去核）洗净，用水浸透（枣水留用）；桑叶、蝉衣略洗。把全部用料一齐放入砂锅内，加入枣水及清水适量，大火煮 15～20 分钟，调味即可。随量饮汤吃肉。清肝明目，除烦止渴。

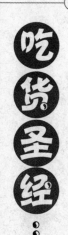
9 菊花槐花茶

槐花、菊花各 5 克，绿茶 3 克。槐花、菊花洗净，与绿茶一同放入砂锅中，加水适量，大火煮沸即可。也可直接用沸水冲泡。每日1 剂。可反复冲泡 2～3 次。清肝凉血，降血压。用于治疗青光眼、动脉硬化、视力模糊及高血压等。

10 蒲公英拌羊肚

蒲公英幼苗 100 克，鲜羊肚 1 只，蒜泥 50 克，姜末、葱花、料酒、精盐、味精、花椒面、胡椒粉、湿芡粉、花生油各适量。将蒲公英幼苗择洗干净，在沸水中汆一下，沥干；羊肚洗净，在沸水中汆去血水，切成长小条，放入容器内，加料酒、精盐，腌浸入味，用湿淀粉上浆。上炒锅，放植物油，放羊肚爆炒熟，出锅后放于大盘内，与蒲公英、蒜泥和其余辅料拌匀即成。空腹佐餐。清热解毒，消炎止痛，温胃和中。适用于细菌性痢疾、中毒，胃肠炎、腹泻患者。

第七章

跟着喜好吃

——个人喜好的健康指南

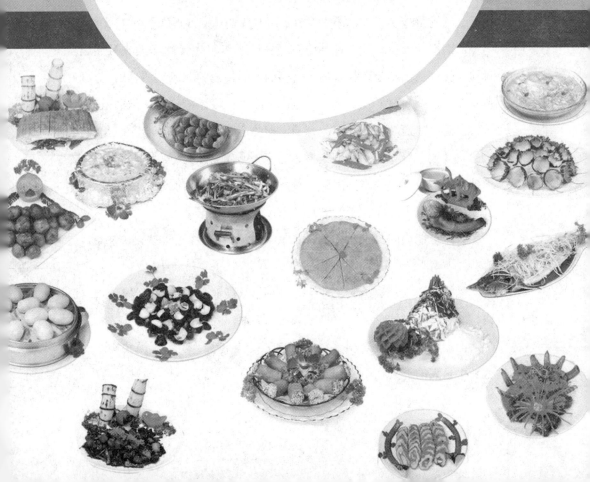

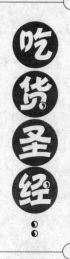

爱吃"香"，就多吃"好油"

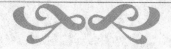

人们吃饭往往讲究"色香味"俱全，这其中的"香"主要指油的香味。许多人在做菜的时候往往加入过量的植物油，还有的喜欢吃荤，用猪油、牛油、鸡油和奶油做饭。

随着人们摄取脂肪的量逐渐增多，许多慢性病如心脏病、脑卒中、糖尿病、过敏和肥胖等疾病也不断增多。美国研究人员经研究后发现，这些疾病的产生都和人们的饮食有关，尤其和饮食中油的摄取有很大的关系。油吃得越多，人们患上慢性病的概率越大，于是人们就将慢性病与油脂画上了等号，动物性油脂更是被医学界视为慢性病的头号元凶。没错，慢性病确实是因为食用了太多的油而造成的，但是那是因为人们所食用的油中80%以上属于"坏油"。油也有好坏之分，动物油虽不算好，但绝不是最坏的油。因此有的人即使避开了动物性油脂，但是却在大量吃其他"坏油"，也还是会患上各种慢性病的。如果是"好油"，即使吃得多也会很健康。因此问题不在于吃的是植物油还是动物油，吃的多还是吃得少，而在于吃的是"好油"还是"坏油"。

有人可能会问：生活中的油的种类那么多，到底哪些是"好油"，哪些是"坏油"？究竟如何区分呢？

爱斯基摩人、法国人、地中海人常年吃高油食物身体也没有什么大碍，而标准美国饮食中吃了很多氢化棕榈油、人造奶油、酥油、高温油炸后的动物油和化学溶剂萃取的植物油，却出现了较多的慢性病病例。这其中最大的差别在于人类的干预。如果食用天然油脂，通常不会出现太大的问题。例如，吃天然的坚果、鱼油或海豹油和初榨的橄榄油，采用原始的炼油法，配合食用生鲜蔬果等，不但不会对身体造成危害，还有益健康。除此之外，亚麻仁油、月见草油、未精制椰子油、未精制棕榈油、初榨茶油、初榨麻油，都是"好油"。但需注意，上述油脂都不可精制、不可氢化、不可添加防腐剂或超过高温临界点烹调，否则都会变成"坏油"。除了棕榈油与椰子油外，上述"好油"有一个缺点，那就是有效期短，容易腐坏，因此建议大家买回家后将其放入冰箱冷藏。

那么，哪些是坏油呢？一般来说，氢化过的油、氧化过的油、精制过的油、用化学溶剂萃取的油、含有人工添加剂的油、含有环境毒素的油，都是坏油。

我们可以通过以下步骤来辨别好油，第一步是读商标，但是大多数厂商不会真实地标示出来。第二步是闻味道。一般来说，初榨未精制的植物油都会保持原始浓郁的特殊风味。比如，橄榄油有橄榄清香味，花生油有花生味，芝麻油有芝麻的香味，椰子油有椰子香味，玉米油有玉米的香味。第三步是看色泽。初榨的植物油由于残留有原始果实的色素和营养素，所以会有独特的颜色，品质纯正的苦茶油、橄榄油、芝麻油和花生油色泽可能比较深，而且还会有稍微的浑浊感。第四步是冷藏，这只适用于一些初榨的植物油，如橄榄油。有的人会发现，把刚买的橄榄油放入冰箱冷藏，半小时后油中会出现一些雾状或块状的凝固体，甚至整瓶油都从深绿色的液体凝固成了浅绿色且混有白色颗粒的固体。这大可不必担心，因为这正是优质橄榄油的特点。因此，有杂质的油反而是好油。

另外，油吃得健康不健康，还与烹调习惯有很大的关系。中国人喜欢大火快炒，这个习惯应慢慢改变，因为低温烹调才是最合乎健康标准的烹饪方式。例如，青菜最好不要炒着吃，而是应该在沸水中焯熟，用

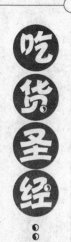
橄榄油或芝麻油拌食，再撒上点芝麻，加一点酱料，营养又健康，而且非常好吃。如果想吃油条或炸鸡块等油炸食物，那就用未精制的椰子油来炸，如果没有椰子油，可以勉强用猪油代替，就是不要用精制的大豆油、葵花油、色拉油等液态的植物油来炸，虽然食品生产者标榜这些食用油耐高温炒炸，但是那是因为这些油经过精制而成，因此不建议采用。大家爱吃的薯条、盐酥鸡、臭豆腐和油条，常常用氢化的棕榈油来炸，虽然耐高温，但是含有可怕的反式脂肪酸，因此最好不要吃这些食物。如果实在想吃这些食物，一定要搭配吃大量的新鲜蔬果或综合性的抗氧化剂，比如，维生素A、维生素C、维生素E、硫辛酸和OPC等，这样至少可以减少体内的自由基。但是这里指的是氧化的油脂，若是氢化的油脂（如人造奶油、植物酥油、氢化棕榈油、反复使用的炸油），那就只能任由它们对身体造成危害了。

爱吃醋，也应适可而止

　　醋是一种常用的烹调佐料。它不仅能够调和菜的味道，具有去腥、解腻、增香、促进食欲的作用，还有诸多药用。早在汉代张仲景就在其所著的《伤寒杂病论》中记载了以醋治疗疾病的事例，并将醋称为"苦酒"。李时珍的《本草纲目》里也有关于醋的药用功效的记载："大抵醋治诸疮肿积块，心腹疼痛，痰水血病，杀鱼肉菜及诸虫毒气，无非取酸收之意，而又有散淤解毒之功。"

　　中医认为，酸入肝，肝主血。许多妇科病都是由肝经不舒引起的。醋味酸，专入肝经，能够使药物的疏肝止痛的功效加强，并能起到活血化瘀、疏肝解郁、散瘀止痛的作用。因此，中医临床上常用醋与各种药物共制，来治疗月经不调、崩漏带下等妇科病。

此外，吃醋还有美容驻颜的作用。经常饮用保健醋和醋制品的人，往往皮肤光洁细腻，皱纹减少，容颜娇美。长期坚持用稀释的醋洗脸，面部皮肤就会变得白嫩、水润。将醋与甘油以5∶1的比例混合后涂抹于皮肤，长期坚持能够使粗糙的皮肤变得细嫩。每晚临睡前饮用少量醋，不仅可以提高睡眠质量，还有利于皮肤的保养。

还有很多人认为，多吃醋能够促进新陈代谢、消除疲劳、降血压、防止血管硬化、调整血液酸碱值，因此有助于预防疾病、促进消化，甚至还具有减肥的效果。于是，他们大量盲目地吃醋，结果反而对身体造成了伤害。在这里提醒大家，吃醋也要注意时机和分量，否则容易伤身。

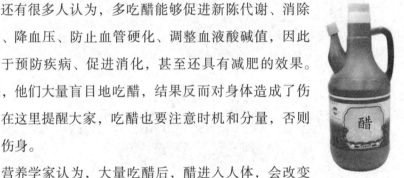

营养学家认为，大量吃醋后，醋进入人体，会改变胃液的 pH 值，增强胃部环境的酸性，可能会损伤胃黏膜。普通健康人大量食醋容易引起胃痛、恶心、呕吐，甚至引发急性胃炎，胃炎患者大量食醋会使胃病加重，还会使溃疡患者病情发作。此外，由于大量吸收醋酸，人体内呈酸性，短期内会出现身体不适、疲劳、精神不振等。如果长期大量吃醋，就会让身体长期处于这种多酸状态，导致体内电解质紊乱，从而诱发神经衰弱、动脉硬化、高血压和冠心病等疾病。

既然过量食醋会对身体造成较大的危害，那我们就要学会适量吃醋。适量吃醋对人体十分有益，因为醋对人体具有四大保健功效：第一，降血压，防止动脉硬化；第二，具有杀菌作用；第三，有助于防止和消除疲劳；第四，可以滋润皮肤。

在夏天的时候，人们往往没有胃口，这时可以吃一些用醋调味的食

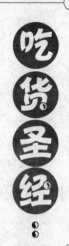
物，比如用醋盐渍小黄瓜、莲藕、苦瓜等，都可以作为夏季的开胃小菜。营养师建议胃口不好的慢性病患者和味觉退化的老人适量吃些醋，能够帮助他们调节食欲，增加进食量。对于原本胃液分泌较少的人来说，适量吃醋能够起到促进胃酸分泌，帮助消化的作用。

现代人普遍盐摄入超标，如果善于用醋调味，减少食盐用量，则能降低患高血压、动脉硬化、冠状动脉心脏病、中风等疾病的风险。在平时炖排骨汤时，加入少量的醋，更利于骨头中的钙质释出，使人体吸收到更多的钙质。在吃羊肉时，最好不要放醋，否则会削弱两者的食疗效果，并会产生对人体有害的物质。

口味重，生命中的难"盐"之痛

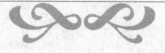

食盐是绝大多数复合味的基础，因此被称为"百味之王"。大约5000年前，人们就已经认识和食用食盐了。食盐是人类生活的必需品，不可缺少。宋代著名诗人苏轼有句诗云："岂是闻韶解忘味，尔来三月食无盐。"做菜时不放点盐，即使山珍海味也难以下咽。不仅一般菜品离不开食盐，就是糖醋味、酸辣味等口味的菜肴也要加入适量盐来调味，这样才能使其味道更加浓郁、适口。

食盐不仅具有增鲜、解腻、杀菌防腐的作用，而且还有助于维持人体的正常发育。我们每天都需要摄入一定量的盐来维持新陈代谢。它可以调节人体内水分的运输，使其在全身各处均衡分布，维持细胞内外的渗透压，并参与胃酸的形成，促进消化液的分泌，使人食欲大增。另外，它还能保证胃蛋白酶达到其发挥作用时所需的酸碱度，维持机体酸碱平衡和体液的正常循环。因此，人们每天都要摄入一定量的食盐。而且还不能吃得太少，摄入盐太少的话，会导致体内钠的含量过低，使人出现食欲缺乏、四肢无力、眩晕等不适感觉；有时还会出现一些较严重的症状，如厌食、恶心、呕吐、心跳加快、脉搏细弱、肌肉痉挛、视力模糊、反射减弱等。在古代，一些国家如荷兰、瑞典等国对犯人有一项这样的惩罚：规定他们在一定时期内不许吃盐，这是一种较新奇的惩罚办法，同样也是较为有效的一种办法。

然而，食盐太多同样对身体不利。近代医学和营养学研究表明，摄入大量盐分会危害人体健康，尤其会增加高血压患病的风险。吃盐过多，会导致体内的氯化钠浓度较大，而过多的钠离子会抑制呼吸道细胞的免疫能力，让人易患感冒。另外，长期过量摄入食盐，更易使人患上高血压。通常人体摄入的食盐，是经肾脏排泄出去的，但对于那些对钠敏感和肾功能不全的人来说，过量摄入食盐会引发水肿和高血压，进而导致心力衰竭、中风或肾衰竭。

食盐食用过多或过少都会对身体造成一定的危害，那么我们该如何科学吃盐呢？

世界卫生组织推荐了不同人群的合理的食盐量，健康人群每天吃盐不宜超过 6 克，糖尿病非高血压患者每天食盐应不超过 5 克，高血压患者每天吃盐最好不要超过 3 克，糖尿病合并高血压患者每天摄入的食盐不要超过 2 克。对于我国人们的饮食习惯，有一个经典的说法："南甜北咸"。有调查数据显示，我国人均每日的食盐量为 12 ~ 14 克，高达世界卫生组织推荐量的 200% ~ 230%。我国北方地区一些居民人均食盐量甚至达到 18 ~ 20 克，并且还在可能继续增高。这大大增加了患上高血压的风险。

此外，我们平时食用的食品中有一些是含食盐的"隐形杀手"。比

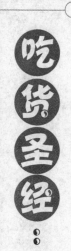
如，酱肉、香肠、烧鸡、熏肉等熟食中的含盐量往往比一般菜肴高出1~2倍，一包辣酱方便面里面就含有6克盐，因此，我们一天的食盐量很容易超标。

鉴于此，我们在日常生活中应注意以下几点。

（1）因餐馆、饭店做饭常常会放较多的食盐、味精等调味，所以应避免在外用餐。

（2）购买一些调料，如味精、番茄酱、沙茶酱、蚝油、豆瓣酱、甜面酱、豆豉、虾油等，首先应看看包装上标注的食盐含量，尽量选择含盐量少的。

（3）家长要注意限制孩子的食盐量，以免其对高盐饮食形成习惯，以致成年后仍然偏爱高盐饮食。

此外，我们还可以通过以下几种办法来调节食盐的摄入量。

（1）每人每餐食盐最好不要超过2克，酱油、咸菜、黄酱等高盐食物不要食用过多。在食用榨菜、咸菜、冷冻虾之前最好先用水冲洗几次，以减少盐的含量。

（2）在购买食盐的时候，可以选择高钾低钠盐，以取代普通食盐。

（3）每一种食物都有其独特的风味，我们可以利用不同食物的风味来调味，比如，将青椒、西红柿、洋葱、香菇等蔬菜和一些味道比较清淡的食物一起烹煮，做西红柿炒鸡蛋之类的菜肴，即使是盐放得较少也别有一番风味。

（4）葱、姜、蒜、花椒等下入油锅后会有一种独特的油香味，利用这些油香味做出来的食物会更加可口，比如可以做成葱油鸡、葱爆肉等。

（5）在烹制食物时，可以加一些白醋、柠檬、苹果、菠菜、柳丁汁等酸味调味汁，来使食物更美味，如在煎烤食物上挤一点柠檬汁。此外，醋可以减少人们对盐的需求。因此，可以在菜里放醋，帮助减少盐的使用量。

（6）在烹调时可以用糖、醋调味，使食物酸甜爽口，就相对减少了对咸味的需求。

戒除"糖瘾"，抵挡甜食的诱惑

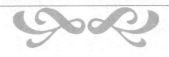

甜食的存在对我们始终是一种诱惑，很多人抵挡不住这种诱惑，嗜糖成瘾。然而世界卫生组织根据对 23 个国家人口死亡原因的调查得出结论：嗜糖之害，甚于吸烟。长期食用含糖量高的食物会使人的寿命缩短 20 年，因此提出了"戒糖"的口号。

那么，甜食究竟能给身体带来哪些危害呢？

（1）吃糖太多会导致多种维生素缺乏以及一些营养性疾病。吃糖过多，会导致血糖升高，人们会产生饱腹感，食欲减退，影响消化和吸收，这就会导致多种维生素的缺乏。缺乏维生素，会使身体出现各种不适。尤其是长期缺乏 B 族维生素，会导致出现厌食、呕吐、消化不良和烦躁不安等神经系统症状，还有的甚至出现面色苍白、肌肉松弛、抵抗力下降等营养不良现象，神经和肌肉的活动能力也会降低。有些嗜糖的人易发生骨折、脊柱侧弯就是这个道理。

（2）吃糖过多，易影响视力。如果吃甜食过多，血糖就会升高，这使眼睛受到两个方面的伤害。一方面，糖是产酸食物，能够中和体内的钙、铬等碱性元素，致使这些元素缺乏。而钙和铬是保持眼球弹性的

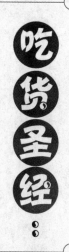

重要元素，一旦缺乏，眼球壁弹性降低，眼压将不能保持在正常水平，长时间紧张用眼即可将眼轴拉长，造成近视。另一方面，血糖增高会使眼部的晶状体加速变性从而改变眼晶状体和房水的渗透压，使屈光度增加，导致近视。

（3）吃糖过多易导致龋齿。吃糖过多，口腔里的环境更适于口腔细菌繁殖，那些细菌就会逐渐将牙表面的珐琅质溶化。另外，糖是酸性食物，容易对牙齿进行腐蚀，因此也易形成龋齿。

此外，过量吃糖，还会引发肥胖、糖尿病、动脉硬化症、心肌梗死等症，甚至对乳腺癌等癌症的发生具有促进作用。糖尿病患者、肝炎患者要尽量少吃糖或不吃糖。

对于一些喜欢吃甜点、饼干、饮料等甜食的孩子和年轻女性来说，每天摄入 100 克以上的白糖再最普通不过的事情。但营养学家推荐的每日摄入白糖总量为 30 ~ 40 克。30 ~ 40 克白糖是个什么概念呢？那就人们常吃的甜食来说，一大勺果酱大约含糖 15 克，1 罐可乐大约含糖 37 克，3 小块巧克力大约含糖 9 克，1 支蛋卷冰淇淋大约含糖 10 克，几块饼干大约含糖 10 克……爱吃零食的女性，应注意甜食的含糖量，尽量不要超出专家的建议食用量。家长也要对孩子吃甜食严格限制，以免吃太多甜食给孩子的健康带来隐患。即使吃糖，也应吃红糖，红糖虽然含有杂质，但这些杂志是矿物质、维生素和植物营养素等对人体有益的成分。

此外，我们还应坚持科学吃糖五个"不"原则。

1 空腹不要吃甜品、糖果

空腹时进食甜品，容易导致胃肠胀气，胃酸分泌过多，使人出现恶心、反酸、和烧心感。有的人仅仅以一杯甜的饮料来代替正餐，认为这样简单省事。殊不知，空腹饮用甜的饮料后，饮料中的糖分被身体迅速吸收，血糖急剧升高，只能通过胰腺分泌大量的胰岛素来降低血糖，降低血糖的过程中可能会出现血糖过度下降的情况，这时人就会出现低血糖反应，不仅严重影响工作和学习，而且还可能危害健康。

2 餐前不要吃糖

甜食会延缓胃肠道的蠕动和排空，使人食欲大减。许多人都是因为在餐前半小时吃了一些甜食或者仅仅喝了一杯含糖多的饮料，就导致正餐食量大减，营养摄入失衡。因此，餐前1小时绝对不能食用任何甜食、糖果。

3 餐后不宜立即吃甜品

有的人有正餐后进食甜品的习惯，这是一种不好的习惯，即使进食很少量的甜品也是不合适的。人们进餐后血糖会升高，只能通过胰腺分泌胰岛素来降低血糖，这时再进食糖果等甜品，将会使血糖负荷过大，胰腺的工作量加倍。长期如此，胰腺就会因疲倦而怠工，出现病变。因此，餐后不宜食用甜品。想要享用甜品，可在两餐之间，如上午9~10点，下午3~4点，作为加餐食用。

4 不要一次性大量吃糖

一次性大量吃糖，不仅会使血压骤然升高，胰腺负担过重，还会引发食欲减退、胃肠不适、胃肠嗳气等症状，并严重影响其他营养素的摄取、消化和吸收。

5 部分人士不宜吃糖

甜食并不是人人都适合吃，有一部分人，如肥胖、糖尿病、糖耐量低减、胃肠功能弱、胃炎和消化道溃疡、胃食管反流症、功能性消化不良、高甘油三酯血症、高胆固醇血症和冠心病患者，就不能或不宜吃甜食，实在忍不住要吃的话只能在营养师的指导下适量食用。

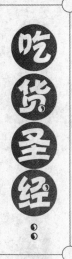
辣椒虽好，不宜多吃

　　说起辣椒，人们通常会想起宋祖英演唱的一首《辣妹子》，其中"辣出汗来汗也辣呀汗也辣，辣出泪来泪也辣呀泪也辣"两句歌词写出了生动形象地写出了吃辣的情景。湖南、四川人都爱吃辣椒，那里的姑娘大都长得水灵灵的，据说与爱吃辣有一定的关系。

　　辣椒具有多重功效。一是辣椒具有增香添色、刺激食欲的作用。辣椒中的辣味成分辣椒素不仅营养风度，而且还可以增进人们的食欲，因此人们常常喜欢用辣椒调味；二是辣椒中含有多种辣椒素和香美兰胺等生物碱，它们能够刺激口腔黏膜，促进唾液分泌，加速胃肠蠕动，有助于食物消化；三是辣椒中含有大量抗氧化物质，对预防癌症和其他慢性病有一定的效果，而且还利于呼吸道畅通；四是辣椒还能增强血管的弹性，减少血管硬化的机会，从而有助于预防心血管疾病；五是辣椒含有丰富的维生素 C，长期食用辣椒，还具有抗老化、延缓衰老的作用。

　　此外，许多日本人都认为，从某种程度上来讲，辣椒是女性的"补品"，因为辣椒具有杀菌作用，它能够抑制杀灭女性的阴道滴虫。一些女性有月经不调的烦恼，还有一些因阴道滴虫和念珠菌等阴道疾患而困扰。有医师认为，辛辣食物中含有一些对妇科病有益的成分，经化验证实，这些成分能够加速血液循环，从而增强人体的抗菌能力和免疫力，因此，辛辣食物有助于减少女性因受感染而引起白带增多的机会。除了杀菌作用，辣椒中还含有一种叫作"辣椒素"的物质，这种物质能够促进荷尔蒙分泌，从而加速新陈代谢，可以起到燃烧体内脂肪的效果，因而辣椒还具有减肥的作用。

然而，很多女性认为吃辣椒容易上火，导致脸上滋生一个个"小痘痘"，因此，为了自己的姣好容颜，他们虽然爱吃辣椒，但仍然会克制自己的食欲，吃极少的辣椒，甚至不吃辣椒，对其敬而远之。其实，脸上长痘痘不仅仅与吃辣椒有关，还与个人体质及地区差异有一定的关系。大家可以看到，在某些以辣著称的地区，当地女性不但很少有暗疮烦恼，反而大多数皮肤光滑透亮，吹弹可破。而对于其他地区的女性，还是少吃为妙。

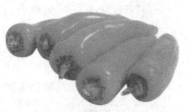

那么，哪些人能吃辣椒，哪些人最好不要吃辣椒呢？吃辣椒究竟有哪些禁忌？中医认为，食辣是否对身体有益因人而异，一般来说，辛辣食物只适合虚寒体质之人食用。根据"寒则热之，虚则补之"的中医理论，虚寒之人宜多吃辛辣温性的食物。因为虚寒之人气血运行较慢，常常会出现手脚冰冷、四肢无力、头晕及低血压症状，多多食辣可以促进气血运行，帮助减轻虚寒症状。与之相反，燥热、阴虚、湿热、多汗之人以及孕妇绝对不宜经常吃辣，否则会"热上加热"，使热气燥火、口干舌燥、面红耳赤、发热等不适症状加剧，甚至导致更为严重的后果。即使虚寒之人，也要根据自己的身体状况适量食用，因为过量食用同样会上火，出现出汗过多、水分流失、喉痛、生疮、牙龈肿痛等症状，不仅起不到食辣应有的效果，反而会食出反效果。因此，可以偶尔吃一两次麻辣小锅、麻辣烫之类的辛辣食物，加两滴辣椒油，用辣椒做调料都无妨，但是不宜天天食用。此外，患有食道炎、喉炎、牙痛、痔疮、肺结核、高血压的患者也宜少吃。

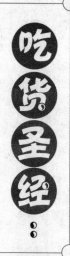

喝茶好处多，饮用有讲究

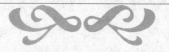

中国是茶的故乡，几千年前人们已经开始制茶、饮茶、品茶了。后来，茶道传入日本，日本举国上下兴起了一股饮茶之风。中国的茶品种繁多，主要有绿茶、红茶、乌龙茶、花茶、白茶、黄茶等。饮茶不仅能健身疗疾，还可以修身养性，陶冶情操，品味人生，参禅悟道，使人获得精神上的享受。品茶、待客历来是许多中国人的一种高雅的娱乐和社交活动，坐茶馆、茶话会则是许多人聚在一起的茶艺活动。

中国历史上有许多名人对茶都青睐有加，乾隆嗜茶成癖，他曾风趣地说："君不可一日无茶"；孙中山对祖国茶叶有着较高的评价，并且常常以茶代酒；鲁迅对饮茶十分着迷，他说："有好茶喝，会喝好茶，是一种清福……"

民间俗语云："一日无茶则滞，三日无茶则病。"这其实说的是饮茶对人体健康的影响。对于茶的功效，许多医书都有记载。李时珍在《本草纲目》中论茶甚详，并说出了茶的药理作用："茶苦而寒，阴中之阴，沉也，降也，最能降火。火为百病，火降则上清矣。然火有五次，有虚实。苦少壮胃健之人，心肺脾胃之火多盛，故与茶相宜。"他认为茶有清火去疾的功效："茶主治喘急咳嗽，祛痰垢。"李时珍本人也喜欢饮茶，说自己"每饮新茗，必至数碗"。

无独有偶，《神农本草经》中也有"茶味苦，饮之使人益思，少卧"的记载。《唐本草》中说："茶味甘苦，微寒无毒，去痰热，消宿食，利小便。"汉代名医张仲景认为，"茶治便脓血甚效"。到现在，我国民间还有用茶叶治疗痢疾和肠炎的做法。

概括来说，饮茶对人体主要有八个方面保健作用：提神，利尿，强心解痉，抑制动脉硬化，抗菌、抑菌，减肥、防龋齿、抑制癌细胞。

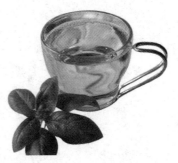

如今，茶已经被列为当今世界的三大饮料之一。对于饮茶，人们有诸多讲究。古人早已总结了一套饮茶歌诀："烫茶伤人，冷茶勿饮；淡茶养人，浓茶消瘦；午茶提神，晚茶难寝。"古人的实践经验表明，饮茶要得法，否则起不到应有的作用。一般来说，饮茶有以下十大讲究。

1 刚采下来的茶叶不宜立即喝

有不少人认为，茶叶越新鲜越好，尤其是刚从树上采摘的茶叶是最好的。其实，他们是走进了对茶叶的认识误区。所谓新茶指的是采摘后不到1个月的茶叶泡成的茶。这些茶叶虽新鲜，但含有一些对身体不利的物质，如多酚类物质、醇类物质、醛类物质，由于放置时间较短，这些物质还没有被完全氧化，如果长期饮用新茶，可能使人出现腹胀、腹泻等不适症状。尤其是一些患有胃酸缺乏的人和一些老年性慢性胃溃疡患者更不适合饮用新茶，因为新茶会刺激他们的胃黏膜，会产生胃肠不适，甚至会使原有病情加重。

2 饮茶必须适量得法

饮茶必须适量，尤其是中老年人，每天以饮4～5杯为宜。饮茶过多，体内水分增多，会加重心脏和肾脏的负担。饮茶以淡茶为好，浓茶会使大脑过于兴奋，心跳加快，还会导致尿频、失眠等症状。对于喜欢饮浓茶的人来说，每天可以饮用1～2杯中等浓度的茶。此外，还要把握好饮用温度。一般以温茶为宜，如果饮用过热的茶，

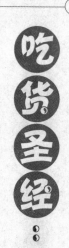

会强烈刺激咽喉、食道和胃，可能导致这些器官的黏膜产生病变。也不宜饮用冷茶和冲泡时间过长的茶，因为冷茶会对身体产生寒滞、聚痰的不良反应，而冲泡时间过长或过夜的茶中的有效成分大大降低，有害微生物却会增多。

3 忌长期大量饮浓茶

长期大量饮用浓茶，将不利于人体对铁质和维生素 B_1 的吸收，因此，不能饮用太多的茶，且茶水不宜过浓。

4 空腹忌饮茶

我国自古就有"不饮空心茶"之说，这是因为空腹饮茶会冲淡胃酸，并抑制胃液分泌，不利于消化，甚至会引起心悸、头痛、胃部不适、眼花、心烦等"茶醉"现象。此外，空腹饮茶还会影响人体对蛋白质的吸收，而且会引起胃黏膜炎。

5 饭前、饭后不宜立即饮茶

饭前饮茶会冲淡胃酸，吃饭时会感觉食物食之无味，还会对消化器官的吸收功能造成影响。茶叶中含有大量的鞣酸，若饭后立即饮茶，这些鞣酸就会与食物中的蛋白质、铁发生凝固作用，从而影响人体对这些物质的吸收。

6 睡前忌饮浓茶

饮茶过浓会影响睡眠，《老老恒言》告诫人们"多饮面黄亦少睡"，《惠茶》中也说"不可品尝无别意，只愁睡少梦君稀"。因此，不宜过多饮茶，上午可以饮浓茶，下午以饮淡茶为佳，睡前切勿饮浓茶。

7 酒后忌饮茶

茶和酒精一样，都会使心脏兴奋。若二者共同作用，就会加大对心血管的刺激。酒精进入人体后，大部分会在肝脏中转化为乙醛，然后转变为乙酸，而乙酸又会被分解成二氧化碳和水，经肾脏排出体外。如果在酒后饮浓茶，茶叶中的茶碱就会快速作用于肾脏，产生较强的利尿作用。这就使那些尚未分解的乙醛对肾脏产生刺激作用，从而影响肾功能。

8 不宜用茶水送服药物

有些药物中含有多种离子，若用茶水送服，茶水中的鞣酸、茶碱等物质就会与这些离子结合，产生沉淀，这将会影响药物的吸收，降低其疗效。

9 孕妇应少喝或不喝茶

因为茶叶中含有咖啡碱，这种物质进入血液后会对胎儿产生不良刺激，从而影响胎儿的生长发育。因此孕妇不宜饮茶，尤其不宜喝浓茶。

10 特定患者不宜饮茶

以下患者不宜饮茶：患有胃溃疡的患者应少喝茶，因为茶中的茶碱会刺激胃壁分泌大量的胃酸，不利于溃疡面的愈合；茶叶中的咖啡因是一种中枢神经兴奋剂，容易使人兴奋，所以患有严重的高血压、动脉硬化的患者以及失眠者不宜多饮茶，更不要喝浓茶；发热患者不宜饮茶，更不宜饮浓茶，因为茶中的茶碱会对体温中枢产生刺激作用，从而加剧发热症状。

此外，饮茶还有许多其他讲究，比如，不同的茶叶泡法不同，绿茶需要用较冷的水冲泡，红茶和乌龙茶用传统式的泡法就可以了。喝茶时，不仅要讲究茶叶适当拼配，还应随喝随添，以使茶水浓度保持前后一致，水温也要适宜，还可以适当搭配糖果、点心、干果等一起食用，味道会更佳。

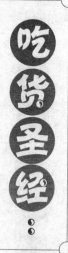

果汁老幼皆宜，饮用大有学问

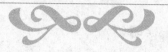

　　炎炎夏日，喝上一杯美味可口的果汁饮料，人们顿时会神清气爽。随着人们生活水平的提高，果汁已成为一种广受欢迎的大众饮品，许多父母更是鼓励孩子用果汁来代替碳酸饮料来解渴。

　　众所周知，水果有益于人体健康，因此果汁也有较高的营养价值。果汁是一种低热量饮料，含有有机酸、矿物质、多种维生素等营养成分，不仅能美容护肤、减肥瘦身，还有防病保健的功效。尤其适合小儿、老人、放化疗患者以及病后康复之人饮用。

　　但是，我们需注意到，目前市面上所售的所谓"水果汁"大多为"果味饮料"或"果子露"。这些饮料色香诱人，但几乎不含什么营养物质，只含有少量维生素C、糖、人工色素、香精和防腐剂等。如果不加节制过多饮用，易导致肥胖、胃肠道疾病和蛀牙等危害。此外，在将水果制成果汁的过程中，除去了果皮和果肉，这就使得榨出来的果汁缺乏膳食纤维，而膳食纤维被医学界称为"第七营养素"，它被分为水溶性和水不溶性两种，对人体具有不同的功效。以果胶为代表的水溶性膳食纤维，可以预防和减少糖尿病、心血管疾病的发生，水不溶性纤维的主要作用是防止胃肠系统病变。

　　那么，对于喜欢喝果汁的人来说，怎么才能选购既解渴又有营养的果汁呢？首先要留意饮料标签上注明的成分，尽量选择添加成分较少的饮料，还要注意糖和果汁的百分比。如果果汁所占的百分比较低，那么饮料中可能加入了不少糖或者其他添加剂。还要注意观察果汁的外观，一般果汁看起来清澈透明，没有任何漂浮物，也没有沉淀；不带果肉且不透明型饮料，整瓶饮料应均匀一致，上下不出现分层现象，不能有沉淀物；果肉型饮料，应可以看到不规则的细微果肉，允许有沉淀存在。

根据果汁饮料中果汁的含量，可以将其分为以下几类：一是原果汁，其果汁含量为100%，用新鲜的水果压榨分离而成，不添加任何人工添加剂，最大限度地保留了水果中的营养，因此，纯果汁口感不甜，但有水果的天然香味。二是水果汁，此类果汁需要先过滤掉果核、粗纤维，再经过高温消毒制成，它的果汁含量是原果汁浓度的40%左右。为使果汁口感较好，生产厂家通常还会添加一定量的糖分和香精。三是果汁饮料，此类饮料果汁含量不低于10%。四是果粒果汁饮料，此类饮料果汁含量不低于10%，果粒含量不低于5%。第五种饮料是果汁类汽水，其原果汁含量不低于2.5%。最后一种饮料是果味型饮料，这种饮料中的果味大多由人工添加剂合成，原果汁的含量低于2.5%。

喝饮料时，要注意果汁的饮用时间及存放时间。当密封的果汁被开启后，它的营养成分很容易在空气中被分解，尤其是维生素的含量会减少。因此，果汁饮料开盖后应立即饮完，喝不完的在冰箱中也不能储存太长时间。

爱喝奶，须知五忌

牛奶素有"接近完美的食品""白色血液"之美誉，是最理想的天然食品。"每天一杯奶，强壮十亿人"是牛奶行业的一句著名的广告词，被无数人所熟知；医生和营养学家都认为牛奶及奶制品可以防止潜

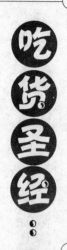
在的老年骨质收缩；为了能够让下一代补充道牛脑中各类丰富的营养，人们一直在为"校园营养奶计划"奔走呼号……这些，无疑使牛奶称为最受欢迎的食品之一，因此它也被称为"适合所有人的健康饮品"。

牛奶中含有丰富的蛋白质、脂肪酸、维生素和矿物质，这些都是人体所必需的营养素。最可贵的是，牛奶中钙、磷的比例非常适当，利于钙的吸收，因此可以说牛奶是人体钙的最佳来源。牛奶中含有人体所需的所有的必需氨基酸。对于中老年人来说，牛奶还有一大好处，那就是，牛奶中胆固醇的含量较低，而许多动物性蛋白中胆固醇的含量很高。值得一提的是，牛奶中的某些成分还能抑制肝脏制造胆固醇的数量，这使得牛奶具有了降低胆固醇的功效。

有人认为，既然牛奶适合所有人饮用，那就无所顾忌地喝吧。于是，早上一杯，中午一杯，晚上睡前再饮一杯。甚至想什么时候喝就什么时候喝，想怎么喝就怎么喝。这种做法是不正确的。其实，喝牛奶也有很多讲究，如果饮用方法不当，喝牛奶不但不能起到应有的补养效果，还可能会给身体带来危害。

喝牛奶有以下五个禁忌，爱喝奶的人一定要避开这些禁忌。

1 忌空腹喝牛奶

许多人喜欢空腹喝牛奶，殊不知，这是喝牛奶的一大忌讳。牛奶中的乳糖只有经过乳糖酶的分解形成单糖，才能通过小肠壁进入血液，被人体所吸收。如果小肠中没有乳糖酶或者其活力低下，那么乳糖就不能被分解，只能原封不动的进入大肠，在大肠中被大肠杆菌等细菌代谢、发酵、产酸、产气，于是使人出现腹泻等不适症状。这种现象在科学上被称为"乳糖不耐受"现象。据统计，中国有 2/3 的成年人体内缺乏乳糖酶。换句话说，中国有 66% ~97% 的成年人在空腹喝奶后，或者一次性大量饮用牛奶，都可能因为乳糖不耐受而出现腹胀、腹泻的现象。如果在生活中，饮用牛奶后出现经常性的腹胀、腹泻，而又排除了牛奶不新鲜、牛奶冰镇等原因，你就可以凭经验判断自己属于乳糖酶缺乏或者乳糖酶功能低下。这时，你可以通过少量分次饮用牛奶，或者改喝酸奶的方法来改善这种状况。酸奶只是经过乳酸菌发酵，其所含的蛋白质的量与鲜牛奶相比，并没有什么差异。另外，空腹喝牛奶，牛奶在胃肠道通过的时间加快，牛奶中的营养成分还来不及被吸收就进入大肠，致使吸收效率降低。因此，在喝牛奶的时候，应搭配固体食物，最好搭配主食，如面包、蛋糕、点心、饼干等。

2 忌高温久煮

如果高温久煮的话，牛奶中的蛋白质在高温条件下会从溶胶状态转变成凝胶状态，从而产生沉淀，营养价值降低。如果因为考虑到牛奶不卫生想要通过煮沸来消毒，就大可不必了，因为正规厂家生产的鲜牛奶都已经消过毒了。还有一种做法是，不但高温久煮，还加糖。这种做法更是不科学。牛奶中含有丰富的氨基酸，受高温的作用，牛奶中的氨基酸与糖发生作用生成果糖基氨基酸，这种物质不但不会被人体吸收，反而会给人体带来危害。专家指出，通常消毒牛奶的温度要求并不高，在70℃的温度下煮3分钟，或者60℃的温度下煮6分钟就可以了。如果煮沸到100℃，牛奶中的乳糖就会焦化，而焦糖可以致癌。

3 忌与茶、咖啡一起饮用

牛奶中含有大量的钙离子，而茶叶中含有单宁酸，二者容易发生反应生成不溶解的钙盐，将影响钙的吸收。而咖啡中的咖啡因是较强的脱钙剂，也会影响钙的吸收。据统计结果显示，大量或长期喝茶、饮用咖啡的人群，比普通人群更容易患上骨质疏松，这种情况的出现，也与喝茶或咖啡会影响钙的吸收有关。

4 忌在牛奶中加入果汁等酸性饮料

因为牛奶中所含的蛋白质中80%属于酪蛋白，加入酸性饮料

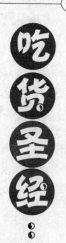

会改变牛奶的酸碱度，而当牛奶的酸碱度小于4.6的时候，就会出现大量的酪蛋白凝聚在一起并沉淀的现象，这使人体难以消化，甚至会导致消化不良或腹泻。

5 忌用牛奶送服药物

虽然一些药物的说明书上可能会指出，牛奶不影响该药物的吸收，但是送服药物最好还是用清水，完全没有必要用牛奶送服。因为牛奶和药物之间可能会相互破坏、相互影响。一些药物中含有金属离子，牛奶中的蛋白质会与这些金属离子结合，从而影响药物的药效。因此，不要用牛奶送服药物，服药和饮用牛奶之间也应间隔一段时间。

第八章

健康吃零食

——馋嘴零食健康吃

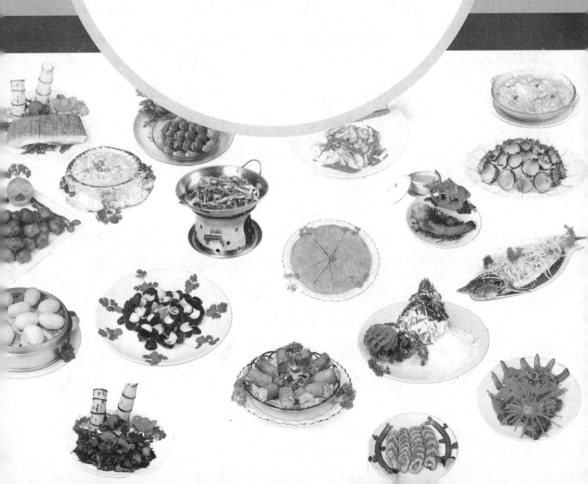

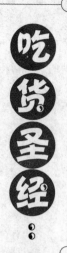

这样吃不伤身，不发胖，有精神

拒绝"坏零食"，为身体把关

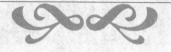

生活中哪些零食是"坏零食"呢？概括来说，"坏零食"就是"三最"零食，即我们最常见到的、在商店超市卖得最多的、电视里最常打广告的零食。包括糖果、蛋糕、饼干、巧克力、薯片、可乐、咖啡和含糖饮料。之所以说这些零食是"坏零食"，是因为它们有以下几个特点。

一是含糖量偏高。"坏零食"中通常含有大量的糖，这种糖是一种精制糖（简称精糖）。精糖是含有最高热值的糖类，过量摄入会引起肥胖、动脉硬化、高血压等疾病，长期高糖饮食，会使人体内环境失调，进而给人体健康造成一些伤害。巧克力里面的可可亚含有生物类黄酮，具有消炎、抗衰老、抗氧化等作用，但仅限于不加糖的巧克力。平时可以偶尔吃一些巧克力，但最好选择可可亚含量较高的纯巧克力、无糖巧克力或者用优质代糖制作的巧克力，还要注意不要选含反式脂肪酸也就是含氢化植物油的巧克力。

二是含用大量的精制淀粉。饼干、糖果、蛋糕和面包等零食中都含有大量的精制淀粉，吃下肚后血糖会立刻飙高，没过多久又会急速下降，如同坐云霄飞车一样。这些零食吃下去后，其中的碳水化合物会以葡萄糖的形式进入血液，这时胰脏会分泌胰岛素，把葡萄糖"压"到细胞里面，"压"得过度的话，使血糖降低，吃饱后会变得疲倦、昏昏欲睡。长期这样就会使胰脏和肾上腺产生精疲力尽的负面效应，这其实是早期糖尿病的起因和征兆，应引起警惕。当然，并不是说每个人吃精制淀粉都会患上糖尿病，患上糖尿病还有遗传方面的原因，但是普通人还是应少吃这些含太多精制淀粉的零食，杜绝患上糖尿病的风险。另外，我们还适应吃粗粮，少吃精制淀粉，不要吃太多加工食物，那些食物不但丧失了一部分营养，而且吃了会使血糖不稳，并导致肝、胰、肾上腺疲乏。

三是含有大量的人工添加物。几乎每一种零食都含有人工添加物，比如含有人工色素、人工香料、人工防腐剂、人工抗氧化剂、人工保色剂、人工甘味剂和人工膨松剂等。这些人工添加成分几乎不含有什么营养，不仅如此，还容易降低人体免疫力、损坏肝脏及造成过敏等，对人体造成伤害。其中，有的零食上面配料包含"食用色素"，但其实很少是天然的，多数是化工合成的，它们会对人体产生不良反应，会慢慢地侵害人的身体，使人产生慢性中毒。由于慢性中毒不易被发现，长期吃这样的零食，危害就更大。如果食用了假冒伪劣的零食，它的危害就更严重。几乎每一种零食都加有防腐剂，用来防止食品变质。有一种防腐剂是亚硝酸盐，价格便宜，但对人体不良反应大。许多不良商贩制作食品时使用的都是亚硝酸盐，大家都知道亚硝酸盐会致癌。因此，我们要尽量避开这些人工添加物，尽量选择天然香料、天然色素和天然防腐剂。天然香料比如水果、香菜、花椒、大料等，天然色素就是食物本身的颜色，多食用天然食物，而天然的防腐剂就是糖、盐、醋、天然维生素 E 等。

四是许多零食含有太多不好的油脂。比如，市面上销售的深受大家喜爱的薯片，将其中的一片用火点燃，能够燃烧一两分钟，这说明它的含油量极高，而且是经高温油炸过的、含反式脂肪酸的、精制的、质量非常劣质的油。这种油会破坏人体免疫系统，降低人体免疫力，而且还

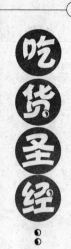
会加速细胞老化、堵塞血管等，给身体造成极大的危害。

五是零食的包装也会产生损害。零食多用塑料包装，虽然塑料本身无毒，但在生产、印刷和包装的过程中极有可能会渗入重金属，重金属沉积在大脑中会严重影响人的智力发育。尤其是铝罐装的汽水和可乐，一经高温铝就会溶解在可乐里面，对人的大脑造成损害。而且铝还会与身体里面的钙和镁竞争，身体一旦吸收到铝，就会导致钙的流失，从而造成骨质疏松。

另外，零食的包装物的彩色印刷，以及里面的小卡片、小玩具的图案也都是彩色印刷的，印油中的铅会使人产生铅中毒，一旦铅中毒，很难治愈。

六是许多零食不符合卫生标准，其中的菌落指数（每计量单位细菌总数）严重超标，因此也会对身体造成极大的危害。

路边的小吃最好不要吃，因为食品原料的来源和质量没有保证、食品卫生无法保证，而且烧烤、油炸的居多，对人体十分不利。

另外，饮料也要少喝。市场上常见的饮料大致可以分为五种：钙奶类、果味类、碳酸类（汽水）、纯净水和矿泉水类。这五种饮料中，除纯净水和矿泉水之外，其他饮料都或多或少含有防腐剂。果味类和碳酸类饮料都含有糖精、香精和色素，所以它们的危害也不容小觑。有人说：那喝纯净水不会有问题吧？其实纯净水也要少喝，"纯净水"是经多种工序加工的水，其中缺少人体必需的微量元素和矿物质，而且，经常喝纯净水会使肾脏的功能降低，原因是肾脏"没活儿可干"——没有东西可过滤，久而久之肾的过滤功能就慢慢衰退了，想想这多么可怕。有人说："白开水是世界上最好的饮料。"渴的时候，还是多喝点白开水吧。

办公室零食，健康零食健康吃

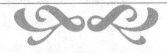

作为现代都市白领，早上起床后匆匆忙忙的，早餐随便凑合着吃一点，有的根本来不及吃，午餐又不合口味，在较漫长的下午不仅饥肠辘辘，影响工作。再加上一整天坐在办公室里，盯着电脑屏幕，馋嘴的MM们总忍不住想要吃点什么。但是大多数零食含有较多的热量，因此许多白领在大吃特吃之后总是不禁担心起会不会变胖的问题。面对严峻的体重问题，办公室一族吃什么零食才能让自己摆脱负罪感，永远保持苗条的魔鬼身材呢？适合办公室吃的零食既要健康又要低热量，这才是明智的选择！

一些办公室零食的出现恰好可以解决白领们的营养补给问题，同时又不会引起肥胖问题，一举两得。下面先让我们看一下专家对于一些常见零食种类的点评。

1 谷类零食

专家点评：谷类零食的种类有很多，包括煮玉米、糕点膨化食品等，但它们的地位却差异较大。

煮玉米、全麦饼干、无糖或低糖全麦面包等都属于"三低"食品，即低脂、低盐、低糖，因此是"可以经常食用"的零食。

月饼、蛋糕及甜点则因为添加了中等量的脂肪、盐和糖而属于"可以适当食用"的零食。至于巧克力派、奶油夹心饼干、奶油蛋糕等，虽然看起来外形诱人，吃起来口味甜美，但却因含有较高的脂肪、盐及糖

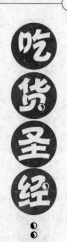
而要"限制食用"。方便面也因没有营养，含有致癌物和抗氧化剂并加入防腐剂而被列入"限制食用"的食品行列。

膨化食品更是人们眼中的"四高一多"食品，高油、高能量、高盐、高糖、多味精集于一身，长期大量食用会造成营养不良和脂肪堆积。如果在饭前吃，还易造成饱腹感，使人没有食欲，影响正常进餐，而其中的爆米花还可能含铅，给人体带来危害。

2 豆及豆制品零食

专家点评：在所有零食中，该类零食属于少见的可以不"限制食用"的零食，这与豆类较高的营养价值是分不开的。豆制品营养丰富，含有大量的蛋白质，对人体补钙有极大的好处。在此类零食中，豆浆、烤黄豆等都是"可以经常食用"的。而那些经过加工的豆腐卷、怪味蚕豆、卤豆干等则只能"适当食用"了。

3 蔬菜水果类零食

专家点评：这类零食无疑是最健康、安全的零食，不管是香蕉、苹果、柑橘、西瓜，还是西红柿、黄瓜，只要是新鲜、天然的、有机的，那就"可以经常食用"。但是，用糖或盐加工的水果干，如苹果干、葡萄干、香蕉干等，虽挂水果的名，但营养已大打折扣，只能"适当食用"。

下面就来盘点一下办公室一族适合吃哪些零食。

（1）即食海苔。海苔热量很低，纤维含量却很高，基本不存在令人发胖的风险，因此办公室白领可以放心食用。海苔浓缩了紫菜当中的各种B族维生素，不仅能有效预防神经老化，还可以调节机体的新陈代谢。此外，海苔还能防治消化性溃疡，帮助人体延缓衰老，使我们的皮肤润滑健康。但是需要注意的是海苔富含碘化钾和碘化钠，因此甲状腺患者最好不要食用。

（2）酸奶。办公室的饮品还可以选择酸奶和牛奶，它们含有丰富的钙和蛋白质，提供能量，补充营养。而对于市场上为突出口感而添加了糖分的乳饮料，如乳酸饮料，就不属于营养师的推荐之列了。

（3）榛子。榛子中含有丰富的不饱和脂肪酸和蛋白质，并含有较多的胡萝卜素、维生素 A、维生素 C、维生素 E、B 族维生素以及铁、锌、磷、钾等营养素。榛子虽富含油脂，但都是对人体有益的油脂，具有一定的降血压、降血脂、保护视力和延缓衰老的作用。而且，榛子还十分利于脂溶性维生素在人体内的吸收，这对体弱、病后虚弱、易饥饿的人有良好的补养作用。但是存放时间比较长的榛子不宜食用。另外，因榛子含有丰富的油脂，所以胆功能严重不良者应慎食，而普通人每次食用 20 粒就够了。

（4）黑巧克力。许多女性都爱吃巧克力，但是又担心吃完变胖，巧克力让她们又爱又恨。黑巧克力可以很好地解决这个问题，它的脂肪和含糖量是所有巧克力里面最低的。而且，它和所有的巧克力一样，能够使人心情愉快，有助于减轻压力。

（5）龟苓膏。龟苓膏，是一种传统药膳，主要成分是龟板和土伏苓，再配生地等药物精制而成。它具有润燥护肤、消除暗疮、清热解暑、丰胸抗老等多重功效。再配以炼乳、蜜糖、牛奶，就成了一碗冰凉可口的即食美味。当然，配料不同，功效也会有所不同。如果时常感到消化不良、胃气胀，吃一碗龟苓膏就使人胃口大开，大便畅通。普通人一个星期吃 1～2 碗的话，可以减少身体染病的机会。

（6）低糖燕麦片。麦片不但能够为人体提供能量，还可以补充可溶性或不可溶性膳食纤维，平衡膳食结构。适合办公室食用的是即食燕麦片，即食纯燕麦片事先经过高温处理，只要在微波炉里面加热 2～3 分钟就可以享用。有的人感觉纯燕麦片太过无味，难以下咽，那就在里

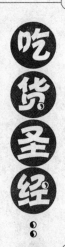

面加入牛奶、蜂蜜等来调剂。从营养学角度来说，整谷类，经简单加工而成的食品，营养价值最高。如果你因为忙于工作而错过了正餐，不妨吃碗麦片粥。

（7）糙米饼。糙米饼是五谷含量最丰富的饼干，且口感酥脆，非常适合办公室一族食用。糙米不但营养远超白米。而且含有丰富的纤维，有利于消化。尤其适合肥胖和肠胃功能障碍的人食用。

（8）山楂片。"吃货"们遇到美食总会吃得"停不下来"，这就很容易产生积食、消化不良的症状。山楂具有开胃消食、化滞消积的功效，因此手边常备山楂片能够帮你健胃消食，消除囤积脂质。

（9）牛肉干。牛肉干含有丰富的蛋白质、B族维生素等营养成分，还含有人体所需的多种矿物质和氨基酸，具有补脾胃、强筋骨、补益气血的功效。而且它保持了牛肉耐咀嚼的风味，深受人们喜爱。

（10）阿胶枣。"日食三枣，青春不老。"红枣有"青春果""活的维生素丸"的美誉，性味平和、甘甜，具有补血健脾、补中益气的功效，吃了红枣，可以使人颜面红润，皮肤光洁有弹性。而阿胶枣里特意添加了阿胶，不仅营养丰富，口感甜润，好吃又有滋补效果，可以作为办公室里一款不错的休闲小吃。需要注意的是，阿胶性黏滞，脾虚者应慎食。

（11）蓝莓干。提到蓝莓，大家耳熟能详的是它明目的功效，那是因为蓝莓中含有一种叫紫檀芪的良好的抗氧化剂。其实，蓝莓还有许多其他的营养价值，它不仅含有大量的锌、钙、铁、铜等矿物质，而且富含维生素，可以很好地增强我们自身的机体功能。如果吃新鲜蓝莓的话，腹泻时忌食，因为新鲜蓝莓有轻泻作用。

选择"好零食"，为生活添乐趣

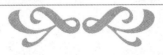

好零食通常含有较多的优质蛋白质和优质油脂，以下为大家推荐几种好吃又健康的零食。

第一种为大家推荐的好零食是新鲜的水果。如今，"有机""绿色"食品比较受欢迎，成为一种饮食新风尚。吃水果，我们也应吃"有机""绿色"的天然水果，比如，我们可以吃一些不含化肥或农药的有机芭乐、苹果、西红柿、葡萄、火龙果、香蕉、橙子、猕猴桃、菠萝、鳄梨和芒果等，这些都是健康的好零食。自然界的蔬果营养丰富，含有大量的维生素、矿物质、抗氧化剂、消化酶与生物类黄酮，以及许多未知的植物营养素，这些成分对人体的好处不言而喻。就拿水果中的消化酶来说，对人体就能起到很好的消化作用。当我们吃得太饱，或肝脏过度疲乏，无法分泌足够的酶来消化的时候，水果中的消化酶能够帮助我们消化很多食物。但需注意的是，酶在超过55℃的温度下就会被破坏，因此蔬果还是生鲜的比较好。

第二种为大家推荐的好零食是新鲜蔬菜。没错，蔬菜也属于零食，而且是健康零食。在家没事的时候，选一些有机的胡萝卜、黄瓜、芹菜、意大利脆瓜、豌豆、西兰花等蔬菜，蘸着佐料吃，就是最好的零食。但是需注意，作料也要选择健康的食材，比如酸奶等，选择酸奶的时候最好选择那些没有添加人工香料和人工色素的原味酸奶，自己也可以在家 DIY 一些作料。吃这些蔬菜，可以起到养颜美容、抗衰老的作用，因此是较好的天然零食。

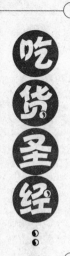

第三种为大家推荐的零食是水果干。例如，葡萄干、枣干、芒果干、香蕉干和龙眼干等，当然，它们作为健康零食的前提是不含任何人工添加物。一般生产食品常用的防腐剂等，我们通常可以从食品包装上得知，在购买前一定要仔细阅读食品包装上的说明。

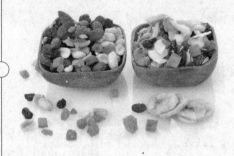

第四种为大家推荐的好零食是干果坚果类。比如腰果、开心果、杏仁、核桃、栗子和松子等，但是在加工的时候不要放太多盐或过度烘烤。还可以吃一些花生，但是在空气比较潮湿的环境中，花生容易霉变，滋生黄曲霉素，会对肝脏造成伤害，必须特别注意。另外，对于体质太燥热的人，不宜食用烘焙过的坚果。

第五种好零食是高蛋白零食。这类零食最适合血糖不稳的人食用，包括水煮蛋、茶叶蛋、卤蛋、豆干、鱼丸、甜不辣、牛肉干和鸡翅等。但是在买这些零食时，同样要注意买不含防腐剂的健康食品。

其他的好零食还包括纯果汁制作的软糖和现榨的新鲜有机蔬果汁等。

以上只是一些建议，每个人可以根据自己的需求选取合适又健康的零食。不同体质、不同健康状况及不同季节，对零食的需求会有不同。比如，冬天因天气寒冷，代谢较高，这时需要补充较多的蛋白质和脂肪，可以多吃一些干果类及高蛋白食物。在夏季，不妨多吃一些蔬菜和水果，营养又健康。

吃零食有原则，男女老幼要遵守

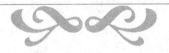

有专家指出，吃零食应遵守一个根本原则，那就是在不影响正餐的前提下，合理选择零食，适时、适度、适量消费，必要时限制食用。合理选择，就是一定要根据自己的身体状况选择适合自己的零食，不能盲目吃零食，一定要选择那些健康食品；适时、适度、适量，为了自身的健康，吃零食的时候要有量的限制，不要多吃、滥吃。

具体来讲，吃零食应遵守以下几个原则。

1 吃零食不要妨碍正餐

吃零食的时候不能太随性，不能想什么时候吃就什么时候吃，有的人心情好时喜欢吃零食，这样更有生活情趣，让自己心情更好；在心情不好的时候也喜欢吃零食，这样可以让自己心情变好。于是，不管什么时候，不论什么地方，想吃就吃，看电影、看书、逛街时吃，上班时也吃，简直把零食当饭吃。过犹不及，什么事都遵从这个道理。既然叫零食，就只能是闲暇时候的消遣，而不能当饭吃。专家指出，不停地吃零食，会让肠胃"过度劳累"，造成消化功能紊乱；小孩子零食吃多了会影响三餐，造成偏食、厌食甚至营养不良。因此，吃零食首先应做到不妨碍正餐，只作为正餐必要的营养补充。如果零食不离口，胃被零食填得满满的，就会产生饱腹感，到吃正餐时就会没有一点食欲；可过了一段时间，又感觉饥饿，此时正餐已过，只能继续吃零食充饥。久而久之，消化功能就会发生紊乱，这必然会影响到身体健康。

因此，吃零食与吃正餐之间应间隔一段时间，至少应相隔2小时，

189

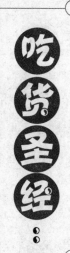

且不宜食用太多，以不影响正餐食欲和食量为原则。

2 要根据当时的身体状况吃零食

在吃零食的时候，我们应根据自己当时的身体状况来吃。比如，当我们感觉身体处于湿热状态时，就应该少吃油炸的零食；当我们感觉身体处于寒凉状态时，就应该少吃凉菜、雪糕，更不应该吃冷冻食物。自己胃不好，当然应该少吃坚硬、难消化的零食，比如薯片、饼干等。

3 要选择新鲜、天然、易消化的食品

零食应该多选那些健康食品，不要想吃什么就吃什么，尽可能选择天然、新鲜、容易消化的零食。比如奶类、蔬果类、坚果类，都是很有营养的首选食物。因此，选择零食不要只凭个人的口味与喜好，营养价值和利于健康才是最重要的。

4 少吃油炸、过甜、过咸的食物

这些食物吃得太多，就会产生上火、寒胃、食欲等问题。吃太多油炸的食物，不仅容易上火，不易消化，引起胃肠不适，而且还容易导致肥胖；过甜的食物吃得太多，就会影响食欲，还会出现肥胖和龋齿的烦恼；吃太多过咸的食物，会导致血液中盐分过多，长期下去，容易引起高血压及心脑血管疾病。

对于这些吃零食的原则，为了自己的健康，每个人都应遵守。对于一些特殊人群，在吃零食更是要多加注意。

1 儿童

儿童都喜欢吃零食，家长们应该注意，给孩子提供零食应做到适时、适量，还不能根据孩子口味的偏好来选择零食，而应帮孩子选择那些钙、蛋白质、纤维素含量丰富的健康零食，如乳制品、水果、全麦食品等。大多数孩子都喜欢吃巧克力、甜食等，而且偏重口感和味

道，因此，油炸、甜腻、咸味重的零食往往对孩子们有着较大的吸引力。前面讲过，油炸食物和甜食都含有较多的脂肪和热量，会增加肥胖的风险，而过咸的零食会使孩子成年后患上高血压的危险增大。还要提醒各位家长的是，要让孩子远离膨化食品和一些不合格的烘干食品，这些食品对孩子的身体会造成潜在的危害。

2 孕妇

孕妇由于特殊情况，营养需求量高于同龄的普通女性。尤其在怀孕后期，胎儿不断增大，使营养需要量猛涨。但此时增大的胎儿会压迫孕妇的消化系统，容易产生饱腹感，以致影响食量。而营养不足会直接危害胎儿和孕妇。这时孕妇就可以通过吃零食的办法来为自己和胎儿提供营养和能量。当然，只能吃些健康食品，水果和乳制品是首选，还可以变换花样吃些核桃、瓜子、黑芝麻、大杏仁、大枣等，这些零食对孕妇和胎儿都有益处。

3 老年人

老年人的消化和吸收功能都比较弱，因此应该少吃多餐，每天除了三顿正餐外，在正餐之间还应有 2～3 顿加餐，可以准备一些小零食作为加餐。老年人吃零食要吃得科学。65 岁以上老人可以在早餐后 2～3 小时加餐一次，这次加餐最好选择维生素含量丰富的新鲜水果，如苹果、香蕉、橘子、猕猴桃、西瓜等。午饭后小憩一会儿，到下午 3 点左右可以吃点坚果类的零食，如葵花子、南瓜子、花生、核桃仁、松子等，但每天食用量不应超过 25 克。具体来说，瓜子、花生、松子的食用量应限制在 10 粒左右，核桃仁不要超过两个。因为它们虽然营养丰富，含有大量的蛋白质、脂肪及多种微量元素，但是也含有太多的热量，因此最好不要多吃。

患有高血压的老人，在加餐时，可以选择吃一些钾含量比较高的零

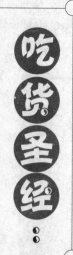

食，例如橙子、苹果、香蕉、哈密瓜、土豆泥、红薯条等，这些零食中的钾可以置换体内多余的钠，从而起到降低血压的作用。还可以吃一些富含维生素 C 与抗氧化剂的零食，大枣、猕猴桃、柚子、葡萄干、杏干、话梅等都是不错的选择，它们都能够增加血管弹性，有助于预防心脑血管疾病。另外，老年高血压患者还可以吃一些富含微量元素与不饱和脂肪酸的坚果类零食。

零食分级吃，健康不发胖

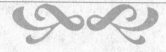

说起零食，可能很多人会认为它是"垃圾、不健康"等的代名词，实际上是对零食一种误解。其实，零食并不等同于垃圾食品，有一些"零食"对我们的健康也是有益的，它们可以作为糖尿病患者的加餐食品。

根据零食对人体的危害程度，我们可以将零食分为三级。第一级是"优选级"零食，就是可以优先选用的零食，包括苹果、香蕉、猕猴桃、坚果类、酸奶食品等；第二级是"条件级"零食，吃这些零食是有前提条件限制的，这类零食包括鱼片、海苔、水果干、巧克力、威化饼干、全麦饼干等。如果你已经体重超标，那么就只能适量选择"条件级"零食来食用，这些零食可以补充一些营养，但是一定要注意控制食用量；第三级是"限制级"零食，果脯、糖果、曲奇、膨化食品、腌制食品等都属于此类零食。这些食品偶尔吃一些还可以，多吃对身体无益。

零食该不该吃，关键看三点：零食的种类，吃零食的量，吃零食的时间。把握住这三条，就可以让你在享受饮食乐趣的同时，不发胖又快乐。

1 优选级零食

在这里推荐水果和坚果两种优选级零食。苹果、香蕉、猕猴桃等水果里面含有很多对人体有益的成分，可以起到维持体内的代谢、心血管系统、抗氧化防衰老等作用。在这里我们首先推荐，苹果是包括维生素 C、钾在内的所有的营养素水平较高的水果。苹果不仅含有维生素 C，还含有保护维生素 C 并与其协同起作用的成分，所以吃苹果和单吃维生素 C 片不可同日而语。另外，苹果中所含的钾可以维持肌肉运动和血压调节，而高血压患者需要吃一些含钾丰富的食物，香蕉虽然含钾较多，但是糖分太高，尤其是很熟很烂的香蕉，食用以后容易出现反酸的不适症状，而苹果糖分适中，补钾的同时不会带进更多的糖分，因此苹果非常适合高血压患者食用。而且苹果独有的香味能够使人心情愉悦，常常被称为"快乐水果"。因此，当你加餐的时候，可以选择苹果作为零食。但要注意，吃完高蛋白的食物后，不要立即吃苹果。因为苹果里的一些酸性成分会与高蛋白食物中的蛋白成分在胃里形成结块，所以两者之间应间隔一段时间。当然，食用其他一些水果也都对身体有利，不同水果对人体具有不同的保健效果。

另外一种优选级食物就是坚果，但是坚果应排在水果之后。我们都知道，大多数坚果中都含有油，会不会对身体有害呢？这个大可以放心。坚果中的油是优质油，对身体不仅无害反而有益。大多数坚果所含的油里含有对大脑健康有益的必需脂肪酸，这种脂肪酸对心血管也有良好的作用，可以在一定程度上调节体内的胆固醇水平。有些人担心吃零食会增加体内的胆固醇的含量而对身体产生危害，这时就可以吃些核桃。但是要注意，吃核桃的量要有所限制，不能无节制地吃。一般来

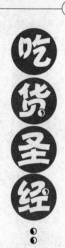
说，老年人吃核桃一天不要超过 3 个，年轻人最多也只能吃 4 个，吃得过量的话不仅不能维护心脑血管健康，而且易造成摄入油脂过多。

另外，其他坚果如花生、瓜子也不能多吃，很多人在吃这些坚果后发现自己上火了，肚子也很胀，这是吃太多坚果引起不消化的结果。我们炒菜用的花生油是用花生榨取的，食用的时候也不能超过食用标准，我国推荐每天食用食用油的标准是 2.5 汤勺。

2 条件级零食

对于此类零食，在这里推荐巧克力和海苔两种。首先我们来说说巧克力。虽然巧克力是一种能让人心情愉悦的零食，但是它也会让女孩子变胖、脸色差、嗓音嘶哑，不过这其中并不包括黑巧克力，因此，我们可以选择吃黑巧克力，这样摄入的糖油相对会少一点，而且黑巧克力里面还含有一种叫作类黄酮的非常好的抗氧化成分，对心脑血管疾病具有较强的抗氧化防护效果。需要注意的是，即便是黑巧克力也是含油脂的，所以对于肥胖、血脂稠、糖尿病、冠心病严重、胰腺胆囊疾病的人，绝不能毫无节制地吃，加餐时吃一小块足矣。有很多女孩子喜欢吃海苔。虽然海苔含有有益成分胶质物质、膳食纤维，但是一天吃 4~5 片就够了，不能吃太多，这是因为海苔存在一些潜在的隐患——比如含盐分较多，吃得太多会导致盐分摄入过多。

3 限制级零食

生活中常见的糖果、膨化食品、蜜饯、奶油蛋糕、曲奇、起酥、腌制卤制熟食或火腿肠都属于限制级零食。这一级的零食的主要特征就是经精细加工而制成，人们在制作这些零食的时候往往会添加一些不利于人体健康的成分，如过多的盐、糖、香精、色素、含铝的膨化剂、含反式脂肪酸的起酥油以及含有亚硝酸盐的防腐剂等等，这些添加剂"臭名昭著"，是人体健康的头号敌人，膨化食品更是被人们称为

"垃圾食品"，是公认的对健康无益的"坏"零食，因此我们尽量少吃，最好不吃。

零食 DIY，健康零食放心吃

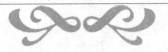

许多人都喜欢吃零食。但是买来的零食常常含有香精、色素、防腐剂、反式脂肪酸等各种添加剂，这让人望而生畏。我们何不来一个零食DIY 呢？实惠又放心。

下面为大家推荐几种常见的 DIY 零食。

1 铜锣烧

说起铜锣烧的名字的来历，还有一个有趣的传说。据说很久以前，日本有一位大将军受了伤，流落到一户平民家中养伤。待伤好以后，为了感谢那户人家对自己的悉心照护，他把自己随身带的军队乐器铜锣送给了他们。因为那户人家家里实在太穷，只好拿铜锣当平底锅来烤制点心，没想到制作出来的点心美味异常。点心形状像铜锣，又是用铜锣烤制而成，因此被称为铜锣烧。

下面为大家介绍健康美味的铜锣烧的做法。首先准备好材料，包括2 个鸡蛋，150 克低粉，1 克泡打粉，40 克白砂糖，10 克无气味色拉油（或者用融化黄油），10 克蜂蜜，30 ~ 50 毫升水，豆沙适量。然后开始制作铜锣烧。制作铜锣烧的步骤是：①将鸡蛋打成蛋液，加入白砂糖后打匀，再加入色拉油同样打匀，最后加入蜂蜜打匀。②将低粉和泡打粉筛入蛋液，搅拌成面糊，再加入清水，直到提起面糊可以自然捶滴下为止。③将平底锅置于灶上，开小火，兜入一勺面糊，慢慢烘熟。待看到

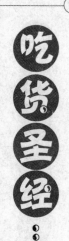
面糊基本成熟，并有明显气孔的时候，将其翻面再烘一会儿即可出锅。做好一个面饼，再做一个，在面饼中间抹上豆沙，两个盖在一起，铜锣烧就做好了。

在煎烤铜锣烧的时候，有两点需要说明，一是火候要小，并注意看护，以防糊底。二是材料中的清水可以换成牛奶，中间的夹馅也可以根据口味换成各种各样的。

2 糖葫芦

冰糖葫芦，往往能使人回忆起自己的童年，那又酸又甜的味道令人至今记忆犹新。正如一首歌里唱的那样："都说冰葫芦儿酸，酸

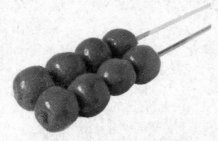

里面它裹着甜。都说冰葫芦儿甜，可甜里面它裹着酸。"如今，街上叫买的冰糖葫芦仍然让人口水直流。那我们就买一些山楂自己做糖葫芦吧。首先还是准备材料，准备30颗新鲜山楂就够了，并准备6～10根竹签，250克白砂糖，以及各色水果适量。做糖葫芦的步骤很简单，主要分两步。第一步是熬糖浆。在锅中倒入白砂糖，再加入适量的清水，清水要没过白砂糖，开小火一边熬制一边搅拌。当煮至颜色发黄浓稠时，差不多就熬好了。可以用筷子蘸取一点糖浆放入冷水，如果糖浆能迅速结成硬壳，就说明熬好了。第二步是裹糖，将山楂或圣女果等其他水果串在竹签上，放入糖浆中裹一圈。裹好后，放在抹过水的平面上，15分钟后就可以吃了。

3 爆米花

许多人喜欢一边看电影，一边吃着香喷喷的爆米花。但是，现在的爆米花在加工时，为了让爆米花的味道更诱人，会加入较多的人造奶油，有的还会加入一些香精；为了让爆米花外观更迷人，还会在里

面添加色素，给它"穿上"美丽的外衣。这些添加的成分大多对人体有害，比如，人造奶油提供多余的能量和反式脂肪酸，额外的能量会让我们更容易发胖，反式脂肪酸则会增加体内的低密度脂蛋白，使高密度脂蛋白含量降低，增加了人们患上心脑血管疾病的风险，而小孩子食用了较多的人工色素，可能会引发儿童多动症。

为了避免这些物质带给我们伤害，还是自己动手做爆米花来得放心。下面就介绍一种既简单又健康的爆米花的制作方法。我们需要准备的材料很简单，只需准备60克玉米粒，25克色拉油，15克糖粉或者砂糖。首先将锅洗净并用纸巾再擦一遍。向锅中倒入玉米粒，再加入色拉油，用铲子拌匀，力求每一粒玉米都裹上油脂。盖上盖，以大火烧2~3分钟，当听到"噼噼啪啪"的声音后改成中火，至声音停止后关火。打开盖子，撒上糖粉或砂糖，用铲子翻拌均匀即可。

在制作爆米花的过程中，须注意四点：一是选择类似锥形的干玉米粒，不需要用水清洗，但需要挑去发霉的玉米粒，并将粉渣过筛；二是玉米粒完全爆裂完之前不可打开盖子；三是这种冷锅冷油制作爆米花的方法不适合提前放糖；四是开盖后不要把脸凑得太紧，万一锅底还有没有爆完的玉米粒，容易飞溅出来，造成意外伤害。

4 玛格丽特饼干

据说，一位面点师爱上了一位姑娘，他在做饼干的时候，心中默念着梦中情人的名字，并将自己的手印按在饼干上。这就是玛格丽特饼干的由来。它有一个相当长的学名，那就是"住在意大利史特蕾莎的玛格丽特"。

听了这个故事，你是不是也有制作玛格丽特饼干的冲动？那就动手做吧。先准备50克玉米淀粉和50克低筋面粉，1个熟蛋黄，50克黄油，30克糖粉，0.5克盐。制作步骤共分为三步。第一步：将蛋黄过筛

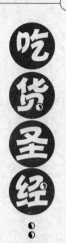

备用；将黄油软化，加入糖粉和盐，用打蛋器将其打发至颜色变浅、呈蓬松状，并将蛋黄倒入拌匀；再筛入低粉和玉米淀粉，用刮刀拌匀。第二步：戴上一次性手套，将上面的散面揉成面团，用保鲜膜包上放入冰箱，1小时后取出，将其分成多个小面团，每个小面团大概8克重，再将小面团揉成小球。将小球放在烤盘上，像按手印一样将其按扁。第三步：将放满小面团的烤盘放入烤箱中层，以160℃的高温加热15分钟，晾一会儿就可以食用了。

第九章

不发胖

——瘦身男女饮食秘方

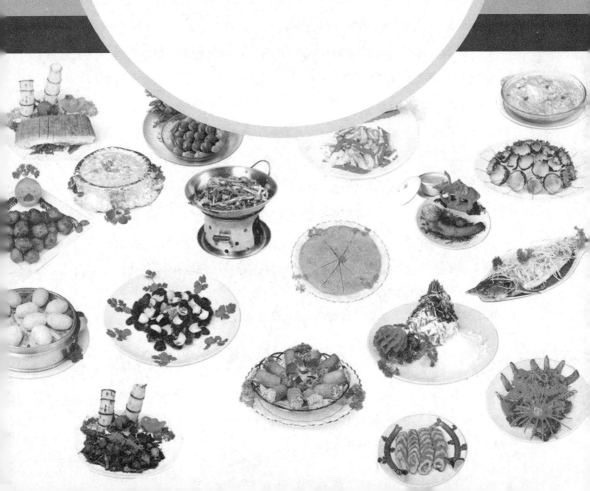

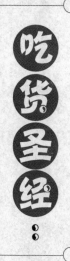

吃好喝好，瘦身无忧

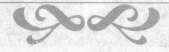

"爱美之心人皆有之"，美是人们永恒的追求。许多人都因为体形过胖而与美无缘，甚至导致高血压等疾病缠身。因此，许多人将希望寄托在减肥上。他们通过各种各样的方式来实现减肥的愿望，结果事与愿违，减肥药没少吃，减肥器械没少买，就是瘦不下来，这让那些肥胖人士苦恼不已。

减肥专家们认为，除了由于疾病和家族遗传导致的肥胖较难改变，普通肥胖尤其是过食性肥胖，都可以通过合理饮食的方式来进行调节。

因此，即便你是肥胖的，也不用担心，美味是要吃的，苗条也是要追求的，只要你远离下面的饮食误区，就可以慢慢从肥胖走向苗条。

1 进食速度快

胖人的食欲都比较好，进食的速度也快，虽然不至于狼吞虎咽，但是，食物一定没有得到充分的咀嚼，也就不可能成为食糜，不能增加饱腹感。因此，常常已经吃了不少东西，依然感到非常饿。

这是由于，咀嚼的时间太短，迷走神经依然在过度的兴奋中，从而可以导致食欲亢进。除此之外，由于过快进食，血糖的浓度会大幅度升高，等到大脑中枢输出停食信号的时候，通常已经吃了很多食物了。

2 零食不断

有的肥胖者，尤其是儿童和年轻女性肥胖者，看起来正餐吃得并不多，但是，她们零食不离口，这样就容易使人体摄入的总热量大大超标。

3 晚餐食量与发胖相关

据世界卫生组织调查显示：90%的肥胖者都因晚餐吃得太多太好所致。营养专家说，因为大多数家庭，只有在晚上的时候大家才能聚在一起共进晚餐，在丰盛的美食面前、在愉悦的家庭氛围中，人们往往食欲大增，不知不觉就吃多了，结果肥胖的人越来越多。由于晚餐吃得过多，以及一些不当的饮食习惯最后引起肥胖的人非常多。

4 吃糖过多

过去人们认为，食物中的脂肪是造成肥胖的主要因素。实际上，脂肪所提供的热量并不能快速促进体内脂肪的合成，而且脂肪要分解的时候，产生的甘油反而容易抑制脂肪的储存堆积。但食糖非常容易吸收，而且可以增强促进脂肪生成所需的酶的活性，并可以刺激具有促进脂肪合成作用的胰岛素的分泌，从而让脂肪蓄积。

对于营养足够的人来说，糖是一种非常要命的食物，它能够轻易毁掉你的牙齿，严重的话，甚至耗尽身体的一些重要资源，并且能够损坏你的免疫系统。

5 偏食

偏食会导致营养摄取不平衡，这就导致了一些营养素缺乏。目前而言，缺乏 B 族维生素就可以导致肥胖的发生。因为 B 族维生素能使脂肪变为能量，而导致 B 族维生素不足和我们的生活方式有很大关系。

食物太过精细化，不仅米、面加工得过于精细，瓜果、蔬菜的摄入量也不足。这些都直接导致 B 族维生素的缺乏，因为参与脂肪代谢的维生素 B_1、维生素 B_2、维生素 B_6、维生素 B_{12} 等 B 族维生素大多存在于糙米、麦皮以及许多新鲜蔬菜水果中。因此，平衡膳食，保证合理的膳食结构对于肥胖者来说具有重要意义。

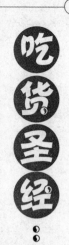

6 熟肉制品吃得过多

市场上的熟肉类食品非常多，这些食物中往往含有过多的饱和脂肪。比如，香肠、腊肉、熏肉等等。相比来说，鱼类和禽类含有较少的脂肪。建议考虑用鱼禽类代替肉类食品。

此外，许多人常常通过减少进食的次数，甚至几天不吃东西的方式来减肥，这种方法并不可取。其实，多食少餐更利于减肥。不吃早餐或晚餐，这样会使空腹时间延长，一旦进食，脂肪就会大量堆积，增加了发胖的风险。而少食多餐则相反，它使空腹时间缩短，不但可以防止脂肪堆积，帮助减肥，还具有防病保健的功效，有利于人体健康。因此，少食多餐已经成为国外最流行的饮食减肥新方法。

据介绍，目前我国的城市中，成人和儿童的肥胖发病率已经达到了20%以上，并呈不断的上升趋势。肥胖病甚至会导致多种并发疾病的发生，如冠心病、脑血管、高血压疾病等，这样就会导致患者病死率增加，平均寿命也在不断缩短。为此，改变我们不当的饮食习惯，减少肥胖病的发生，已是刻不容缓。

体质不同，减肥大不同

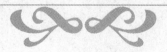

在生活中，有的人知道多菜少肉就可以减肥，并且严格照此饮食，但是他还是瘦不下来。这是什么原因呢？原来，每个人的体质不同，大致可以分为"寒性"和"热性"两种，根据不同的体质和生活习惯，吃不同的蔬菜才对减肥有效。

人的体质的"寒性"和"热性"是从中医角度来划分的，它们又分别被称为"阴性"体质和"阳性"体质。属于阳性体质的肥胖者比较"节省能源"，热量比较容易囤积在体内。因此，这些人应尽量避免食用热性食物，应多一些温性食物，最好吃一些会使人发汗的食物。肥胖人士想要"靠吃减肥"，就要掌握这些饮食诀窍。这样，体内的基础代谢功能活跃，就比较容易促进脂肪燃烧，使减肥成功。

但是，我们怎么知道自己是属于哪种体质呢？

一般来说，阳性体质的人具有以下特征：舌头呈深红色，往往有较厚的舌苔；说话声音很大，语速较快；大便常有臭味，常常会流口水；手部时常湿热，两颊经常偏红；喜欢饮水，即使冬天也喜欢喝冷开水甚至冷饮。此外，热性体质的人经常出汗但是排尿较少，因此一般不会出现水肿现象，但是很可能会因饮食过量而出现便秘的问题。

因此，热性体质的人想要减肥，首先应解决便秘的问题。应多吃凉性且纤维含量较高的蔬菜，不但能平衡体质，还可以消除宿便。由于热性体质的人食欲较好，想要瘦下来，还要减少食量。

而寒性体质的人由于血液循环不好，常常表现为手脚冰冷。他们不爱运动，还怕冷，只能通过吃东西来为身体增加热量，形成了恶性循环。而这个恶性循环往往就是寒性体质的人肥胖的主要原因。想要改变这种状况，就要先从食物入手，选择热性食物，平衡体质，再配合适量的运动，就可以拥有苗条的身姿。

下面我们再说一说食物的性质。我们平时所吃的食物，大致可以分为温、热、凉、平四种性质。温性食物指的是葱、韭菜、辣椒等使身体温暖的食物，凉性食物指的是使身体吸收热量较少的食物，如茄子、番茄、黄瓜、萝卜等。如果食物的性质介于上面两种食物之间，就被称为平性食物。

一般来说，健康人群应多吃一些平性食物，这对身体十分有益。另

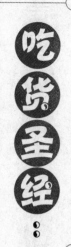

外，吃食物还应根据自己的身体状况、疾病的症状以及季节来进行选择。比如，有贫血倾向的人，身体容易发冷的人，属于阴性体质的人，最好食用温性食物和热性食物。相反，经常头晕及血压高的人，最好吃一些凉性食物，以解除体内的热度。

对于肥胖者，可以吃一些温性食物、凉性食物、平性食物，最好不要吃热性食物。这一点，不管阴性体质还是阳性体质的人都要遵守。下面分别介绍几种适合阳性体质和阴性体质的肥胖者食用的蔬菜。

在此，为阳性体质的肥胖人士推荐两种蔬菜。

1 菠菜

菠菜最大的特点是含铁丰富，因此具有补血的功效，这正是阳性体质的人在减肥期间最需要的。同时，它还有缓解便秘的作用。对于体胖的女士来说，是节食期的最佳食物。

2 洋葱

对于便秘且小腹有脂肪堆积的人来说，吃洋葱可以大大改善这些现状，而且它含有丰富的挥发性脂类，在节食期间多吃一些可以让你精神抖擞，不会因为吃得少而失去往日的神采。

对于阴性体质的肥胖者来说，以下两种菜最适合食用。

1 蘑菇

蘑菇虽然纤维含量不高，但是食用后常常使人有饱腹之感，从而减少食量，有助于减肥，而且蘑菇中含有大量的 B 族维生素，可以让你的肌肤更加健康亮泽，真正做到了瘦身。

2 苦瓜

许多女性上腹突出，苦瓜对于消除腹部脂肪最奏效，并且具有健脾祛热的功效。从营养学方面来讲，苦瓜具有比其他食物更强的降血糖效果，因此，它可以说是体胖且血糖过高的人的最佳减肥食物。

坚持四原则，减肥并不难

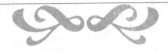

　　不正确的饮食方式是导致肥胖的主要原因之一，所以为了减轻体重，必须改变原有的饮食生活习惯。许多专家认为，如果肥胖者不改变饮食生活习惯，而是通过其他方式来减肥，都不能根治肥胖。事实上，要改变饮食生活习惯，并不是多么困难的事。最重要的是，要认清肥胖给生活、学习、工作带来的不便和烦恼，并下定决心努力脱离这种肥胖状态。

　　在饮食上，肥胖者应遵守以下四个基本原则。

1 以粗粮为主食

　　粗粮没有经过精加工，因此含有身体所需的有效成分，同时可以实现细粮所不具备的营养均衡的效果，这些性质是其他食物所没有的，因此应把粗粮当成主食，并维持在一定量的水平。

　　粗粮之所以具有营养均衡的效果，是因为粗粮中含有胚芽。胚芽中含有维生素 E、维生素 F、矿物质、粗蛋白、粗脂肪等对身体有益的成分，这些成分经我们的消化系统吸收后，能够使我们的身心机能保持在最佳状态。持续以粗粮为主食，可以使肥胖者很快恢复到往日的体魄。而吃精细食品非常容易饥饿，这就使人不得不通过吃零食来救急或者在下一顿大吃特吃。通过少吃碳水化合物来减肥，虽然体重减轻较快，但是减下的只是水分，一旦再次进食，很容易再次发胖。而淀粉是人体不可或缺的。不摄入淀粉，如不吃主食，甚至连细粮也不吃的做法，既是不明智的，也是不现实的。

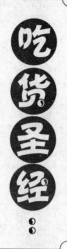

2 形成新的饮食习惯

对于肥胖者来说，减肥效果来自于新的饮食习惯。问题不是在多长时间减去几千克的体重，而是要找到一个适合自己的规律，要将自己以前的生活方式考虑进去，制定一个正确的减肥计划。当然，减肥会让许多人感觉"苦不堪言"，一直坚持不下去。其实，他们通过饮食减肥失败的原因无外乎三个，一是粗粮口感不如细粮好；二是食量减少后，常常饿得难以忍受；三是那种"苦行僧"般的生活"什么时候是个头"等原因使许多人没能将减肥计划坚持下去，往往半途而废。其实，只要多动动脑筋，尝试各种办法，找到最优的办法，就可以将减肥计划彻底执行下去。比如，只要保证膳食中含有较多的蛋白质，含有较少的碳水化合物，不用变换口味，也不需饿肚子，同样能够达到瘦身的目的。

3 细嚼慢咽，充分咀嚼食物

有实验结果表明，充分咀嚼食物对减肥效果较好。之所以有效，最重要的原因是经充分咀嚼的食物，进入胃中，会呈现出容易接受胃液作用的状态。食物在充分接受胃液的作用后进入肠内，在肠中经肠液、胰液和胆汁的共同作用，就变成了对人体有益的营养被身体吸收。因此，充分咀嚼食物不仅有助于减肥，还可以使胃肠功能更加健全。

此外，充分咀嚼很快就会产生饱腹感，吃的自然就少了，这样就可以轻易地达到节食的目的。同时，充分咀嚼还可以慢慢体会食品的原味，可能慢慢地就不会再喜欢那些动物性高脂肪食物、甜味重的食物以及加入食品添加剂等危害健康的食物了。

4 适当吃些蒜和洋葱

有人问，吃蒜和洋葱真的能帮助减肥吗？是的，吃蒜和洋葱，可以消耗身体内的脂肪，而且还会刺激身体中的相关器官，加快新陈代谢，从而加速脂肪分解。为此，日本还专门研制出专门的洋葱减肥食品。

需要注意的是，蒜和洋葱属于刺激性食物，不宜食用过量。若过多食用，不仅会造成胃肠不适，还会对身体产生不良反应，容易出现皮肤老化、毛发脱落等症状，因此，可以少量食用，或者改进烹调方式。

总之，控制食欲虽然难度较大，但是只要坚持上面四个原则，就能改善饮食生活，也可以达到减肥的效果，更有利于为身体增加营养。

吃对食物，保持身材

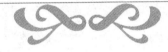

我们的身边总有一些人热衷于保持身材，并且对减肥津津乐道，他们在平日的饮食中特别注意，坚决拒绝吃一些他们认为会增肥的食物，比如不吃苹果、香蕉、胡萝卜、面包等。而且他们还会引出一大堆"科学论据"来证实这些食物确实能够使人发胖。其实，被他们拒吃的一些食物，不但营养丰富，而且还具有减肥功效。

营养学家认为，一些健康食物之所以被人们扣上"易增肥"的帽子，是因为大多数人以为只要限制摄入的糖类的热量，就可以将摄入的总热量减少一半，体重自然能够降下来。但是事实上，合理的饮食中糖类应提供总热量的一半以上的热量。

不吃含糖丰富的食物，也许可以达到减肥的效果，但是这种减肥通常是暂时性的，而且，还会给寻求全面健康的女性带来沉重的代价。其中的一个原因是拒食含糖食物，将会大大降低人体肌肉中的糖原的储存量，从而无法维持人体的运动的需求，使得通过运动减肥的正确途径也

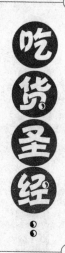
变得更加艰难。

事实上，下面几种食物减肥人士可以多吃，不用担心会发胖，反而有助于减肥。

1 萝卜

萝卜味甘性凉，盛产于秋冬季节。萝卜具有解腻、破气、化痰、止咳等功效。近年来，人们发现萝卜中含有胆碱物质，不仅能够减血压、降血脂，而且还有益于减肥。此外，现代研究发现，萝卜中所含的维生素比梨和苹果高出数倍，而且含有淀粉酶以及微量的钙、磷、铁等。萝卜具有多方面的功效，能促进胆汁分泌，利于脂肪的消化，还能消除亚硝胺的致癌作用。

在萝卜上市季节，可以将萝卜与其他食物一起煮食，也可以凉拌来吃，还可以将其制成萝卜干，长年佐膳吃。常吃萝卜，不但有助于保持身材，还具有防癌益寿的作用。

此外，胡萝卜也是一种营养丰富的天然食物，含有大量的维生素，因此有"红参"的别称。胡萝卜还是能防止血脂过高的膳食纤维的重要来源。

2 全麦面包与玉米面饼

人们常说，面包类谷物含有较多的热量，不宜食用。其实，不管吃什么，吃多了都会导致体重增加，体形变胖。其实吃面包等谷类食物会发胖并不是粮食惹的祸，而是我们所吃的食物超出了自身所需的量。此外，有些人喜欢把面包和其他一些食物一起食用，比如和奶油、奶酪、甜果酱等一起食用，这些食物中都含有丰富的糖和脂肪，从而产生多余的热量，因此它们对肥胖也有着不可推卸的责任。因此，面包要吃，但要吃的精，吃得少，否则就会增加肥胖的机会。

如果在饮食中不摄入粮食制品，尤其是粗粮，就可能导致铁和 B 族维生素缺乏，而且粗粮中含有较多的食物纤维，会让人产生饱腹感，有利于减少食量。而全麦面包则可以提供丰富的 B 族维生素、铁和膳食纤维，还容易使人产生饱腹感。粗粮中的玉米可以被制成各种食物，如玉米饼、棒渣粥，还可以被做成窝窝头，它们都是对身体有益的健康食品。经常吃一些，对身体十分有益，而它那口感差的缺点可以通过改变烹调方式来改善。

3 竹笋

竹笋是一种良性蔬菜，它含有较多的蛋白质和膳食纤维，含有的脂肪极少，具有减肥、预防心血管疾病的作用。在春、夏、冬季上市时，可以将其做菜佐膳。

4 赤小豆

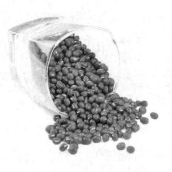

赤小豆营养丰富，含有蛋白质、维生素 B_1、维生素 B_2、烟酸、钙、铁等营养成分，具有利水除湿、消脂减肥的功效。《名医别录》中说赤小豆"性逐津液，久食令人枯燥"，《本草纲目》中载"久服则降令太过，所以令肌瘦身重也"。可见，赤小豆减肥的功效古人早已了解。著名的药膳赤小豆鲫鱼汤，就能够使人在享受美味佳肴之时收到利尿消肿、减肥健美的效果。此外，赤小豆与薏米一起煮粥，也是一种减肥佳食。二者都具有健脾除湿的作用，相互配伍，不仅可以消脂减肥，还可一饱口福，利湿而不伤正，力势缓和，因此可以常吃。

5 茶叶

医学研究结果表明，饮茶能够增强毛细血管的韧性，对甲状腺的功能具有促进作者，还能降低血清中胆固醇的浓度，调整胆固醇与磷脂的比例。因此在防治动脉硬化、增强心室收缩、加快心率等方面都

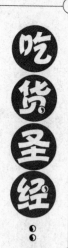
有着较好的效果。人们饮茶往往为了提神醒脑，其实有些茶还有消脂减肥的功效。如果肥胖者适量饮用浓茶，有助于消脂减肥，对此《名医别录》中说："苦寒，久食令人瘦，去人脂。"因此，饮茶就不仅仅是一种享受，饮对茶，还能帮助减肥。一般来说，适合肥胖者饮用的茶主要有普洱茶、决明茶、荷叶茶、乌龙茶、苦丁茶、杜仲茶、山楂茶等。

6 大蒜

尼日利亚学者曾做过一个实验，他们用油腻的饲料喂养小鼠，一段时间之后，发现它的血液和肝肾中胆固醇的含量有了明显的提高。于是他们试着在小鼠的饲料里加入了一些蒜泥，结果发现它们体内的胆固醇含量不再增加。由此这些学者认为，一种酶参与脂肪酸和胆固醇的合成，而大蒜可以阻止这种酶的形成，因此，大蒜具有减肥作用。

7 山药

山药是一种常见食物，既可食用又可药用。据实验结果显示，山药中含有淀粉酶消化素，可以将蛋白质和糖分解掉，因此具有减肥瘦身的功效，同时山药还有补气健身的功效。而对于体瘦之人来说，山药中含有丰富的蛋白质、淀粉等营养物质，所以对他们有增肥作用。这种对体重的双向调节功能，使得山药获得了"身材保护使者"的美誉。

8 海带

海带味咸、性凉，具有软坚散结、清热利水、祛脂降压的多重功效。海带中含有多种维生素和矿物质，可以阻止人体摄入的胆固醇在心脏、血管、胆内过多堆积。因此，海带可以帮助肥胖者预防心血管方面的疾病。另外，海带中含有一种多糖类物质淀粉硫酸脂，此种物质具有清除血脂、减轻动脉硬化等作用，因此海带作为消脂减肥之品，与古人所说的"下气，久服瘦人"是比较符合的。

9 薏米

薏米味甘性凉，一直是祛湿消肿的佳食良药。作为食物，其干品一年四季皆可食用，用来煲粥、煮汤均可。它还是一味常见的中药，具有较高的药用价值。在这里为大家介绍一个食谱——山楂荷叶薏米粥，准备炒薏仁 10 克，山楂、鲜荷叶各 5 克，用热水煮至薏仁熟烂即可食用。此粥具有清热利湿、瘦身、治疗水肿等功效，非常适合肥胖人士食用。

实际上，减肥效果较为显著的食物远远不止这些，大家可以根据自己的条件和喜好，自行选择，各取所需。

水果瘦身，选对最重要

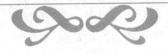

减肥有许多种方法，其实最好的方法适当的食用水果。这其实已经成为许多爱美人士的一种共识。但是，选择什么水果，才能达到减肥的效果，这才是重中之重。水果种类繁多，有的水果可以作为瘦身食谱中的常客，有的因为含有较多的热量及营养素的关系，被营养师排除在瘦身食物名单之外。

那么，到底哪些水果有利于减肥，哪些水果不但不能减肥，反而会增肥呢？在此，为大家列出一张瘦身水果"风云榜"，可以让你一眼看出谁是水果中的瘦身之王，并了解其瘦身的原因，从而有选择地食用水果，让自己越来越苗条，越来越美丽。

1 苹果

苹果是减肥瘦身潮中的宠儿，曾经有人为它量身定做了一套

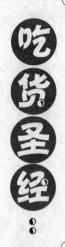
瘦身水果餐，一时引起轰动。事实上，苹果确实可以称得上是瘦身的风云水果，它含有大量的果胶，有助于肠道与毒素结合，加速排毒，并能减少热量的吸收。此外，苹果还含有较多的钾质，有预防腿部水肿的作用。拿一个水果慢慢咀嚼，不仅可以吸收丰富的营养，还有饱腹感，而且热量也不高。

2 柑、橘、柚类

此类水果中的酸性物质可以刺激消化液的分泌，从而促进消化，而且营养也更容易被吸收。柑、橘、柚类水果被列为减肥时必食的风云水果，其原因还在于其含有大量的维生素 C，不仅能够消除疲劳，还有助于美化肌肤。另外，在众多水果中，它含糖较少，在减肥过程中可作为补充维生素 C 的最佳来源。

但是这类水果吃起来较酸，很多人不喜欢吃。其实，掌握一些小窍门，可以改善它们的酸味。比如，我们可以在这类水果的鲜果汁中滴入一点点蜂蜜，就可以立即减弱果汁的酸味，变得酸甜可口，果汁也变成了不可多得的美味。

3 番茄类

严格来说，番茄应该被归于蔬菜一类。但因为番茄口感好、汁液多，现代人通常把它作为水果吃，我们通常可以看到水果摊上红艳艳、晶莹剔透的圣女果。番茄不仅外观好看，而且具有较高的营养价值，它含有茄红素、膳食纤维以及果胶成分，不仅可以减少热量的摄入，还能够促进肠胃蠕动。其独特的酸味还能够刺激胃液分泌，甚至增加食物的口感，因此是较好的料理健康的专用食品。饭后吃一个中等个的番茄，不但对身体有益，还不会变胖。

4 菠萝

菠萝也是一种瘦身水果，但是一定要注意吃菠萝的时间。菠萝一定要在饭后吃，这样才不会伤胃。这是因为菠萝中的蛋白质分解酵素作用非常强大，虽然可以促进肉类蛋白质的消化，但如果在餐前食用，会很容易造成胃黏膜受伤。

5 香蕉

大家都知道，香蕉具有通便作用。这是因为香蕉中含有大量的食物纤维、维生素 A 以及钾等微量元素，因此具有很强的清肠、强化肌肉、利尿软便的功效。此外，香蕉价廉、易食，深受大家欢迎，可以说香蕉是维持健康的营养素，是大自然赐予人类的"神奇的水果"。

除了能够缓解便秘，香蕉还具有减肥功效，而且相当有效。这是因为香蕉热量低，并含有丰富的膳食纤维，即使正在减肥的人也可以尽情食用，不用担心发胖。此外，香蕉容易被消化和吸收，在减肥期间还能为身体补充各种营养。而且香蕉容易让人有饱腹感，一般人吃一根香蕉就可以果腹。

6 猕猴桃

猕猴桃中含有的维生素 C 超多，被称为水果之王。它一直备受减肥人士喜爱。和菠萝一样，猕猴桃中也含有丰富的蛋白分解酵素，因此最适合和肉类搭配食用。猕猴桃味道酸甜，具有帮助消化、防止便秘、美化肌肤的奇特效果。最难的是，它是一种一年四季都会有的水果，口感也好，又酸又甜。

7 柠檬

柠檬的酸味来自于其中的柠檬酸，柠檬酸参与人体热量代谢，并具有消除疲劳的功效。柠檬中含有丰富的维生素 C，许多女性拿它来美白肌肤。它还具有促进肠道蠕动的功效，因此可作为减肥人士的辅助饮食来食用。

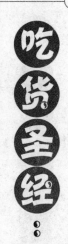

8 榴莲

榴莲中所含的膳食纤维是热带水果中最高的，吃30克榴莲所获得的膳食纤维比吃一个橙子获得的还要多。榴莲的高纤维特质，使它具有通便的功效。

营养学家建议，每个人每天最好摄取20~40毫克膳食纤维，否则会引发肥胖或心血管疾病等问题。

学明星减肥，多吃"减肥餐"

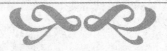

许多女明星在镜头前总是以最美的形象示人，一般都是笑容甜美，苗条性感，殊不知为了拥有魔鬼身材，有的明星在私底下下了不少功夫，甚至克服了常人难以想象的困难才拥有"S"型身体曲线，所谓"吃得苦中苦方能减成肥"。有的人通过中药和一些减肥药来减肥，有的人通过跑步、游泳、做仰卧起坐等运动来减肥，有的人通过调整饮食来减肥。下面为大家介绍几位香港女明星是如何通过饮食来减肥的。

香港著名影星郑秀文、吴君如、蔡少芬曾经也是肥胖中的一员，她们拥有令人烦恼的圆圆的脸蛋和丰满的身材，然而，现在她们三人都非常苗条，充满了骨感美。她们无一例外地运用了饮食减肥法，其中郑秀文是从军人那里获得了灵感，靠"3日军人餐"减了5千克；蔡少芬用"食肉减肥法"减了6千克；吴君如是利用食肉减肥法加上"FIT For LIFE餐"，轻而易举的减了10多千克。

1 郑秀文："3日军人餐"

郑秀文实施"3日军人餐"，让自己成功减肥5千克多，效果确实不错，但她认为这种减肥餐的量实在太小了，让自己总是忍饥挨饿。那么，"3 日军人餐"究竟是什么呢？

第一天早餐的内容是 1 片烤面包、半个葡萄柚、2 汤匙花生酱，午餐是 100 克盐水鱿鱼，晚餐包括 100 克肉食，可以选猪肉、鸡肉、牛肉中的一种，外加 1 个苹果、2 匙香草冰激凌。

第二天早餐包括 1 片烤面包、1 个鸡蛋、半根香蕉，午餐是 100 克主食，5 片梳打饼干，晚餐的内容包括 2 根鸡肉肠、100 克西兰花菜、50 克红萝卜、半根香蕉、2 匙香草冰激凌。

第三天早餐包括 1 片奶酪、5 片苏打饼干、1 个苹果，午餐为 1 个鸡蛋外加 1 片烤面包，晚餐包括 100 克盐水鱿鱼、100 克红萝卜、100 克西兰花菜、半个蜜瓜、2 匙香草冰激凌。

在每天吃早餐、午餐之前，郑秀文都会先喝上一杯黑咖啡、清茶和水中的一种。

2 蔡少芬："食肉减肥法"

通过"食肉减肥法"，蔡少芬成功瘦身 6 千克多。这种减肥法要求减肥者在减肥期间完全忌口，尤其是糖和淀粉绝对不能食用，就连苹果也一点都不能吃。

一般来说，减肥者在实施此种减肥法时，需把握以下几个重点。

（1）每天三餐都要吃，且烹调方法和食量不受限制。

（2）肉类最好搭配大量蔬菜或鸡蛋食用。

（3）要彻底戒除糖和淀粉，即使喝咖啡、喝奶茶，也不能放糖。

（4）减肥期间要饮用大量的开水。

3 吴君如："FIT For LIFE 餐"

为了减肥，吴君如尝试过多种方法，包括蔡少芬使用的"食肉减肥法"，她通过不断忌口才减去了 1 千克，直到她用"FIT For LIIFE

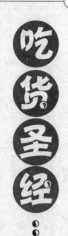
餐"减肥，才真正祛除了身上的赘肉，使身材苗条起来。"FIT For LIFE 餐"并不是一个具体的减肥食谱，而是一套瘦身饮食理论。在实施过程中，有以下三个可以依循的重点。

（1）每天必须吃够三餐，每餐的食量及烹调方法不限，但两餐之间要相隔4个小时以上，并且餐与餐之间不能吃任何食物。

（2）早餐一定要吃，而且必须包括水果。

（3）饭与肉类不能同时食用，吃淀粉类食物时只能和蔬菜同吃，肉类也只能配菜吃。

以上三个原则必须坚持遵守，否则会前功尽弃。

对于以上三种减肥方法，有营养师认为，"食肉减肥法"和"3日军人餐"这两种减肥方法虽然有一定的减肥效果，但是都容易导致营养不均衡，"FIT For LIFE 餐"相对来说则营养较为均衡。肥胖人士可以根据自身情况及个人爱好选择尝试。当然，减肥效果因人而异。还需注意的是，任何一种减肥法都不能长期实施，否则会给身体带来严重的负担。

第十章

逆生长

——永葆青春的饮食智慧

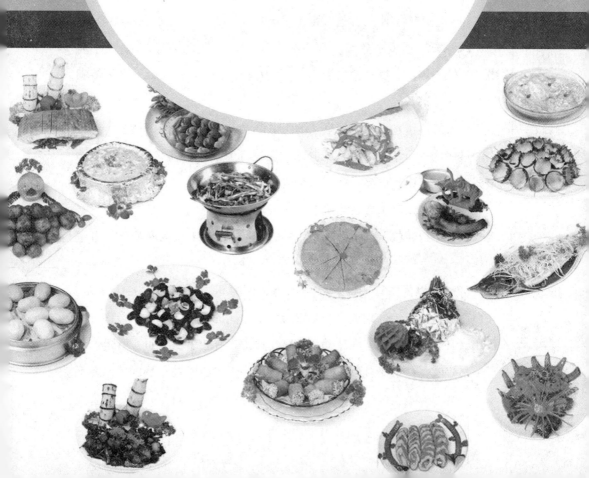

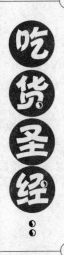

吃对了，留住青春很简单

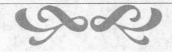

"青春"，是一个充满希望、充满活力的字眼，又是"美丽""漂亮""魅力"等美好词汇的代名词。自古以来，人们总是渴望找到长生不老的秘诀，但是往往都只是人们的一个美好的愿望。每个人都免不了要面临衰老和死亡。而在此之前，我们当然要想办法延缓衰老，留住青春的脚步。食物是最好的"青春延缓剂"，那些日常生活中看似不起眼的食物中，竟隐藏着自古以来人们梦寐以求的青春秘方，虽不会让你青春永驻，但是能够使人看起来比实际年龄更年轻，身体也更健康。

（1）摄取适度的热量。健康的饮食，既不能使热量过多，又不能摄入过低的热量。过多的热量，容易使人发胖；而热量过低，又不能满足身体的需求。

摄入的热量越多，尤其是从油脂中摄入太多热量，体内就会产生较多的过氧化自由基。于是，肥胖问题随之而来，高血压、心血管疾病、糖尿病、脑卒中、癌症等疾病也可能找上门来。

从热量的角度来看，当摄取的热量超出了身体的需要是，就会"吃得越多，老得越快"。因此，现代人应学会在饮食中摄取充足而不过量的热量。

（2）应以低脂乳制品、豆类和鱼类作为蛋白质的主要摄入来源。蛋白质在人体组织的建造、修复以及免疫功能的维持方面发挥着重要的作用，必须引起重视。陆地动物性食物通常含有较多的脂肪，不建议食用，最好吃一些低脂乳制品、豆类和鱼类，不仅能够补充蛋白质，还不会摄入太多的油脂，使饱和脂肪酸摄入量减少，不饱和脂肪酸摄入量增加，因此可以较好地控制和预防高血压、心血管疾病等慢性疾病。

牛奶被誉为"白色血液"，含有的蛋白质是全蛋白，但是有的人不能喝牛奶，那就选择原味低脂产品作为乳制品的来源，不仅能吸收到营养，还能借助乳酸菌的协助作用，将大肠内的坏菌扫荡和清除掉。

鱼肉中含有丰富的氨基酸，能够促进人体合成蛋白质、酶、激素等参与机体活动和调节的物质。此外，鱼肉中还含有磷、硒、钙等人体必需的矿物质，有助于延缓衰老，还可以预防骨质疏松症。在日常饮食中要注意多吃鱼，每周最好能有至少 2～3 餐是鱼类或者其他水产品（如虾、蟹等）饮食。

大豆也是优质蛋白质的良好食物来源，不仅含有 40% 以上的优质蛋白质，还含有多种人体必需的氨基酸，尤以精氨酸、赖氨酸含量最多，他们都是合成蛋白的重要原料。大豆中还含有大量的维生素 E 和大豆角甙，它们可以防止氧化脂质生成，延缓衰老，还能降低血清中的胆固醇含量，防止动脉粥样硬化。大豆中的磷能够补充大脑营养，铁能够预防贫血，钙可以预防骨质疏松，这些元素对于维持机体健康都十分重要，也非常必要。大豆和豆制品很容易被人体消化和吸收，坚持每天适量进食十分有益。

蛋白质虽对人体有益，但也不能食用太多，尤其是动物性蛋白质。若食用过多蛋白质，会增加肝肾的负担，而且动物性蛋白质中含有含硫氨基酸，在代谢的过程中要消耗钙质，这就造成钙质的流失，从而增加患上骨质疏松的机会。

（3）对于热量来源的五谷根茎类食物，最好选择杂粮类做主食，因为杂粮中含有较多的膳食纤维，可以维持体重、控制胆固醇含量，增进健康。除此之外，中年人还应多吃新鲜的蔬菜和水果。在大枣、刺梨、

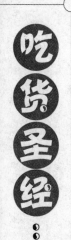
苹果、香蕉、猕猴桃、柑橘、葡萄等水果中，含有大量的维生素和对人体有益的微量元素，经常吃这些水果，可以增强身体免疫功能，改善物质代谢。而冬瓜、黄瓜、南瓜、胡萝卜、番茄、大蒜、洋葱、油菜、芹菜、韭菜、扁豆、豆角、辣椒、生姜、芦笋、红薯等蔬菜中，含有大量的维生素和膳食纤维，不仅有利于消化吸收，还可以防止便秘的发生。

（4）多进食菌类和藻类。菌类主要包括木耳、蘑菇、竹荪等食物，它们含有多种氨基酸及维生素 A、维生素 B_1、维生素 D 等营养物质，可以提高机体抗病毒能力，抗血栓形成，防止动脉硬化，并提高抗癌能力，同时，它们还有助于消化，可以改善消化不良、食欲缺乏等现象。藻类主要指紫菜、海带等食物，它们含有藻胶酸、海带氨酸、胡萝卜素、钾、磷、钙、维生素 B_1、维生素 B_2、维生素 C、维生素 P 以及多种氨基酸，具有软化血管的作用，可以预防冠心病、脑动脉硬化、肿瘤、老年痴呆等疾病。藻类食物中还含有微量元素碘，可以预防碘缺乏症，有利于能量代谢。

坚持科学饮食，还你健美肌肤

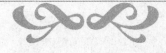

几乎每一个爱美女性都有一个化妆包，里面装满了各种各样的护肤品、化妆品等，为了让自己看起来更加水嫩、白皙，往往在脸上涂抹一层又一层的护肤品，还有的涂上有亮白功能的化妆品。虽然暂时能够遮瑕，但是不能从根本上改变皮肤差的状况，而且护肤品、化妆品都属化学合成物质，会对皮肤造成极大的损害。

现代研究发现，通过科学、合理的饮食营养，包括平衡膳食和食用美肤食品，可以加速皮肤细胞的新陈代谢，使皮肤消耗的养分得以补充，提高皮肤各方面的功能，从而使皮肤细嫩、有光泽，并富有弹性。

现代医学研究结果表明，健美的面部皮肤需要依靠健康的身体、合理的饮食、良好的情绪等多方面的相互配合才能拥有。

在这里，为大家推荐几种养肤食品，大家可以根据自己的肤色和肤质有针对性地食用。

（1）使皮肤细嫩的食物。每一位爱美的女性都希望自己拥有婴儿般白皙、光滑的皮肤，但是总是对镜中自己的皮肤不甚满意。其实，皮肤细腻与饮食正常、营养良好有一定的关系，换句话说，就是要让皮肤"吃"饱"吃"好。若经常忍饥挨饿、营养不良，皮肤也会提出抗议，表现为又黑又瘦、皮枯容晦。这是因为，皮肤细嫩在于皮肤中含有丰富的透明质酸酶，这种物质可以促进皮肤表面的新陈代谢，使皮肤更加光泽润滑。在日常饮食中摄入一些胆固醇含量较高的动物性脂肪，可对皮肤产生一定的保健效果。

许多年轻女性因为怕胖而拒绝食用脂肪类食物，这会造成皮肤过早老化。这是因为食物中所含的维生素 A 能够阻止皮肤干燥、粗糙，使皮肤保持水润，维生素 E 则具有延缓皮肤老化的作用。但是维生素 A、维生素 E 都属于脂溶性物质，必须溶解在脂类物质中才能被吸收。如果缺乏脂类物质，就会影响二者的吸收，从而影响肤质。维生素 A 含量较多的食物包括牛奶、动物内脏、萝卜、南瓜、番茄等，维生素 E 含量较多的食物主要有卷心菜、花菜、花生油等，在食用这两种食物的时候，宜搭配食用一些脂类物质，使其易于吸收。

（2）使皮肤白皙的食物。皮肤颜色的深浅与黑色素的多少有一定的关系。一般来说，食盐过多的人皮肤又黑又粗糙，一方面是因为食盐过多会使皮肤的色素沉着，使皮肤变黑；另一方面，食盐过多还会影响

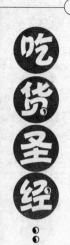

人体的新陈代谢，使皮肤变得粗糙。因此，平日饮食中应控制食盐的食用量，同时应多喝水，以使盐分尽快排出体外。

爱美女士还应多食用花粉，花粉中含有丰富的蛋白质和氨基酸，并含有大量的维生素、微量元素和天然酶类。它们可以调节人体机能，并能改善皮肤组织，抑制色素沉着，使皮肤白皙，还具有延缓皮肤衰老的作用。

此外，还可以多吃西红柿、山楂、橘子等富含维生素C的水果和卷心菜、花菜、花生油等维生素E含量较多的食物，因为它们可以抑制黑色素的生成，从而防止黑色素沉着。

（3）改善皮肤黑的食物。据巴西营养学家的一项研究表明，给予同样的饮食和同样的日照条件，肤色较深的人比肤色浅的人更容易缺乏维生素D。尤其在夏天，皮肤较白的人体内合成维生素D的数量上升得较快，而皮肤黑的人只合成了数量较少的维生素D。究其原因，是因为人体的皮肤中含有脱氢胆固醇，这种物质在紫外线的照射下会合成维生素D。但是研究证明，含色素的皮肤合成维生素D的能力较差。由于黑种人和黄种人皮肤中含有较多的色素，它们合成维生素D的能力就比白种人低一些，因此，日照不足的人易患上维生素D缺乏症。对于这种现象，巴西专家分析认为，这可能与不同人种所生活的环境有关系，是一种生态适应的结果。因为白种人所处的环境大多是比较寒冷的地区，日照较少，皮肤接触紫外线较少，所以他们皮肤合成维生素D的能力就比较强；与此相反，黄种人、黑种人等有色人种大多生活在日照比较充足的地区，他们不会因为缺乏光照而使合成维生素D的量有所减少，因此皮肤合成维生素D的能力就比较低。

在现代社会，不管何种颜色皮肤的人，大多以室内生活为主，所接触的紫外线自然较少。而深色皮肤自身合成维生素D的能力较强，缺乏维生素 D 的可能性就会增大，因此需要在平时的饮食中注意补充维生素 D，多吃一些富含维生素 D 的食物，如牛奶、动物内脏和强化食品。

抗皱美食，将皱纹"吃"回去

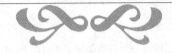

大家知道，女人最先老化的部位就是眼角和颈部，当然，即使再怎么精心保养护理，可终究还是抵不过岁月的刻痕，皱纹不知不觉地爬上眼角、眉梢。如果你多留心入口食物，保养方面亦不遗余力地进行，也许哪天一觉醒来，你会发现岁月其实没那么残忍。

有的女性虽然整天在眼角抹眼霜、眼部精华液等，眼部皱纹还是不可避免的爬上眼角，即使整天为脖子做着各种护理、保养工作，颈部上还是会出现一圈一圈的皱纹。究其原因，与她只注意外部保养，不注意内在补养有关。内在补养主要是通过饮食疗法来达到防皱去皱的目的。有的食物中含有一些特殊成分，这些特殊成分中，有的可以强化弹力纤维构成，有的能延缓皮肤老化过程，因此有助于消减皱纹。

皮肤有弹性，主要是因为皮肤中含有弹力纤维，而构成弹力纤维的主要物质是硫酸软骨素。因此，我们在日常饮食中应多摄入富含硫酸软骨素的食物，有助于皮肤防皱。鸡皮、鱼翅、鲑鱼头、鲨鱼软骨等食物中，含有较多的硫酸软骨素，它们能够起到强化弹力纤维构成的作用进而达到防皱去皱的效果。

还有一种生命信息物质，也具有抗皱效果，它就是被称为"葆春药物"的核酸。它能够减退皮肤的皱纹，消除老年斑，使干燥粗糙的皮肤重现细

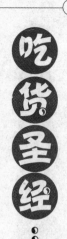

腻光滑。因此，具有延缓衰老、健肤美容的作用。核酸含量丰富的食物主要有鱼、虾、动物肝脏、蘑菇、木耳、花粉等，在食用这些食物的同时，最好服用维生素C或吃一些新鲜蔬菜、水果，利于核酸的吸收。

在这里，为爱美人士推荐两种有利于防皱去皱的食物。一种是酸奶，酸奶之所以能够防皱去皱，是因为酸奶中含有氢氧酸等物质，这些物质可以帮助软化皮肤的黏性表层，及时将死亡的细胞除去，皱纹也就随之消失。另一种为大家推荐的防皱去皱食物是肉皮。皮肤中一些贮水功能低下的组织，其细胞活力不足，肉皮能够改善这些细胞的活力，还可以促进胶原蛋白的合成，体内与胶原蛋白结合的水可以影响某些特定组织的生理功能，从而达到滋润肌肤、消减皱纹的目的。

除此之外，还有许多抗皱养颜的食物。将这些食物进行精心烹制、搭配食用，就可以通过食补来延缓衰老，保持青春和美貌。

1 果蔬去皱美容汁

准备芹菜、花椰菜、西红柿、柚子、橘子、蜂蜜、牛奶各适量。将芹菜、花椰菜、西红柿、柚子、橘子洗净，切成小块，一同放入榨汁机榨汁，葡萄单独榨汁。将蜂蜜和牛奶加入温水调匀，将以上三种汁液混匀即可饮用。每日1~2次。经常饮用此果蔬汁，可以起到丰肌泽肤、减轻皮肤皱纹的作用，使皮肤白里透红，富有光泽。

2 红枣灵芝汤

准备灵芝60克，鹌鹑蛋12个，红枣12枚。将灵芝洗净，切成小块；红枣去核、洗净；将鹌鹑蛋煮熟后，去壳。将所有原料放入锅内，再加入适量清水，以武火煮沸，再转成文火慢慢煲至灵芝出味，加入白糖调味，继续煲沸即成。此汤具有补血益精的功效，有助于改善肤色、减少皱纹。

3 百合红枣银杏羹

准备百合、白果各50克，新鲜牛肉300克，红枣10枚，生姜两片，盐少许。将牛肉在沸水中焯烫一下，捞出切薄片。白果去壳，用清水浸泡，除去表面外层薄膜，再用清水洗净，备用。将百合和生姜用清水洗净，红枣洗净后去核。将瓦煲内加入适量清水，大火煮沸，放入百合、红枣、白果和生姜片，改用中火煲至百合将熟时放入牛肉，继续煲至牛肉熟后，加入盐调味即成。此羹具有补血养阴、滋润养颜、润肺益气、止喘、涩精的功效。

食物除斑，美丽由内而外

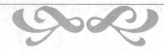

在西方，脸上长雀斑的人很常见，很多人已经习以为常，甚至有一段时间西方人以雀斑为美，他们常常自豪地说："你能长出雀斑吗？"

然而，在中国，没有人会认为雀斑很美，也没有人认为长雀斑是一件值得骄傲自豪的事情。他们更希望自己有洁白无瑕的面容，认为这样的容貌才是最美的。如果自己的脸上布满褐色的雀斑，常常会感觉自卑。

那么，怎么才能消除色斑，让他们重获自信呢？

首先我们来了解一下色斑形成的原因。以常见的黄褐斑为例，黄褐斑最常见于生殖活动期的妇女，因为它的形成主要与内分泌尤其是性激素失调有关。当人体肝脏或肾脏功能不佳又不注意防晒，接受过多紫外线照射之后，面部也容易生出黄褐斑。除此之外，精神因素、慢性消耗性疾病、妇女妊娠期及一些劣质化妆品也会导致此病的发生。我们还需要注意的是，饮食不当也会形成黄褐斑，有专家经研究发现，如果饮食中长期缺乏谷胱甘肽，就会使皮肤中的酪氨酸转变成多巴醌，进而被氧化成多巴素，最后形成黑色素，色素沉着后就形成黄褐斑，因此，通过

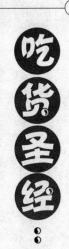
合理饮食可以在一定程度上消除黄褐斑。

现在有不少药物、化妆品声称能去除雀斑、黄褐斑，但是用后效果并不理想。那么，我们就试一试对身体有益无害的食物祛斑吧。

实验证明，想要祛斑，在平时的饮食中应多吃一些富含维生素C的食物，包括柑橘类水果、猕猴桃、山楂、鲜枣、西红柿、青椒、新鲜绿叶菜等。这是因为，维生素C是一种氧化剂，可以抑制皮肤中多巴醌的氧化作用，使皮肤中的深色氧化型色素转变成还原型的浅色素，从而抑制黑色素的形成。因此，长期食用富含维生素C的食物，可以使肌肤色素减退，对防治黄褐斑十分有益。

一般来说，因妊娠导致的黄褐斑在产后半年之内可以自行消失。如果较长一段时间仍不消退，可以在医生指导下服用维生素C或口服复合维生素B。

此外，想要去除黄褐斑，平时最好不要过多食用酒、浓茶、咖啡等刺激性食物，以免导致黄褐斑更为严重。

在饮食上，除了以上的注意事项，为斑烦恼的朋友可以尝试以下几种食物祛斑法。

1 干柿祛斑法

每天食用干柿子，具有润心肺、去黑斑的功效，长期食用有较好的效果。此法出自《普济方》。

2 黄瓜粥

准备鲜嫩黄瓜300克，大米100克，生姜10克，精盐2克。将黄瓜洗净，去皮去心，切成薄片。大米淘净，生姜洗净拍碎。在锅中加入1000毫升清水，与大米、生姜一起煮沸，改用文火煮至米烂时下入黄瓜片，继续煮至汤稠，加入精盐调味即可。每日2次温服。此粥具有润泽皮肤、祛斑、减肥的功效。经常食用黄瓜粥，可以消除雀斑、增白肌肤。

3 桃仁牛奶芝麻糊

准备牛乳 300 克，豆浆 200 克，核桃仁 30 克，黑芝麻 20 克。先将核桃仁、黑芝麻磨碎，与牛乳和豆浆调匀后，倒入锅中煮沸即可食用。食用时可以加入白糖调味，每日早、晚各吃一碗，具有润肤悦颜的功效，适用于有色斑、黑斑皮肤的人食用。

4 黑木耳红枣汤

准备黑木耳 30 克，红枣 20 枚。将黑木耳洗净，红枣去核，二者与适量清水一起煮 30 分钟左右即可食用。每日早、晚餐后各食 1 次。此汤中，黑木耳具有润肤作用，可以防止皮肤老化；红枣具有和中益气、健脾润肤的功效，可以帮助黑木耳祛除黑斑。经常食用黑木耳红枣汤，可以起到驻颜祛斑、健美丰肌的作用，并对身形消瘦、面部色斑有一定的治疗效果。

5 美肤汁

准备葡萄 300 克，甘蔗 200 克，雪梨、蜂蜜各 100 克。将雪梨、甘蔗、葡萄洗净，放入榨汁机榨汁，取汁液与搅拌均匀，然后装入瓶中备用。每天早、晚各取 10 毫升，用开水兑饮。长期饮用，可以使皮肤更加健美。

6 三仁美容粥

准备粳米 50 克，桃仁、甜杏仁、白果仁、冰糖各 10 克，鸡蛋 1 个，白糖适量。将桃仁、甜杏仁、白果仁研成细末。将粳米淘净，倒入砂锅，再加入以上三仁细末和适量清水，以武火煮沸后，打入鸡蛋，然后改文火煨粥，粥成时加入白糖调匀即成。每天 1 剂，作为早餐食用。20 剂为 1 个疗程，间隔 5 日后继续下一个疗程。此粥具有活血化瘀、润肠通便、护肤美肤的功效。老年人经常食用，可以减少色素斑，延缓皮肤衰老。

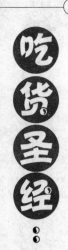
7 消斑饮

准备黄豆、绿豆、赤豆各 100 克，白糖适量。先将这三种豆洗净，浸泡一段时间使其发胀变软后，混合捣汁，加入适量清水煮沸即可食用。在饮用的时候，加入白糖调味，每日 3 次。长期饮用，有助于消斑祛斑。

美眼有奇招，会吃才有效

一个漂亮的女子戴上一副眼镜，既不方便又不美观，将那双美丽的大眼睛遮住，失去了令人艳羡的光彩，是多么令人遗憾的事啊。在生活中，许多人因为近视不得不戴上眼镜，甚至只有几岁的小朋友都带上了与他的脸型不成比例的眼镜，并为这副眼镜深深苦恼。为了眼睛焕发出其应有的光彩，人们处处求医，甚至戴上了隐形眼镜，但还是有诸多的不方便。而对于老年人来说，一副老花镜也是必不可少的。这让他们为此也感觉苦恼不已。因此，拥有一双明亮的眼睛，显得多么重要。

据研究专家发现，白内障和老年黄斑病变的原因之一，是光线中的紫外线所形成的自由基对组织进行损害造成的。因此，预防白内障，首先要增加蔬菜的摄入量。这是因为，吃绿色蔬菜，可以为身体补充足够的抗氧化素，从而保护眼睛的健康。

对眼睛有益的营养物质主要有维生素 A、B 族维生素、维生素 C、维生素 D、维生素 E 等维生素以及钙、锌、硒等微量元素。而这些营养物质在蔬菜和水果中都可以找到。

1 维生素 A

维生素 A 是维持视力健康非常重要的营养素，如果缺乏维生素 A，人就会患上夜盲症。维生素 A 主要存在于蛋黄、牛奶、鱼肝油及黄色、绿色蔬菜中，尤其是在黄色和绿色蔬菜中含有丰富的胡萝卜素和类胡萝卜素，其中胡萝卜素可以转化为维生素 A，具有护眼的作用。而类胡萝卜素被称为天然眼药水，有助于保持眼角膜的润滑及透明度，促进眼睛健康。因此，多吃番茄、红萝卜、木瓜、青菜等蔬果，对眼睛健康十分有益。

2 维生素 B_1

若缺乏维生素 B_1，很容易出现眼睛水肿、视网膜出血、视力减退等症状。富含维生素 B_1 的食物主要有瘦肉、花生、豆类、薯类、绿叶蔬菜等，应多吃这些食物。尤其是核桃和酸奶，维生素 B_1 含量丰富，对神经性疾病的防治有好处。

3 维生素 B_2

缺乏维生素 B_2，易导致眼睛流泪发红、角膜发炎等症状。因此，我们平时要多吃蛋类、豆类、动物肝脏、牛奶、菌藻类等含有维生素 B_2 的食物。

4 维生素 C

维生素 C 能改善视力。它主要存在于深绿色或黄红色蔬菜和水果中，如番石榴、柠檬、柑橘等都含有大量的维生素 C。但是这些水果的营养成分容易被破坏，最好生吃。

5 维生素 D

维生素 D 对于眼睛的保健作用主要是促进人体对钙和磷的吸收，以维持眼球巩膜的坚韧性。我们平时注意摄取含维生素 D 的食物，如动物肝脏、蛋类、牛奶等。

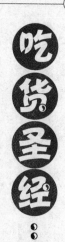

6 **钙和一些微量元素**

它们对眼睛都有着特殊的养护功效。缺钙的话，眼睛的弹力会逐渐减退，角眼腿状肌也会发生细微变化，平时应多吃豆制品、海产品、牛奶等含钙丰富的食物；硒可以使瞳孔对光收缩的反应灵敏，这种元素主要分布于动物肝脏、蛋类、鱼类、贝类、大豆、蘑菇等食物中，用带麸皮的面粉制成的面包中含有丰富的硒元素，经常食用还可以使眼睛免遭细菌、病毒的侵害，有助于眼疾的防治；锌可以维持体内维生素A的水平，对眼睛具有较好的保护作用，它主要存在于牡蛎、鱼类、肉类、蛋类中。

吃绿色蔬菜可以为身体补充充足的抗氧化素，让眼睛免受外界的侵害。因此，不妨在每天的饮食中增加芹菜、黄瓜等绿色蔬菜，可以对眼睛起到一定的保护作用。

牙齿坚固，常吃这些食物

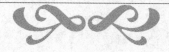

牙齿具有咀嚼食物、帮助发音的作用，因此，一口健康的牙齿对人体非常重要。此外，牙齿对人的容貌也有一定的影响。当人们在讲话和微笑时，露出一排整齐洁白的牙齿，就会给人一种健康、美丽的印象。相反，如果牙齿排列紊乱，参差不齐，就会使面部显得极不协调，影响个人的形象。如果牙齿缺失过多，唇颊部因失去支持而凹陷下去，人的面容就会显得苍老、消瘦。要想牙齿健美，必须应注意牙齿的保健，尤其要在饮食方面多加注意。

1 多吃含钙食物

钙是构成牙齿的重要成分，因此我们应多吃含钙丰富的食物。豆类、豆制品、蔬菜、鱼、虾等食物中都含有丰富的钙质，尤其是儿童一定要多吃，以使牙齿发育正常。

此外，牛奶和乳制品中也含有丰富的钙质，钙不仅能为牙齿提供营养，还能抑制细菌产酸，并能防止牙齿的钙磷化合物溶解。而且牛奶中所含的免疫球蛋白和酶等能还能抑制口腔中的细菌生长，可以预防龋齿。

2 多吃蔬菜

其实在儿童儿时期，就应该注意选择利于牙齿健康的食物，家长应让孩子多吃能促进咀嚼的蔬菜，包括芹菜、卷心菜、菠菜、韭菜、海带等，这些食物可以促进下颌的发达和牙齿的整齐。经常吃蔬菜还可以增加牙齿中钼元素的含量，有助于增强牙齿的硬度和坚固度。实验表明，与吃蔬菜和肉类食物的孩子相比，那些厌食蔬菜和肉类食物的幼儿体内的骨质密度比较低。此外，多吃蔬菜还能预防龋齿。这是因为，一方面，蔬菜中含有90%的水分，在咀嚼蔬菜时，这些水分可以稀释口腔中的糖质，造成不利于细菌生长的环境；另一方面，蔬菜中还含有一些纤维物质，可以对牙齿起到清扫和清洁的作用。

3 多吃质硬的食物

玉米、高粱、牛肉、狗肉以及橡实、瓜子、核桃、榛子等坚果类，虽然吃起来比较难以咀嚼，但是能对牙齿起到健美的作用。

4 多饮红茶、绿茶

喝绿茶有助于防止蛀牙，这早已被日本科学家证实。近年来，人们经研究发现，红茶也有护牙健齿的独特的功效。红茶之所以能发挥出这种功效，与红茶中含有的一种叫作"多酚"的物质有很大的关系。这种化学物质可以抑制细菌产生葡萄糖基转移酶，此酶可以分解蔗糖，

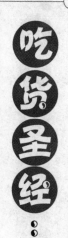
生成一种黏性"胶状物"，与牙斑中的 300 多种细菌相混合，并一同固定在牙齿表面，对牙齿极为不利。此项研究是在芝加哥伊利诺斯大学进行的，参加试验的志愿者们每天用红茶漱口 10 次，每次 1 分钟，结果他们的牙斑明显比一般人少。研究结果显示，红茶有助于防止牙斑，可以预防蛀牙和牙龈疾病。

5 牙龈发炎，补充维生素 C

牙龈发炎是一件令人烦恼的事情，但是找对方法，就可以快速消炎，恢复牙龈健康。牙龈发炎其实是体内缺乏维生素 C 导致的症状，是身体向自己发出的求救信号，提醒我们该补充维生素 C 了。这时，我们可以吃一些葡萄柚、柠檬、猕猴桃等富含维生素 C 的水果，这对于缓解牙龈发炎症状很有帮助，尤其是葡萄柚，效果更是显著，立竿见影。因此，我们只要养成每天吃一个葡萄柚的习惯，就能解决牙龈发炎的问题。

秀发飘飘，营养元素是关键

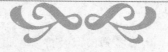

　　头发和身体其他部位一样，每天都在进行着新陈代谢。因此，为了拥有健康美丽的秀发，需要经常对头发进行养护，日常生活中，除了对头发进行梳、洗、理之外，还要为头发补充足够的营养。

　　一般来说，秀发需要以下几种营养元素。

1 蛋白质

蛋白质是构成头发的物质基础。因此，想要有一头秀发，就需要补充足够的蛋白质。如果蛋白质摄入不足，人就会营养不良。头发营养不良就会导致毛根萎缩、头发变细，失去光泽，并且头发易脱落。一般来说，成人每天至少应该摄入 70 克蛋白质，才能保证头发生长良好。奶类、蛋类、瘦肉、鱼、豆制品中含有丰富的蛋白质，经常食用，有助于改善发质，使头发乌黑秀美。

2 维生素 A

维生素 A 也是构成秀发的重要原料，它能够维持人体皮肤和皮下组织的健康。如果缺乏维生素 A，皮肤下层细胞就会变性坏死，皮脂腺无法正常分泌，致使皮肤变得干燥、粗糙和角化，毛发生长不良甚至脱落。

生活中常见的食物中，动物肝脏、蛋黄、鱼肝油中都含有大量的维生素 A，可以多吃这几种食物。另外，还可以多吃一些富含胡萝卜素的食物，如胡萝卜、西红柿、油菜、玉米、黄豆等，因为胡萝卜素能在人体内转化为维生素 A 为人体所用。

3 B 族维生素

B 族维生素的主要作用就是参与人体的物质代谢，缺乏其中的任何一种，都会给身体带来不良影响。比如，缺乏维生素 B_1，人体末梢的营养代谢就会受到影响，头皮的正常代谢也会受影响，头发就会生长不良。B 族维生素主要存在于绿叶蔬菜、谷类外皮、胚芽、豆类和酵母中。

4 微量元素

微量元素对于头发的健康来说也非常重要。比如，碘是合成甲状腺激素的重要原料，而甲状腺激素可以使头发变得光亮秀美。如果甲状腺激素分泌不足，头发就会变得枯黄，没有光泽。因此，在平时的饮食中适量食用一些碘的含量丰富的食物，如海带、紫菜、海鱼、海虾

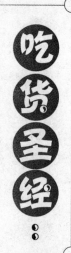

等，可以让头发滋润健康。再比如，锌参与体内多种酶的合成，脱发的一个重要原因就是缺锌，海产品、牛奶、牛肉、蛋类中都含有较多的锌，经常食用，可以防止脱发。在这里重点推荐一种食物——牛排。据科学研究证明，经常吃瘦牛肉虽然不能完全解决脱发的问题，但是却可以推迟这一天的到来。因此，不想年纪轻轻就秃顶，那就在每次吃饭的时候吃一些瘦牛肉吧。

在这里，再为大家推荐两个去屑食谱，爱美人士可以尝试一下。

1 蔬菜粥

分别准备 50 克大米和菠菜。将菠菜洗净，在沸水中焯一些，煮去涩味，然后切段备用。将大米淘净，与适量清水一起煮粥。煮至米熟汤稠后，将菠菜段下入粥内，继续煮至粥成即可。每日 1 次，空腹服用。此粥适用于去除"血虚风燥型"头屑。

2 绿豆薏米汁

准备薏米 200 克，绿豆 50 克。先将薏米泡软、煮熟，然后下入绿豆一起煮熟，即可食用。此汤汁适用于去除"湿热内蕴型"头屑。

吃对食物，美腿秀出来

对于爱美的女性来说，一定非常在乎自己是否拥有修长而迷人的双腿，因为一双美腿更能显示出女性独特的魅力。为此，很多女性常常为自己的腿不够完美而陷入烦恼之中。其实，你不必为此苦恼，因为你也可以拥有完美的双腿。

其实，美腿的秘密在于你的饮食，要知道美腿是吃出来的。美容的实质原本就是以内养外，不但女性的饮食结构和美腿有一定的关系，而且美食也是腿部美容的方法之一。

1 海苔

海苔中含有维生素 A、B 族维生素、膳食纤维、矿物质等，可以较好地调节体液的平衡。想要拥有纤细玉腿，一定要多吃海苔。

2 芝麻

芝麻含有人体所需的多种营养素，如维生素 B_1、维生素 E、钙质。它所含的亚麻仁油酸可以除去附着在血管壁上的胆固醇，对美腿具有一定的作用。食用芝麻时最好将其磨成粉，还可以直接购买芝麻糊，这样才能充分吸收芝麻中的美腿营养素。

3 红豆

红豆对于美腿具有两方面的作用，一方面，红豆中含有石碱酸，它能够促进肠胃蠕动，从而减少便秘的发生，并能促进排尿，消除因心脏或肾脏疾病导致的水肿。另一方面，红豆中的膳食纤维有助于将盐分、脂肪等废物排出体外，对美腿百分百有效。

4 鸡蛋

鸡蛋对于美腿具有多方面的作用。它所含的维生素 A 可以使双腿光滑细嫩，所含的 B 族维生素有助于消除脂肪，而其所含的磷、铁等可以消除下半身的赘肉。

5 香蕉

香蕉含有较多的钾，但所含的脂肪和钠并不多，符合美丽双腿的营养需求。又因为香蕉热量较高，因此可以作为正餐食用。

6 苹果

苹果中所含的钙比一般水果更为丰富，有助于代谢掉体内过

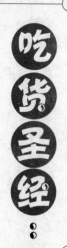
多的盐分。苹果中含有苹果酸，它可以促进热量代谢，防止下半身肥胖。苹果中还含有水溶性纤维质果胶，它对于解决便秘和下痢有一定的帮助。

7 木瓜

如果吃太多的肉食，再加上不经常运动，脂肪就容易堆积在下半身，而木瓜中的蛋白分解酵素、番瓜素有助于将这些堆积的脂肪分解掉，从而减轻胃肠的工作量，让肥嘟嘟的双腿慢慢有了骨感美。而且木瓜中的果胶成分还能清理肠胃，对肠胃健康起到一定的作用。

8 西瓜

西瓜不仅味道香甜可口，而且还具有美腿的作用。西瓜中含有利尿剂基酸柠檬黄素，有助于使体内多余的盐分随尿排出，而且对于膀胱炎、心脏及肾脏方面的疾病也具有一定的治疗效果。此外，西瓜中含有较多的钾。因此，西瓜修饰双腿的能力不可小觑。

9 葡萄柚

葡萄柚中含有独特的枸橼酸成分，它可以使体内的新陈代谢更加顺畅。葡萄柚所含的热量较低，但它的含钾量在水果中却是名列前茅。渴望美腿的女性，可以多吃一些葡萄柚。

10 猕猴桃

猕猴桃，又被称作"奇异果"，它的维生素 C 的含量在水果中是数一数二的，一个猕猴桃可以提供一天中人体对于维生素 C 的需求量的两倍多。它还富含膳食纤维，纤维吸收水分膨胀，可以使人产生饱腹感，而且水果纤维还能使脂肪酵素加速分解，避免脂肪过剩，使腿部变粗。

11 芹菜

芹菜中含有大量的胶质性碳酸钙，它极易被人体吸收，为双腿补充钙质。芹菜中还含有较多的钾，能够防止下半身水肿。

12 菠菜

菠菜能够促进体内的血液循环，从而将新鲜的养分和氧气输送到双腿，恢复腿部元气。多吃菠菜可以防止腿部肌肤干糙，提前出现皱纹。

吃健美食品，你也可以很美

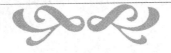

爱美是人的天性，尤其是"女为悦己者容"的广大女性，几乎一生都在追求美。其实，一个的容貌美不美除了先天因素，后天的精心调理和保养也非常重要。

美容专家认为，美的关键来自于人体内部，经常食用一些有利于人体健美的食物，将对人的健美起到意想不到的作用。为此，国内外营养学家提出了许多有益于健美的食谱，人们严格按照那些食谱实践了以后，发现它们确实能够使人变美，使女子更加靓丽，男子更加俊美。

1 养颜食品

（1）瓜子。瓜子的美容功效在于其能够抗老防衰。葵花籽和南瓜子中含有丰富的微量元素锌，它是维持皮肤正常生长所必需的元素。如果人体缺锌，就会导致皮肤很快生出皱纹。因此，我们每天吃几粒葵花籽或南瓜子，可以使皮肤光洁，减缓皱纹的滋生。

（2）魔芋。魔芋中含有一种具有美容功效的物质——神经酰胺，它具有使皮肤保湿的作用，还可以抑制黑色素的生成，并能防止皮肤变

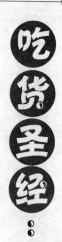

得粗糙。这种物质在小麦中的含量仅为 0.01% ~ 0.02%，但在魔芋中的含量高达 0.15% ~ 0.2%，是前者的 10 倍。因此，食用魔芋，有很强的美容功效。

2 美发佳品

人在 30 ~ 40 岁，头发就开始老化。想要保持头发的健美，在青年时期就要注意养护自己的头发。下面两种食物有助于头发的健美。

（1）鸡蛋。鸡蛋含有极具生物价值的蛋白质和丰富的维生素、矿物质等营养物质。鸡蛋含有丰富的硫，每周吃 4 个鸡蛋就可以使头发亮泽；锌和 B 族维生素有延缓白发生长的作用。

（2）高蛋白食物。头发中 97% 的成分是角质蛋白，因此多吃肉类、鱼类、蛋类等高蛋白食物，并搭配新鲜的蔬菜，可以对浓密的头发起到重要的养护作用。

3 明目食品

一双明亮而有神的眼睛，可以增加一个人的自然美韵。在日常饮食中，应多吃一些有助于明目的食品。比如，可以多吃一些富含维生素 A 的食物，如鱼肝油、动物肝脏、黄油、牛奶等；还可以多吃一些富含维生素 B_1、维生素 B_2 的食物，如瘦肉、花生、蛋类、豆类、菌藻类等。比如，每周可以吃 3 次用植物油烧制的胡萝卜，可以起到明目的作用。因为胡萝卜中含有丰富的维生素 A、维生素 E，它们都能够增强视力，使眼睛明亮有神。

此外，属于中药的枸杞也具有明目的功效，在食用时，可以将枸杞与适量的猪肝一起煮熟食用，还可以将枸杞与富含维生素 A 的猪肝一起煮熟食用，都能对眼睛起到很好的保健作用。

4 美甲食品

秀美的指甲可以让女性显得更加妩媚。通过科学饮食，爱美女士就可以拥有健康红润的指甲。

（1）酸奶。酸奶中含有能够促进指甲生长的蛋白质，因此，坚持每天应用一瓶酸奶，有助于指甲的秀美。

（2）核桃和花生。这两种食物中含有大量能使指甲生长坚固的生长素，因此可以预防指甲断裂，使指甲看起来更加美观。

5 美齿食品

笑的时候，露出一排整齐而洁白的牙齿，能带给人以美的感受。多吃一些美齿食品，有助于牙齿健美。

鱼和家禽的肉类中含有具有固齿作用的磷元素，非常有益于保护牙齿，因此平时应多吃。我们平时还可以每天吃150克奶酪和1个柠檬，也能够起到保护牙齿的作用。因为奶酪里的钙可以使牙齿坚固，而柠檬中富含的维生素 C 能够杀灭口腔中容易导致龋齿的细菌。

想要吃得漂亮，试试美颜佳肴

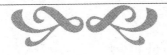

我们日常生活中的许多食物，不仅能够补充人体所需的营养素，而且具有美容、养颜、护肤的功效。将一些食物辅以美容护肤作用的中药，取中药之性，用食物之味，就能制成既美味又养颜的美容佳肴。如果长期食用，将使你的皮肤亮丽，容颜不老，青春焕发。下面为大家推荐几种美容食谱，供大家选用。

1 栗子炖白菜

准备栗子、白菜各200克，鸭汤、调味料各适量。将栗子去

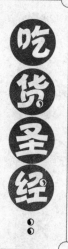

壳，切成两半，放入锅中，小火煨熟，加入白菜，并放入适量的调味料，慢慢炖熟即可。此道菜中，栗子具有健脾肾的功效，白菜能够补阴润燥，经常食用，可以改善因阴虚所致的面色黑黄，并具有消除皮肤黑斑和黑眼圈的作用。

2 醋泡黄豆

准备新鲜黄豆250克，醋适量。将黄豆泡入醋中，15天后即可食用。每天取出10粒左右嚼食。这种醋豆含有磷脂和多种氨基酸，可以促进皮肤细胞的新陈代谢，能够降低胆固醇，改善肝功能，并具有延缓衰老的作用。

3 苦瓜炒胡萝卜

准备鲜苦瓜1根，胡萝卜半根，葱、盐、味精各适量。将苦瓜去瓤、切片，胡萝卜切成薄片。在油锅中爆香葱，下入苦瓜和胡萝卜，急火快炒，炒熟即可。此道菜中苦瓜中含有大量的维生素C，经常食用皮肤会变得细嫩。胡萝卜中含有丰富的维生素A和维生素C，它们都可以帮助粗糙皮肤去皱，从容颜容光焕发。

4 黑豆煮柠檬

准备黑豆、柠檬片、酱油各适量。先将黑豆放入锅中煮，待其熟透变软后加入酱油和柠檬片后即可食用。此道佳肴中黑豆含有大量的B族维生素，可以改善皮肤细胞的新陈代谢，经常食用，皮肤会变得更加健美。而柠檬具有相同的功效。二者同食，更增强了美肤养颜的效果。

5 西红柿玫瑰汁

准备西红柿、黄瓜、鲜玫瑰花各适量。将西红柿去皮、去籽，黄瓜洗净。然后与玫瑰花一起搅碎，过滤，加入柠檬汁、蜂蜜调匀，即可食用。最好坚持每天饮用。此饮品中西红柿和黄瓜含有谷胱肽和维生素 C，它们能够促进皮肤的新陈代谢，使沉着的色素颜色变浅甚至消失，皮肤会变得细腻白嫩。

6 奇异果果肉果汁

准备新鲜奇异果适量。将新鲜奇异果放入餐具，捣碎食用。也可以将鲜奇异果放入榨汁机中，榨取新鲜果汁饮用。奇异果就是俗称的猕猴桃，它含有大量的维生素 C，可以消除雀斑和暗疮，对皮肤具有增白作用，同时还能滋润肌肤。

7 莲实美容羹

准备莲子、芡实各 30 克，薏仁米 50 克，桂圆肉 10 克，蜂蜜适量。将前 3 种原料放入清水，浸泡 30 分钟，与桂圆肉一起放入锅中，以文火煮至烂熟，调入蜂蜜即可食用。此美容羹中，桂圆肉能够大补元气，莲子具有补脾养胃的作用，薏仁米和芡实都是健脾利水之物。尤其是芡实，其含有的维生素 A、B 族维生素、维生素 C 对于美容具有重要作用。蜂蜜营养也很丰富，含有胶原蛋白、酶类等营养成分，这些物质可以刺激皮肤细胞的生长，促进新陈代谢。因此，此羹是比较理想的美容佳肴，经常食用可以帮助消除皱纹，使肌肤白皙水嫩。

8 蜜汁茶

蜜汁茶就是与蜂蜜一起调制的蜜茶，它是备受时尚人士青睐的美容佳饮。目前市面上常见的蜂蜜主要有槐花蜜、苜蓿花蜜、益母草花蜜等品种。蜂蜜的种类不同，风味和功效就不同，所适用的年龄也不相同。爱美人士可以根据自己的身体状况、皮肤特点来进行选择。但需要注意的是，因为蜂蜜中富含多种氨基酸，泡茶时要用开水泡，但是在加入蜂蜜的时候，水温不能太高，必须等到水温降至 80℃ 以下才可加入，否则蜂蜜中所含的氨甲酸的结构会在高温之下遭到破坏。蜂蜜含有多种营养成分，如葡萄糖、蛋白质、维生素、有机酸、氨基酸和花粉

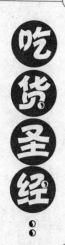

等，不仅有利于增强肝脏的解毒能力，而且还有健胃、助消化等多种功效。而茶叶是一种传统的优良饮品，其中含有蛋白质、茶多酚、咖啡碱、脂多糖和十多种维生素以及 3%～5% 的生物碱等，有效成分多达350 种。

我们平时喝的苦丁茶、普洱茶等，喝起来口感较苦，但是加入蜂蜜就不一样了，不仅更加适口，而且使茶具有了更多的功效。茶叶和蜂蜜都有润肠作用，它们能加快人体的新陈代谢，因此具有排毒养颜的作用，是最理想的天然美容饮品。

喝饮品，健康美丽饮出来

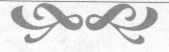

1 饮豆浆

豆浆具有较高的食用价值。豆浆中不含胆固醇，而且含有对人体有益的大豆皂甙，这种物质可以抑制体内的脂肪发生过氧化现象，因此具有防止动脉硬化、延缓衰老的作用。此外，豆浆中所含的钙、尼克酸等成分可以防止老年人易患的骨质疏松。而且研究发现，豆浆还具有抗癌作用。豆浆易于消化吸收，物美价廉，非常有益于养生。

2 饮酸奶

酸奶可以维持肠道菌群平衡，不仅会使肠道中的有益菌数量增加，而且还会抑制腐败菌等有害细菌的滋生，避免机体吸收到有害物质，减少疾病的发生，从而能够促进人体健康，起到延年益寿的作用。

3 饮果汁

大家都知道，水果中含有丰富的维生素，具有较好的美肤作用。但是经常食用水果也会有腻烦的时候，有的人还嫌吃水果麻烦，又是去皮又是吐核的，于是果汁成了一种既简单又有营养的美味佳品。说它有营养，是因为果汁中含有丰富的维生素。其中，维生素 A 可以滋润皮肤及黏膜，预防角质化，抑制皮肤干裂。维生素 C 能够淡化皮肤的色素，并可增强对紫外线的抵抗力，令皮肤富有弹性，充满光泽。维生素 E 则可促进血液循环，其油脂可以给予肌肤自然的滋润。

为了美肤，自己动手制作果汁，既营养又健康，并兼具美容效果，一举多得。在此为大家推荐两种果汁。一种是草莓果汁，草莓中维生素 C 含量非常高，可以有效地治疗面疱、粉刺等皮肤问题。当脸上或身上的痘痘此起彼伏的出现时，不妨多饮几杯草莓汁。另一种要为大家推荐的果汁是菠萝汁，这种果汁富含维生素 A，可以加速皮肤的新陈代谢，使皮肤对抗刺激和细菌的能力加强，有助于预防皮肤老化。

4 喝蔬菜汤

我们平时可以经常喝一些蔬菜汁，尤其应喝食用菌汤，有助于增进人体健康。所使用的原料主要包括平菇、蘑菇、香菇、草菇、木耳、猴头菇和冬虫夏草等。这些食用菌中含有较多的维生素及钙、磷、铁等微量元素。用它们做汤，不仅营养丰富，味道鲜美，还可以增强免疫功能，提高抗病能力，在健康养生、延年益寿方面发挥着重要作用。

5 饮茶

茶是一种健康文明的饮料，也是当今世界公认的抗衰延寿的佳品。这是因为，茶叶中含有较多的维生素 E，它可以有效地减少皱纹的产生，具有较好的延缓衰老的作用。茶叶中还含有茶多酚，据研究证实，这种物质抵抗衰老的作用超出维生素 E 18 倍。此外，茶中还含有大量的维生素及微量元素，对于心血管疾病和癌症均具有一定的防治效果。因此，善饮茶对养生保健十分有益。

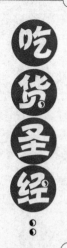

在生活中，有许多人常年脸色暗黄，没有血色，尤其是整天对着电脑的办公室女性，表现得尤为明显。对此，一位中医介绍了一个简便的泡茶方，据说长期坚持饮这种茶，不出半年，就能令皮肤渐渐变得红润。这种泡茶方就是杞菊红枣茶。做法很简单，就是将适量的白菊、枸杞、红枣放入水杯，用沸水冲开，即可饮用。我们可以将这种茶作为日常保健茶经常饮用，甚至将每天的常规喝水改成饮用这种茶。有的人可能不太适应这种茶的味道，那么可以加入少量的冰糖来调味。

下面再为大家介绍一种养颜茶——二香红茶。首先准备原料，包括250克红茶，500克生姜，150克甘草，100克盐，以及沉香、丁香各25克，将所有原料放在一起捣成粗末，和匀备用。每次取15~25克煎服或泡水代茶饮，每日数次，该茶具有补脾、养血、健胃、安神、解郁的作用，长期饮用，就会令人容颜白皙娇嫩，肌肤细腻柔滑，还能减少皱纹的滋生。

6 饮红酒

红酒其实是葡萄酒的通称，饮葡萄酒对身体有较好的保健效果，可以说葡萄酒是一种有效的抗病毒药剂，也是一种滋补饮料。

据专家测定，葡萄酒中含有至少25种营养成分，这些营养成分具有多重功效。尤其是红葡萄酒，能够降低心血管疾病和癌症的患病率，尤其适合身体虚弱、患有睡眠障碍者和老年人饮用，对他们的身体健康大有裨益。因此，红葡萄酒可以作为一种理想的滋补药和辅助治疗药，具有极高的药用价值。

第十一章

以吃养病

——"吃掉"疾病的秘诀

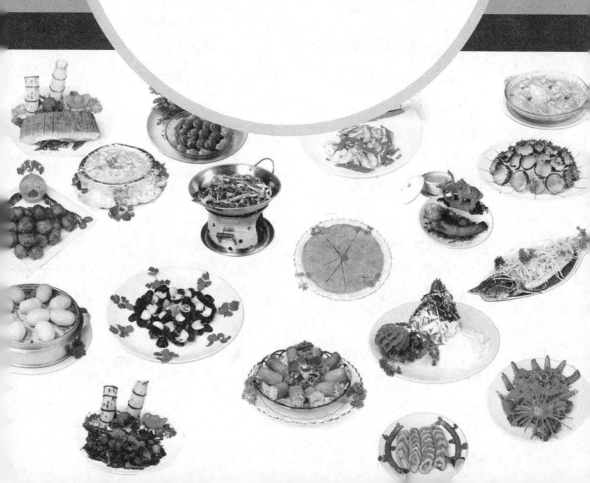

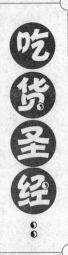

调整胃动力，吃出好胃来

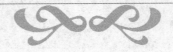

常听到有人感慨：现在日子好了，吃的也比以前好了，可就是没有胃口。事实上，许多现代人都有消化道方面的症状，如食欲降低、口苦、嗳气、稍稍进食就感觉上腹饱胀、反酸烧心等。人们常常以为这些只是一些无关紧要的小事，不放在心上，殊不知，这些症状往往是一些功能性或器质性胃肠道疾病的外在表现。这些症状看似无关紧要，却能使人们的饮食能力、营养状况和生活质量都有所下降。因此，我们要想方设法改变这一状况。改变的重点就是安全、合理、有效地改善胃动力。而在此过程中，饮食扮演着重要角色。

在通过饮食来调整胃动力之前，我们应做的首先是去医院消化科做系统检查，以此发现或排除各类胃肠疾病或全身疾病。如果确诊患上了胃肠疾病或其他疾病，应尽快治疗。只有在有效治疗原发疾病的基础上，饮食调控才能得以实施。通过饮食调整胃动力时，应根据不同胃肠症状采取不同的饮食策略。

1 没有胃口

是什么导致自己没有胃口呢？我们应首先找出来原因。一般来说，精神紧张、劳累、胃动力减弱（胃内食物难以及时排空）等都会使人食欲缺乏，茶饭不思。针对这些原因，我们要做的就是注意调控好自己的情绪、放松精神，将生活节奏放慢，保证一定的休息和睡眠时间。经常到户外活动，多呼吸新鲜空气。

在饮食上，首先应做到一日三餐有规律，定时、定量，切不可暴饮暴食。其次，食物种类宜多样化，避免单调重复，注重并合理变换食物的色、香、味、形，还应尽量做到干稀搭配、粗细搭配。再次，可以多吃一些开胃食物。在增进食欲方面，各类调味品可以起到一定的作用，不妨根据自己的口味调配出可口的美食。比如可以选用番茄酱、咖喱汁、豆瓣酱、辣椒酱等来调味，但味道不宜过浓，以防矫枉过正。除了在菜肴的口味上下功夫以外，我们还可以吃一些开胃的食物，如山楂、话梅、草莓、甜橙、陈皮等，而葡萄、香蕉、荔枝等水果中含糖较多，可能降低食欲，不宜多吃。另外，尽量不要摄入富含粗纤维的食物，以免影响胃的排空。还需要谨记，三餐前禁止食用各类甜食或甜饮料，否则会更加没有胃口。食欲缺乏的人应禁止或少量食用油炸食物、韭菜、生黄豆、奶油类食物、甜的碳酸饮料等。

2 进食后早饱

有的人饭前总嚷嚷着"饿得很"，但吃一点就感觉上腹饱胀，吃不下去了，这就是所谓的"餐后早饱"。这种情况产生的根本原因主要是进餐后胃动力减弱，胃容受食物的能力降低，因此刚吃一点，就没有"地方"再承受更多的食物摄入了。

解决这一问题的根本就是加强胃动力、加速胃排空、加大胃的容受能力。同时避免摄入损害胃动力的食物。具体说来，应做到：在保证总量不变的前提下，遵循少量多餐的原则，每天可以进食 4~6 餐，每餐主食不超过 2 两，总量约七分饱；不要食用肥肉、油炸食物、粗纤维食物；进餐时一定要细嚼慢咽，将食物充分嚼烂后再咽下；进食速度不要过快，否则会加重早饱症状。

3 反酸烧心

反酸烧心常常是由于食道下段括约肌发生功能性障碍等，促使餐后胃内酸性物反流至食管，出现烧心、胸痛等症状，甚至让人难以

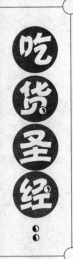
忍受，直接导致无法进食。长期胃食管反流还可对食道造成严重损害，甚至导致恶性病变。

要缓解这种症状，需要从以下几个方面着手，一是要禁止摄入会对食道下段括约肌功能造成损害的食物，例如咖啡、肥肉、可乐、胡椒面等；二是要改善胃动力，加速胃排空，防止食物在胃内储留。肥肉、甜点、油炸食物、粗纤维食物等食物会损害胃动力，应忌食。三是日常饮食宜遵循少量多餐的原则，细嚼慢咽。四是进食后 1 小时内最好不要平躺休息。此外，在睡觉时，用枕头等物品将头部和肩部稍稍垫高一些，也有助于缓解反酸烧心的症状。

易骨质疏松，补充微量元素

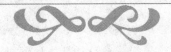

在生活中我们常常会发现这样的现象：小孩子一天不知摔多少跤儿，但是常常什么事儿都不会有。可是上了年纪的人有时轻轻摔一下，甚至只是抬腿的幅度大一点，就会造成骨折。这是为什么呢？这其实和骨质疏松有关。

人一进入中年，骨质就会发生变化，骨的硬度变弱，容易出现骨质疏松症。进入老年，骨质疏松就成了一种常见的生理现象，只不过病情轻重程度不同而已。那么，怎么才能保持良好的骨质，减少骨质疏松发生的机会呢？研究结果表明，许多微量元素如钙、铜、锌、锰、硼、钾的缺乏，都可能导致骨质疏松的发生。因此，我们在日常饮食中应注意摄入含有这些微量元素的食物，这有助于促进骨质健康。

1 钙

钙是组成骨骼的基础，而骨骼是人体的钙库。因此，在平时的饮食应补充钙质。尤其是老年人，由于代谢的改变，几乎每个人都会有不同程度的缺钙现象。因此，老年人最好多吃一些含钙食物，如牛奶、虾等。

2 铜

医学专家经研究发现，人体缺铜，也会患上骨质疏松症。用大量的微量元素铜喂食小白鼠，一段时间后，其表现为骨质坚硬。而服用铜的量较小的小白鼠，出现了骨质疏松、椎骨变细、股骨头软化的现象。因此，中老年人应经常食用含铜食物，有助于预防老年骨质疏松。含铜食物主要有动物肝脏、海产品、玉米、小麦、大豆、牡蛎等。

3 锌

儿童需要补锌，这有利于他们的生长发育。同样，中老年人也需要补锌，这对他们的健康同样十分有益。有研究结果显示，在骨质代谢过程中，锌元素能起到加快骨细胞分裂、促进骨质钙化的作用。而对于骨质疏松的人，补锌能使其骨骼生长加快，代谢旺盛。因此，中老年人在日常饮食中应多吃动物肉、海产品、牡蛎等含锌食物。

4 锰

锰元素对于骨骼的主要作用就是促进软骨的生长，人体若缺乏锰元素，就会造成硫酸软骨素的合成障碍，致使成骨细胞的活动受到限制，导致骨质疏松的发生。据测定，成年人每天至少需要3.8毫克锰元素。我们常见的含锰较丰富的食物有麦麸、菠菜等，但是人体不易吸收；还有一些食物如鱼虾贝类、动物肝、肾脏等，虽然含有较少的锰，但是人体极易吸收。因此，最好将两者合理搭配食用。

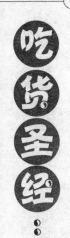

5 硼

硼元素的主要作用是维持血液中活性钙、雌性激素和骨骼代谢的各种化合物的含量。如果人体中硼元素缺乏，可诱发骨质疏松症。而给予骨质疏松患者足量的补硼治疗后，骨质疏松的症状会出现明显的好转。

美国医学专家进行的一项关于绝经女性健康的实验结果表明，经常补硼的绝经期女性，其骨钙的流失明显减少，而且雌激素的量增加了一倍。因此，专家建议，中老年人可以食用一些硼元素含量丰富的食物，如梨、葡萄、桃、绿叶菜、黄豆、花生等。

6 钾

钾在人体中的作用是有利于骨骼基质的形成，能够降低骨的脱矿物质作用，因此可以很好地预防骨质疏松的发生。含钾丰富的食物包括香蕉、橙子、甜瓜、辣椒、苋菜、菠菜、油菜、马铃薯、蘑菇、紫菜、海带、花生、豆类和粗粮等，中老年人平时可以多吃一些。

失眠睡不着，多吃十种食物

保证良好的睡眠对于一个人来说非常重要。然而，现代人由于工作、生活压力过大，再加上人际关系日益复杂，失眠而苦恼的人越来越多了。他们晚上要承受失眠的痛苦，第二天还要在困倦乏力、精神不振的情况下应付工作和学习，这让他们痛苦不已。要改变这种现状，除了要改变睡眠环境和睡眠习惯之外，还要吃一些有助于睡眠的食物。科学家们经研究发现，以下几种食物可以帮助人们尽快进入梦乡。

1 牛奶

牛奶中含有丰富的色氨酸，它是人体必需的八种氨基酸之一。色氨酸有一个特别的作用，那就是它能使大脑分泌催眠血清素，有助于人体睡眠。一杯温牛奶中的色氨酸对抗失眠的效果与一片 2.5 克的安定相同。此外，牛奶具有很好的镇静作用。神经衰弱和经常失眠之人，如果在睡前饮一杯牛奶，可以较好地调节睡眠，一般半个小时后即可入睡。

此外，有实验表明，一般安眠药物对人体的作用随着时间的延长逐渐减弱，但是牛奶的催眠作用却随随着时间的延长逐渐增强，尤其可以使人在下半夜睡得香甜，因此，牛奶对于半夜醒来难以入睡的人来说是较好的催眠食物。

2 小米

小米味甘，性微寒，具有健脾、和胃和安眠的作用。专家经研究后发现，小米中含有大量的色氨酸和淀粉，它们可以促进胰岛素的分泌，提高进入大脑中的色氨酸的含量，因此有助于睡眠。在临睡前吃一碗小米粥，不仅能生津、宽胃、暖腹，还具有催眠的效果。

3 莲子

莲子味甘甜，性平和，具有补益脾胃、养心安神的功效，因此常被人们称为"脾果"。莲子中心的青嫩胚芽部分被称为莲子心，其味微苦，性偏寒，含有莲心碱、荷叶碱、木樨苷等物质，具有清心除烦、强心安神、交通心肾等功效。取一些莲子心加适量水煎汤，放少许盐，在睡前饮用，对眩晕、心悸、失眠、多梦具有较为显著的疗效。

4 百合

百合味甘，性微寒，具有清心安神的功效，对于热病之后出

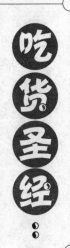

现的虚烦心悸、失眠多梦等症有一定的治疗效果。《日华子本草》载，百合能"安心，定胆，益智，养五脏。治癫邪啼泣，狂叫，惊悸"。取30克百合，剥皮去须，洗净切碎，加入适量水煎煮，代茶饮。也可以熬粥食用，早、晚温热服食，20天为1个疗程，对于治疗失眠有一定的效果。

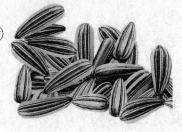

5 葵花籽

葵花籽营养丰富，含有亚油酸、维生素、钾、多种氨基酸及其他多种营养成分，尤其是葵花籽中含有大量的维生素B_2，这种物质能够维持脑细胞的正常代谢，提高神经中枢抑制功能。每天晚上嗑一把葵花籽，可以帮助入眠。

6 荔枝

荔枝味甘甜微酸，性温和，营养丰富，主要含有葡萄糖、蔗糖、B族维生素、维生素C、游离氨基酸以及柠檬酸、叶酸和苹果酸等营养成分。关于它的功效，《本草纲目》中已有记载，说它能"安神、益智、健气"，可以养血、生津液。因此，思虑过度、健忘失眠者可以经常食用这种安神益寿果品。在食用的时候，以鲜食为佳。

7 核桃

核桃具有很高的营养价值，500克核桃仁的营养相当于2500克鸡蛋或4500克牛奶，它所含有的脂肪、钙和磷的含量在果品中均排在前列。每天晚上临睡前吃几粒核桃仁，能起到安神益智、纳气平喘的作用。

8 酸枣

酸枣具有健脾养心、安神开胃的功效，而酸枣仁的安眠效果更佳。酸枣仁中含有脂肪油、蛋白质、植物甾醇及皂甙等物质，可以发挥镇静、催眠的作用，因此有"熟用治不眠，生用治好眠"的说法。失眠之人可以喝酸枣仁汁来助眠，做法很简单，将 30 ～ 50 克酸枣仁捣碎，与适量清水一起煎汁，每次取 100 毫升饮用，早、晚各饮 1 次，对于神经衰弱、失眠多梦具有较好的治疗效果。

9 桑葚

桑葚性味甘寒，《本草纲目》记载，桑葚能"安魂镇神、令人聪明"。人们常用桑葚治疗因肝、肾亏损导致的头晕眼花、耳鸣目涩、神经衰弱。由于桑葚能够安神益智，所以失眠之人可以经常食用。

10 桂圆

桂圆又叫龙眼，味甘性温，具有补益心脾、养血安神的功效。桂圆具有较高的营养价值，它的果肉中含糖量达到 17%，粗蛋白含量占比为 15%，此外，还含有矿物质和多种维生素。可以食用，也可以作为滋补良药。《神农本草经》说，桂圆"主安志，厌食，久服强魂魄、聪明"，有滋补营血、养心安神的功效。对于老弱体衰、产后、大病后、气血不足导致的失眠具有显著的治疗效果。食用时，可以单独生吃，也可以与白糖蒸熟吃。

肝炎危害大，饮食保健不可少

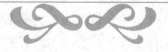

肝炎指的是肝脏的炎症。肝炎的病因有病毒、细菌、阿米巴等感染，也可由于毒素、药物、化学品中毒等引起，有急性、慢性之分。症状上共同之处为恶心、食欲差、脘腹胀闷、大便时溏时秘、易疲劳、发

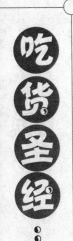
热，出虚汗、肝区不适或疼痛、隐痛、肝功能异常、肝肿大、乏力等等。传染性肝炎又叫病毒性肝炎，多由肝炎病毒引起。现在已知的肝炎有甲、乙、丙、丁、戊等几种。该病预后危险，且极传播，故确诊后应对患者分床分食进行隔离为好。肝炎患者在服药治疗期间，还应注意饮食调理，以利于病情好转或康复。

一般来说，肝炎患者在饮食方面需注意以下几个方面。

1 不能禁食油脂

在肝炎急性期，由于患者的肝功能低下，胆汁分泌出现障碍，对脂肪的消化能力较差，因此，应饮食清淡，适当限制脂肪类食物。但是，如果对于肝炎患者的病期和食欲状况不加区分，长期绝对禁食油脂，就不合适了，这样会影响身体的恢复。各种植物油，如花生油、豆油、香油等都含有亚油酸、亚麻酸等人体必需的不饱和脂肪酸，而人体自身又不能合成，只能从食物中得到补充。按照国人的一般饮食结构，所摄取的脂肪含量并不高，因此，除了个别肝炎患者外其他患者都不必限制食用脂肪，一般每天进食 40～60 克为宜，如果患者食欲较好，还可多食用一些。这样不但可以保证机体热量的供应，满足某些脂肪酸的需要，还有利于维生素 A、维生素 E 等脂溶性维生素的吸收。

2 不宜饮酒

几乎每一种类型的肝炎，都有程度不等的肝实质性损害，使肝脏代谢和解毒功能减弱。大家都知道，酒的主要成分是乙醇，它进入肝炎患者体内后，在胃肠道迅速被吸收，但是只有 2%～10% 从肾脏、肺脏被排除，90% 以上要在肝脏进行代谢，首先经胞质乙醇脱氢酶催化而转变成乙醛。而乙醇和乙醛都会直接损害肝细胞，导致肝细胞变性或坏死，致使肝脏解毒功能大大下降，即使少量饮用葡萄酒、啤酒等低度酒，也会加重肝脏负担，影响肝功能恢复，更严重的还会造成肝脏坏死，危及生命。

3 应适度吃糖

糖被胃肠吸收后，进入肝脏的糖分的浓度就会迅速增高，并转化为肝糖原储存在体内。肝糖原可以保护肝脏，并具有解毒的功能，同时还可以防止肝细胞继续受到损害。另外，糖也是供给人体能量的主要来源，因此，肝炎患者每天都应补充一定量的葡萄糖，有助于促进肝细胞的修复。但是，食糖不能过量。据研究结果证实，如果大量吃糖，大量的葡萄糖就会储藏在体内，这会导致甘油三酯含量增大，血液流速变缓，血液黏稠度增加，容易造成小血管阻塞，引发心血管疾病。另一方面，肝炎患者常常卧床静养，活动较少，过多补糖，会导致脂肪肝的形成。此外，肝炎患者本身由于食物代谢障碍而出现食欲缺乏、消化不良的情况，再进食过多的糖，会进一步影响食欲，影响机体对必需营养素的吸收，不利于患者的康复。

4 蛋白质食用分阶段

蛋白质是构成肝细胞的主要物质，它可以活跃肝脏功能，促进坏死细胞的再生。因此，在肝炎患者早期饮食中可以食用一些蛋白质含量较高的食物，如牛奶、蛋、肉、鱼、贝类、豆腐等，以提供丰富的优质蛋白。但是在病情严重或肝炎后期出现肝硬化的情况下，最好不要食用这些食物，因为它们难以消化吸收，会引起消化不良和腹胀。过多的蛋白质在肠道腐败后会产生毒素，这些毒素也会刺激肝脏，对肝炎的恢复非常不利。蛋白质腐败时还会产生氨，被人体吸收后进入大脑，可诱发肝昏迷，这将使病情加重。因此，肝炎患者一旦出现肝昏迷应立即忌食或少食蛋白质类食物。

5 补充维生素和矿物质

肝炎患者宜多吃新鲜蔬菜和水果，不但能够从中获得丰富的

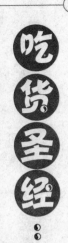
维生素和无机盐，这些食物中的食物纤维还能促进肠蠕动，保持大便畅通，这有利于肠道内毒素的排泄，使回流至肝脏血液中的毒素得以减少，从而有利于减轻肝脏排毒的负担。

另外，有专家建议，肝炎患者不要摄入过多的高铜饮食。肝炎患者由于肝功能下降，不能很好地调节体内铜的平衡，导致铜易在肝脏内积聚。如果积聚过多的话，可直接导致肝细胞坏死，并出现黄疸、贫血、肝硬化、肝腹水及肝昏迷等病症，甚至死亡。另一方面，体内过多的铜还会沉积于肾脏，引起神经症状和肾功能不全。因此，肝炎患者不宜食用含铜丰富的食物，如玉米、豆类、芝麻、海蜇、乌贼、蛤蜊、虾、蟹、田螺、动物肝、血制品等。还不要使用铜制餐具，减少铜的摄入，以免肝炎病情加重。

下面为肝炎患者介绍几个食疗方歌诀。

（1）"脘腹胀满目发黄，体倦乏力肝区痛，柳叶荸荠代茶饮，清热生津积食通。"这首歌诀前两句说的是急性黄疸型肝炎的症状，后两句是说了一个食疗方和它的功效。这个食疗方就是柳叶荸荠茶，我们具体可以这样做：准备柳叶6克，荸荠500克。将荸荠洗净，柳叶用干净的纱布包好，二者与适量的清水一同煮汤，代茶饮，并食荸荠。本方出自《临床医疗手册》，具有清热生津的功效，适用于病毒性肝炎、急性黄疸型肝炎轻中度。

（2）"山药枸杞鳖一只，肝肾脾肺补益施，咳嗽纳少兼贫血，慢性肝炎治及时。"本歌诀前两句说的是慢性肝炎食疗方所需要的原料及食疗方功效，后2句说出了此食疗方所对应的慢性肝炎的症状。这个食疗方就是鳖炖淮山杞子，它的做法为：准备鳖1只，淮山药、枸杞子各30克。将鳖用开水烫后取出，去头和内脏，切成块，放入砂锅，与淮山药、枸杞子一同炖煮，熟后饮汤食肉。本方出自《补品补药与补益良方》，具有滋补肝肾、益气健脾、补益脾肺的功效，主要适用于治疗肺脾不足引起的咳嗽、纳少，阴血不足引起的贫血，肝肾不足引起的胁痛，包括慢性支气管炎、神经衰弱、慢性肝炎、肝硬化等。

痛风惹人烦，把好饮食关

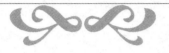

听到痛风，你可能认为这种疾病一定与风有关。事实上，它与风并没有多大关系。也许是因为受寒容易诱发痛风性关节炎发作，人们就将这种疾病形象地称为痛风。其实痛风是一种嘌呤代谢障碍性疾病。嘌呤是组成人体蛋白质的重要成分，来源于食物和体内合成，分解后生成尿酸，大部分由肾脏排泄，小部分随大便排出，当尿酸生成过多，或肾脏排泄减少时，尿酸沉积于各组织内，痛风就是因体内嘌呤代谢异常而导致尿酸在血液中堆积，致使关节腔滑膜受刺激而引起的发炎性疾病。疲劳、局部损伤、酗酒或饮食失调，都可诱发痛风急性发作。近几年，由于我国人民生活水平不断提高，痛风的患病率呈上升趋势。因此，饮食调节与痛风的发病有明显关系。

那么，如何通过饮食来控制痛风呢？痛风的食疗保健关键是尽量减少嘌呤的摄入量。对于痛风缓解期或慢性期的患者来说，一般将每日嘌呤的摄入量控制在 100～150 毫克，就可有效预防痛风症状的发生；而急性期痛风发作的患者需要使食物中嘌呤的摄入量接近零，才能配合药物治疗快速缓解痛风症状。

食物中嘌呤的含量各不相同，动物内脏、脑、各种肉类汤汁及豆类嘌呤的含量较高，痛风患者千万不能选食；粗粮、菠菜、花菜、扁豆、

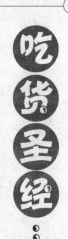

禽畜肉类等食物每 100 克含 75～150 毫克嘌呤，痛风患者应慎食；还有一类是相对安全的食物，痛风患者可以适量选食，包括牛奶、鸡蛋、粳米、白面、水果、蔬菜、藕粉、咖啡、可可类。

此外，痛风患者在饮食方面还需注意以下事项。

1 饮食有度

饮食要有节制，不能暴饮暴食，如果一次摄入大量的含嘌呤食物，很可能会导致痛风急性发作。

2 摄入维生素

摄入适量的 B 族维生素和维生素 C，有助于使组织中淤积的尿酸溶解掉，有助于缓解痛风症状。

3 减肥

保持正常体重可以有效地减少痛风的发作，因此肥胖的痛风患者应注意节食减肥。但是减肥速度不宜过快，应以不发生酮症为度，否则酮体会在肾脏中与尿酸竞争排出，致使尿酸沉积，诱发痛风。

4 低脂

清淡的饮食可以使身体摄入的热量减少，有助于减肥。若摄入脂肪过多，脂肪会阻碍肾脏排泄尿酸，造成尿酸堆积。因此，痛风患者应该选用低脂食物。

5 戒烟酒、多喝水

痛风患者每天应饮水 2500～3000 毫升。多饮水可以增加尿量，从而帮助肾脏排出尿酸，还可以减轻尿酸对肾脏的损害。

最后，为大家推荐 3 个治疗痛风的歌诀，痛风朋友可以根据歌诀中的症状选取适用的食疗方对症治疗。

（1）"肢体关节剧烈痛，局部灼热带红肿，丝瓜粳米煮成粥，清热通络除痛风。"这首歌诀前两句是说湿热阻滞急性型痛风的症状，后两句是说了一个食疗方和它的功效。这个食疗方就是丝瓜粥，我们具体可以这样做：准备粳米 100 克，丝瓜 50 克。将丝瓜去皮，洗净，切成小段。先用粳米煮粥，粥将熟时下入丝瓜段，煮熟后，稍微晾凉即可食用。每日 2 次。本方出自《梅师验方》，适用于痛风湿热阻滞急性型，症见肢体关节剧烈疼痛，尤其夜间疼痛加剧，局部红肿灼热，并伴有头痛、发热畏寒、口渴等，舌红苔薄黄或黄腻，脉数。

（2）"气血两虚关节痛，骨节麻木多变形，苡米红枣赤绿豆，益气化瘀而止疼。"本歌诀前两行说的是气血两虚型痛风的症状，后两句说出了对症的食疗方和它的功效。这个食疗方就是苡枣二豆粥，它的做法为：准备生苡米 60 克，粳米 50 克，赤小豆 100 克，绿豆 15 克，红枣 20 枚。将以上食材清洗干净，共煮为粥，连食数日。本方出自《中医食疗学》，主要适用于气血两虚型痛风，症见肢体关节疼痛病程较长，反复发作，骨节变形，痛处麻木，屈伸不利。舌质淡，苔薄白，脉沉细。

（3）"急性痛风伴发热，头痛畏寒口干渴，木瓜二豆参耳汤，祛风清热兼通络。"本歌诀前两行说的是湿热阻滞型痛风的症状，后两句说出了对症的食疗方和它的功效。这个食疗方就是木瓜二豆参耳汤，它的做法为：准备黄豆 250 克，黑豆 30 克，木耳、木瓜及海参各 10 克。将后面 4 味食材用纱布包好，并扎紧口，与黄豆一同煮熟，吃黄豆喝汤，需分 5 次吃完。本方出自《中医食疗学》，具有清热通络、祛风除湿的功效，主要适用于湿热阻滞型痛风。

（4）"白酒一斤茄子根，每次约饮十毫升，湿热阻滞关节痛，活血通络祛痛风。"本歌诀前两行说的是湿热阻滞型痛风的症状，后两句说出了对症的食疗方和它的功效。这个食疗方就是茄子根酒，它的做法为：准备茄子根 90 克，白酒 500 克。将茄子根浸入白酒，浸泡 3

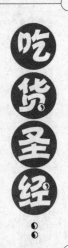

天，3 天后饮用，每次饮用 15 毫升，每日 2 次，连饮 1～2 周。本方出自《中医食疗学》，具有清热解毒、活血通络的功效，主要适用于湿热阻滞型痛风。

走出六误区，不难降血糖

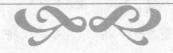

通俗的说，糖尿病就是血液中糖分过多，以至于超出了肾脏的回收范围，流到尿液中，形成糖尿，糖尿病的名称由此而来。如果你看到有蚂蚁来吸尿液，那就表明尿中含糖，而且通常血糖量已经超过了 180 毫克/分升。正常的血糖值应在 80～120 毫克/分升。

糖尿病患者起初表现为血糖不稳定，忽高忽低，导致饥饿时也会手脚冰冷、发抖、头痛、头晕、脾气暴躁，吃一顿大餐或淀粉类多的餐点之后，就开始犯困。血糖飙高时容易犯困，血糖降低时脾气就变坏，人们常说某人个性就像天气一样"晴时多云偶阵雨"，其实他很有可能就是因为血糖不稳才这样。

对于糖尿病，许多人会走入一个又一个误区，这对于糖尿病的治疗极其不利。

（1）控制主食的摄入量对病情有利。有不少患者认为只要控制主食摄入，饭吃得越少，对病情越有利。于是他们每餐只吃少量主食，甚至仅吃一两口主食。这种情况长期持续下去，只会导致两种结果：一种结果是由于主食摄入不足，身体获得的总热量较少，无法满足机体代谢的需要，只能分解体内的脂肪、蛋白质补充能量，从而导致它们过量分解，人体消瘦，营养不良，甚至会产生饥饿性酮症。另一种结果是认为主食已经有了控制，油脂、零食、肉蛋类食物无需控制，于是毫无顾及地吃，导致每日摄取的总热热量远远超出了需要控制的范围，而且脂肪摄入过量的话还易引发高脂血症和心血管疾病等并发症，使饮食控制以失败告终。

其实，糖尿病患者控制饮食时只需控制摄入食物的总热量以及含热量较高的脂肪就行了。因为主食中含有较多的复合碳水化合物，升血糖的速率相对较慢，因此，对于主食，不仅不应控制，还应在适当范围内增加摄入量。

（2）咸的食品或含甜味剂的糖尿病专用食品不需要控制。有一些患者认为，糖尿病饮食就是不吃甜的食物，但咸面包、咸饼干以及市场上大量不含糖的糖尿病专用甜味剂食品可以拿来充饥，可以不加控制。殊不知，这些面包饼干也是粮食做的，它们与馒头米饭一样，食用后在体内也会转化为葡萄糖，而使血糖升高。因此，应在保证摄入的总热量在可控范围内适当选用，以此改善单调的口味，提高生活乐趣。

（3）吃多食物后只要加大口服降糖药剂量就可以消化掉。有的患者在感到饥饿时一不小心就吃多了，他们感觉这没什么，只要多吃点降糖药就可以把多吃的糖抵消了。实际上，这样做不仅达不到饮食控制血糖的效果，而且还会加重胰腺（胰岛）的负担，也容易引发低血糖反应及药物毒副作用，对病情控制极为不利。

（4）已经严格控制饮食，吃点零食充饥也没有多大关系。部分患者一日三餐严格控制，但由于饥饿或者其他原因慢慢养成了爱吃零食的习惯，一些零食花生、瓜子等休闲食品成了他们茶余饭后的美食。殊不知这样也对饮食控制不利，因为大部分零食都是含油脂量及热量较高的食品，若不加控制任意食用，很快就会超出总热量范围。

（5）糖尿病患者不能吃水果。有这种看法的人不在少数。许多糖

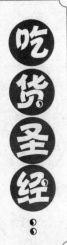
尿病患者"谈水果色变"，有的甚至到了"家人吃瓜我吃皮"的地步。这都是因为水果含糖较多，有的还含有少量的淀粉。如食用不当，就会升高血糖，导致病情出现反复。但是糖尿病患者又不能完全不吃水果，这可如何是好？其实只要把握四个要素，就可以做到既控制血糖又可享用水果。一是选对吃水果的时机。当血糖控制比较理想时，可以放心吃水果。当血糖控制不理想的时候，可以把番茄、黄瓜当水果吃，待病情稳定后再吃水果。二是选对吃水果的时间。最好在两次正餐之间或者睡前一个小时吃水果，这样可以避免一次摄入的碳水化合物过多，加重胰腺负担。三是选对水果的种类。一般来说，西瓜、苹果、梨、橘子、猕猴桃等水果含糖量较低，比较适宜糖尿病患者食用。而香蕉、红枣、荔枝、山楂、菠萝、葡萄等含糖较多，不适合糖尿病患者食用。四是控制食用水果的量。根据水果对血糖的影响，可以得出，糖尿病患者可以食用水果的量为 200 克左右，但应相应减少半两（25 克）主食，以保证每天摄入的总热量不变。

在这里，为大家介绍两个有关糖尿病防治的歌诀。

（1）"面色黧黑腰膝软，小便频繁浊如膏，兔肉枸杞煲成羹，尿糖阳性可减少。"这首歌诀前两句是阴阳两虚型糖尿病晚期的症状，后两句是说了一个食疗方和它的功效。这个食疗方就是兔枸煲，我们具体可以这样做：准备兔肉 250 克，枸杞子 15 克。将 2 味食材放入煲中，加入适量水以文火炖煮，熟后即可食用。每日 1 剂，一次顿服。本方出自《中医食疗学》，适用于阴阳两虚型糖尿病晚期，症见小便频数，混浊如膏，甚至饮一溲一，面色黧黑，耳轮焦干，形寒畏冷、阳痿，舌淡苔白，脉沉细无力。

（2）"豌豆西芹红洋葱，薄荷碎叶脱脂鸡，含有丰富氨基酸，降糖安神补中气。"这首歌说出了一个降糖食疗方和它的功效。这个食疗方就是豌豆汤，具体做法是：准备豌豆 300 克，西芹 1/2 条，红洋葱 1/4 个，蒜头 1 粒，水、脱脂清鸡汤各 1 杯，橄榄油 1 茶匙，盐 1/3 茶匙，薄荷叶碎少许。将豌豆洗净，浸泡一夜。洋葱去皮，切成条块。西芹洗净，切小粒。蒜头去皮剁成蓉。将蒜头和洋葱倒入油锅，煸香，倒入西芹翻炒约 2 分钟，再加入泡好的豌豆、水和鸡汤一同煮沸，转文火熬煮 1 个小时，直至豌豆变软，加入盐调味，撒上薄荷叶点缀即可。本方出自《汤饮·养生堂》，具有补益中气、和胃健脾、清热平肝的功效，适用于糖尿病患者。

饮食八原则，让高血压低头

作为"三高"之一的高血压，目前已经成为常见病和多发病，对高血压病的预防和治疗也越来越受到人们的重视。世界高血压联盟将每年 5 月份的第二个星期六定为"世界高血压日"。在我国，高血压的发病率呈逐年上升的趋势。许多人都被此病折磨，而它引发的心脑血管并发症更是身体和经济的双重负担，使人们痛苦不堪。

有些高血压患者并没有明显的症状，或者只是感觉头晕、头痛，但是他的一些重要器官如心、脑、肾等却在不知不觉中受到损害，最终可能导致冠心病、脑卒中、尿毒症等严重的并发症。因此，一旦被诊断为原发性高血压，就要立即引起重视。在坚持长期服用降压药的同时，还应加强自我保健。从生活习惯、饮食方式、精神因素、药物等方面采取综合治疗的方法，来有效地控制血压。其中，合理的饮食是防治高血压的关键。

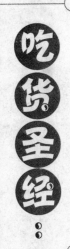

高血压患者平时除了注意保持情绪乐观、适量运动、控制体重以外，还应在饮食方面遵循以下八个原则。

1 定时定量，少食多餐

高血压患者吃饭不宜过饱，七成饱即可，饭后应适当活动。因高血压的患者群主要是老年人和肥胖人士，吃饭保持在七分饱能够减轻肠胃的负担，并可保持理想体重。这有助于控制血压和血脂升高，改善患者的自觉症状。

2 适当摄入低脂肪、优质蛋白质食物

高血压患者每天摄入的脂肪不应超过50克，并应选择富含不饱和脂肪酸的油脂和肉类。这些食物在增加微血管弹性、预防血管破裂、预防高血压并发症方面具有一定的作用，还可能帮助减少动脉硬化的发生。高血压患者每天摄取蛋白质的量为每千克体重1克。比如，一位体重60千克的高血压患者，他每天应摄取60克蛋白质。其中植物蛋白和动物蛋白各占50%，植物蛋白最好用黄豆蛋白，因为黄豆蛋白可以使血浆中的胆固醇的浓度降低，从而防止高血压病情进一步发展。动物蛋白种类较多，其中鱼类蛋白质要常吃，它可以改善血管的弹性和通透性，使尿和钠的排出量增加，从而降低血压，因此最好每周吃2～3次鱼类。除此之外，高血压患者平时还应多吃一些富含酪氨酸的食物，如脱脂牛奶、酸奶、奶豆腐、海鱼等。但对于高血压合并肾功能不全的患者，则应限制进食蛋白质。

3 限制含胆固醇高的食物

如果经常食用高胆固醇的食物，可能引发高脂血症，导致动脉内脂肪沉积，使高血压病情加重。因此，对于高胆固醇食物，如动物内脏、肥肉、鱼子、蛋黄、乌贼鱼等，还是少吃为妙。

4 提倡吃谷薯类食物

高血压患者宜吃谷薯类食物，包括面粉、米、红薯等。尤其应多吃玉米面、燕麦、荞麦、小米等膳食纤维含量丰富的食物，它们可以促进胃肠道蠕动，帮助排除体内的胆固醇。含单糖和双糖类的食物如蔗糖、果糖等不宜多吃，否则容易导致血脂升高。

5 多吃含钾含镁食物

钾对人体具有多种作用，可以促进胆固醇的排泄，也可以增加血管弹性，还具有利尿作用，并具有改善心肌收缩的功能，因此，高血压患者应多吃含钾较多的食物，如土豆、芋头、茄子、海带、莴笋、冬瓜、西瓜等。此外，还应多吃含镁丰富的食物，如小米、荞麦面、绿叶蔬菜、豆类及豆制品，镁盐有助于舒张血管，从而起到降压的作用。

6 多选用含钙高的食物

许多科研结果表明，高钙饮食已经成为防治高血压的一种有效手段。这是因为，钙具有强大的"除钠"作用，从而维持血压正常。法国的一项研究结果显示，健康人群平时钙摄入量达 1000 毫克时，对预防高血压有明显的效果，可以将发病率降低 30% ~ 35%。因此，不管是健康人群还是高血压患者，都应多吃含钙丰富的食物，比如奶制品、豆制品、海产品、绿色蔬菜等，可以保护血管，并具有一定的降压效果。高血压患者平时可以多多进食牛奶、豆类、鱼虾、芝麻等，它们对于高血压的防治都有不错的效果。

7 忌食用兴奋神经系统的食物

最基本的要做到戒烟限酒。对于浓茶、咖啡及浓肉汤等，也要忌食。这些食物都可能会加重内脏的负担，不利于高血压的防治。

8 饮食要清淡，不宜太咸

许多科学调查表明，"吃得咸"或"口味重"是诱发高血压

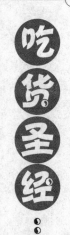
的一个重要因素。因此，一般要求高血压患者减少食盐的摄入，每日食盐的摄入量应限制在 5 克以下。在减少钠盐的同时，还应当注意食物中的含钠量。例如，6 毫升酱油的含钠量就相当于 1 克食盐，挂面中含钠也很多。咸肉、罐头、火腿、加碱发酵的食品等属于高钠食物，平时应尽量少吃。

最后，推荐几首高血压食疗方歌诀。

（1）"常吃醋泡花生仁，适于肝阳上亢型，和胃健脾软血管，营养丰富兼镇静。"这首歌诀说出了治疗肝阳上亢型高血压的一个食疗方及功效。这个食疗方就是醋泡花生仁，具体做法为：准备花生仁适量，用醋泡 1 周后，每晚睡前嚼 7～8 粒，也可以将花生仁焙干，研细，每天服用 2～3 次，每次 1.5 克，连服月余。本方出自《中医食疗学》，具有平肝潜阳、清热镇静的功效，适用于高血压早期，肝阳上亢型。

（2）"早期头昏高血压，情绪紧张心不安，荸荠番茄紫芹菜，洋葱降压胜灵丹。"这首歌诀说出了早期高血压的主要症状及对症食疗方。这个食疗方就是五味降压汤，具体做法为：准备紫菜 1 块，芹菜 2 根，番茄 1 个，荸荠 5 个，洋葱半个，盐少许。将紫菜浸软洗净，芹菜洗净切段，番茄洗净切片，荸荠洗净去皮切小块，洋葱洗净切丝。将所有食材入锅，加入适量清水，煮熟调味即可。本方出自《汤饮·养生堂》，具有清肝降压的功效，适用于早期高血压，肝阳上亢型。

（3）"明目强肝降血压，鸡肝茄子白菊花，榨菜配料肘脊肉，软化血管面色华。"这首歌诀说出了治疗阴虚阳亢型高血压的一个食疗方及功效。这个食疗方就是百补菊花，具体做法为：准备白菊花 4 朵，鸡肝 1 个，里脊肉 300 克，茄子 200 克，榨菜 100 克，镇江醋、盐、糖各适量，辣酱少许。将菊花花瓣洗净，备用。鸡肝、里脊肉、茄子和榨菜洗净后切丝，榨菜略微浸淡。将所有配料炒熟，加入调味料调味，再倒入菊花翻炒几下，即可食用。本方出自《饮食保健康》，具有明目强肝、平血压、抗衰老的功效。适用于高血压及年老体弱者，阴虚阳亢型。

冠心病莫心慌，营养锦囊来帮忙

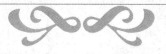

对于冠心病患者来说，生活中的营养十分重要。合理的饮食不仅可以帮助减少冠心病的发病概率，同时，还能在很大程度上还患者一个健康的心脏。当然，根据冠心病患者在不同阶段的病情需要采取不同的饮食策略。

1 急性发作期

急性发作期的营养需要紧随病情变化而调整。下面我们就以最严重的急性心肌梗死为例来具体讲述。

在急性发作期间，就无需顾及营养补充的是否充足，只需要给予患者清淡的流质饮食，并控制液体的摄入量，以免加重循环负担。1~2天后，待患者的症状有些缓解，才可以给他提供清淡易消化的软食，而且饮食中只能含有较少的脂肪、胆固醇，每天食用盐的量不能超过3克。这个时期要避免一顿饭吃得过饱，要采取少食多餐的方式来摄取营养。缺血性心肌患者还需要补充足够的镁，因此在安排患者的饮食时，应含有有色蔬菜、小米、海产品、豆制品，并进行合理搭配。处于急性心肌梗死缓解期的患者仍需控制脂肪和盐的摄入量，从而减轻心脏负担，延缓心力衰竭的发展，改善心脏疾病的延后。

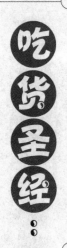

此外，心肌梗死患者平时可以食用黄酮类食品，它对心脏健康有很好的效果。有研究人员得出结论，有规律的经常食用含黄酮素食品的人，因心肌梗死而死亡的可能性较小。红茶、洋葱、绿叶蔬菜、番茄、苹果、葡萄、山楂等食物中都含有大量的黄酮，心肌梗死患者可以经常食用，还可以用山楂煎水代茶饮。

2 慢性心力衰竭

慢性心力衰竭是大多数冠心病患者都会经历的病程。在这种情况下，饮食疗法的主要目的是控制体内水分和钠的潴留，以减轻心脏负担，避免再次发生心绞痛、心肌梗死。在此前提下，再为患者提供一定的营养，能够促进疾病尽快康复。

为此，在饮食方面，需做到以下几点。

（1）限制盐分的摄入。有的患者没有使用利尿剂，这就需要严格限制盐分的摄入，因为每摄入 7 克钠就会同时导致潴留 1000 毫升水分，直接加大了循环的压力。一般来说，心力衰竭的患者每天摄入的食盐量不应超过 3 克。

（2）注意饮水。如果能够严格控制食盐量，通常不必严格限制饮水量，每天可以饮水 1000 ~ 1500 毫升。饮水的时机也要选择好。冠心病患者由于夜尿增多，而饮水较少，致使第二天早上血液变得浓稠、循环阻力增大、血小板活性增高，容易诱发急性心肌梗死。如果能在每天晚上临睡前及晨间各喝一杯 250 毫升的温开水，将会使血液黏稠度大大降低，血液流速加快，从而可以有效地预防和减少心绞痛和心肌梗死的发生。

（3）饮食清淡，忌食高脂肪食物。冠心病患者若进食高脂肪食物，极易诱发心绞痛，因此患者的饮食应以清淡为主，不要吃太多的炒菜，以减少烹调油的用量，可以用拌、煮、汆、烩等方式取代。

（4）适当进食蔬果，平衡电解质。蔬菜和水果含有许多对人体有益的成分，包括人体需要的各种电解质和一些利尿成分，这些物质不仅能够帮助人体排出不需要的水分和盐分，而且还有利于保持大便的通畅。此外，奶类、豆类、果蔬类等食物中还含有钙和镁，它们不仅可以增强心肌的收缩性，而且还可以预防因缺镁而引起的洋地黄类药物的中毒反应。

最后，为冠心病朋友推荐几个食疗方歌诀。

（1）"山楂韭菜白扁豆，红糖调服菜烫熟，健脾化滞软血管，胸阳痹阻此方投。"这首歌诀说出了治疗胸阳痹阻型冠心病的一个食疗方及功效。这个食疗方就是山楂扁豆韭菜饮，具体做法为：准备山楂、扁豆、韭菜各 30 克，红糖 10 克。将山楂和白扁豆入锅，加水煮烂，下入处理好的韭菜段烫熟，调入红糖即可食用。每日一剂。本方出自《中医食疗学》，具有辛温通阳、开痹散寒的功效，适用于胸阳痹阻型冠心病。

（2）"红枣陈皮松子仁，生姜母鸡西洋参，滑肠润肺止咳嗽，肺心冠心去头晕。"这首歌诀说出了治疗肺心病、冠心病的一个食疗方及功效。这个食疗方就是松子仁西洋参鲜鸡汤，具体做法为：准备松子仁 50 克，西洋参 25 克，红枣（去核）10 枚，母鸡 1 只，陈皮 1/4 块，生姜 3 片，食用油、精盐各适量。将母鸡除去内脏和肥油，斩块。将松子仁、红枣和陈皮洗净待用。将以上食材与西洋参、生姜一同放入煲内，加入大约 12 碗清水，武火煲沸，转文火再煲 3 小时，调入适量的食用油和精盐即可食用。本方出自《汤饮·养生堂》，具有补气充肌、养液息风、润肺滑肠的功效，还可以泽肌肤、止咳嗽，调五脏去头晕，尤其对心血管疾病有良好的作用，对肺心病和冠心病有一定的预防效果。

（3）"冠心病患者香蕉茶，清热利尿兼润肠，除烦提神心情爽，心肌梗死可预防。"这首歌诀说出了治疗冠心病的一个食疗方及功效。这

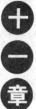

第十一章

以吃养病——"吃掉"疾病的秘诀

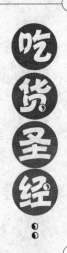
个食疗方就是香蕉茶，具体做法为：准备香蕉 50 克，茶叶 10 克，蜂蜜少许。将香蕉去皮、研碎，与蜂蜜调匀，再用一杯沸水冲泡茶叶。将香蕉蜂蜜糊调入茶水中即可饮用，每日 1 剂。本方出自《中医食疗学》，适用于冠心病，防止便秘，以减轻心脏负担，防止心肌梗死。

谈癌莫害怕，健康饮食来抗癌

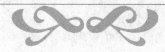

　　大家知道，之所以会出现癌变，是因为人体细胞发生了突变。产生突变的原因大致有以下几种：油炸食物里面的自由基；杀虫剂和除草剂；重金属里的汞、砷、铅和镉；槟榔、酒精和香烟；人体内产生的毒素；放射线；各类病毒、免疫系统降低、过多的人工激素。

　　针对这些病因，癌症患者可以采取以下 3 种饮食原则。一是社区大量有机的、新鲜的无毒蔬果；二是采用"有机食物＋完整食物＋生机饮食"相结合的饮食方式，这是最健康的、营养均衡的癌症患者最好的饮食形态；三是 80% 的癌症患者都适合低油、低蛋白饮食，这也就是所谓的排毒餐，但最好经过代谢形态的检测后再食用比较妥当。

　　这是癌症患者对基本的饮食观念，但每个人情况不同，需根据具体情况进行调整。一般来说，癌症患者容易遇到四种营养障碍，应根据不同情况采取相应的饮食对策。

1 食欲减退

　　在癌症初期，由于癌瘤增大、毒素产生、化疗药物及放射线的作用，患者常常会食欲减退。这导致患者进食量锐减，有的食量仅仅达到发病前的 1/3 甚至更少。这时就要想方设法来提高患者的食欲，比如，可以增加盐分的摄入或食用山楂等开胃品，过甜或过于油腻的食物都会降低食欲，应避免让癌症患者食用。应满足患者对食物和烹调方法的要求，不断变换花样，要特别注意色、香、味、形的合理搭配及软硬搭配、干稀搭配。此外，还应强调少食多餐。每日进餐次数不加限制，鼓励患者进食，想吃的时候就吃，能多吃就多吃。若在进餐过程中感觉疲倦或不适，可以稍加休息后再进食。还有最重要的一点，就是让患者在进餐前后保持轻松愉快的心情。

2 味觉改变

因癌瘤增大、化疗药物的作用、放射线对味蕾的破坏以及缺乏微量元素锌等原因，很多癌症患者的味觉会发生改变，例如对甜味和酸味的感觉减弱，而对苦味较为敏感。对咸淡的感觉则因人而异，变化较大。这时，可以让患者食用糖或柠檬来增加其对甜味和酸味的敏感度，还可以让患者吃香菇、洋葱等味道独特的食物，唤起患者对食物的热情。癌症患者对苦味敏感，因此尽量不要让其食用苦瓜、芥菜等苦味重的食物，还应根据患者对咸淡的感觉来调整食盐的食用量。此外，可以做一些凉拌菜，并加入适量的调味品调味，这对于味觉改变较大的癌症患者比较有吸引力。这样的食物搭配虽然无法给患者提供充足的营养，但是往往可以改善癌症患者的胃口，在其口味比较"怪异"的不利情况下，为他们摄食提供了一种可行的办法。

3 恶心呕吐

由于放疗、化疗等治疗方式，很多癌症患者会出现恶心呕吐的情况。针对这种情况，我们可以采取以下措施：在放疗或化疗前2个小时内不宜进食；饮食宜清淡，避免过甜或过于油腻，尤其不能进食油炸、油煎的食物以及奶油类食物；不要一次大量摄入饮料；不能同时摄入冷食和热食，以免对胃肠造成刺激；可以适量食用酸味食物，这往往

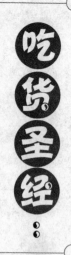

对改善恶心呕吐有较好的效果；若果呕吐比较严重，就需要在医生指导下服用止吐剂，还应注意通过静脉补液，避免水和电解质代谢的紊乱。

4 口腔溃疡

由于放疗、化疗的原因，也可能因癌瘤本身及病毒感染，导致癌症患者口腔溃疡，影响咀嚼。在这种情况下，只能采用液体的肠内营养制剂的方式为身体输入营养，可以让患者口服，也可以通过管饲的方式为患者身体注入能量，同时需要辅助以少量新鲜果汁助其消化。在进食时，需要坚持少量多餐的原则，还需要注意进食肠内营养制剂的"三度"（温度、速度、浓度），以免患者进食后产生不耐受反应。对肠内营养制剂的"三度"的要求是：温度与皮肤温度相似即可；进食速度不宜过快，每次口服或管饲的营养剂的量不宜超过 200 毫升；浓度应按肠内制剂上的说明配制，粉剂的肠内制剂与兑水的体积比为 1∶6 ~ 1∶4，浓度不宜超过 25%。

下面，为大家推荐几个癌症期间的食疗方歌诀，牢记歌诀并采用其中的食疗方，有利于缓解病情，减轻病痛。

（1）"化疗期间免疫低，神疲乏力伴心悸，甲鱼瘦肉与枸杞，生精养血免疫提。"这首歌诀说出了针对癌症化疗期间一些症状的食疗方及功效。这个食疗方就是杞子甲鱼瘦肉汤，具体做法为：准备甲鱼 1 只，猪瘦肉 150 克，枸杞子 30 克，精盐适量。将甲鱼去内脏，洗净、切块。将甲鱼块放入锅内，下枸杞和猪瘦肉，加入适量清水一起炖煮，炖熟后加入精盐调味即可。本方出自《老年常见病食疗指南》，具有生精养血、滋补肝肾的功效，适用于癌症化疗期间出现的面色不华，气短，心悸，神疲乏力，自汗盗汗，头晕目眩，恶心呕吐，食欲缺乏，便溏腹泻等症状。

（2）"放疗所致恶心吐，尿黄便结口干燥，梨汁蔗浆葡萄露，清热生津除烦恼。"这首歌诀说出了针对癌症放疗期间症状的一个食疗方及功效。这个食疗方就是梨汁蔗浆葡萄露，具体做法为：准备甘蔗汁 2 份，雪梨汁、葡萄汁（或荸荠汁）各 1 份。将三者和匀直接饮用或者和匀后加热温服。本方出自《老年常见病食疗指南》，具有清热生津、润肺除烦的功效，适用于放疗后出现的口干烦躁、恶心纳呆、尿黄便结症状。

（3）"癌症手术渐消瘦，气血两虚多证候，人参鸡肉加鱼肚，补中益气精髓稠。"这首歌诀说出了针对癌症手术后症状的一个食疗方及功效。这个食疗方就是人参鸡肉鱼肚汤，具体做法为：准备母鸡肉 150克，鱼肚 30 克，人参 10 克，精盐适量。将人参切片，母鸡去皮、去骨、切块。将鱼肚在清水中浸漂使其变得柔软，然后将其切细。将以上3 种食材放入锅中，加入适量清水，一起炖煮，食材熟烂后加入精盐调味即可食用。本方出自《老年常见病食疗指南》，具有补中益气、补精填髓的功效，适用于癌症患者手术后消瘦纳差气血虚衰症状。

坚持合理膳食，血脂不高身体好

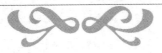

高脂血症属于"三高"之一，指的是血浆中胆固醇和（或）甘油三酯含量增多，浓度上升。因此，可以将高脂血症分为三种，一种是高胆固醇血症，这种疾病的特点是血浆中胆固醇含量增高，而甘油三酯含量正常，另一种是高甘油三酯血症，特点是血浆中只有甘油三酯含量增高，胆固醇含量正常，还有一种高脂血症被称为混合型高脂血症，主要特点是血浆中胆固醇和甘油三酯含量都有所增高。

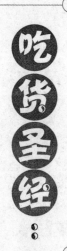

要减少高脂血症的发生，就要从降低胆固醇和降低甘油三酯两方面着手。在饮食方面也是如此。

1 降低胆固醇

（1）补充大量的纤维。这与纤维的作用有关，纤维可以吸附食物中过多的油脂，再通过大便排出体外。在所有水果中，纤维含量最高的是芭乐，苹果中的含量也较高。美国有句俗语：一天一个苹果，医生远离我。胆固醇高的患者每天至少要吃两个苹果，而且必须在三餐之间分次食用或当零食吃掉，不能集中在某一餐一次吃完，这样才能将胆固醇降下来。

（2）避开坏油脂，多食好油脂。高血脂患者在平时的饮食中要避开蛋黄酱、汉堡肉和其他炸过的食物，可以多吃初榨橄榄油之类的好油。此外，豆制品、鱼肉、火鸡肉和鸡胸肉都是比较好的蛋白质来源。

（3）坚持运动。每天最少运动 30 分钟。可以选择较为温和的运动，走路、跑步、游泳的运动方式都不错，重要的是要能够持之以恒。

2 降低甘油三酯

下面，我们再来说一说如何通过饮食来降低甘油三酯的含量。如果在平时的饮食中摄入了较多的糖类、酒精和淀粉，就会导致体内甘油三酯含量过高。因此，为了避免甘油三酯含量过高，我们必须避开酒精、糖果、碳酸饮料、汽水、巧克力、饼干、蛋糕、糖浆、水果干、冰淇淋、果酱、布丁等含糖食物，即使红糖和蜂蜜也最好不要食用。

那么，吃什么比较好呢？最好吃不太甜的水果，饮料也应选择无糖饮料。除了水果和饮料，高脂血症患者还可以每天吃一个鸡蛋，吃些海鱼，喝些牛奶。一些食物如黄豆、大蒜、洋葱、海带、山楂、黑木耳、苹果、茶、菊花、荷叶、燕麦、玉米、荞麦、花生、生姜、红薯、茄子、胡萝卜、芹菜、韭菜、食用菌、藻类等具有降脂作用，是较好的降脂食物，高脂血症患者可以多吃。

除此之外，高脂血症患者还应坚持以下膳食原则。

（1）控制体重。控制摄入食物的热量，尤其是使脂肪的摄入不超过总热量的30%，使总热量在标准量以内，维持理想体重。超重或肥胖者应积极减肥。

（2）控制胆固醇的摄入量。普通人每天胆固醇的摄入量不应超过300毫克，而患有高胆固醇血症的患者则不应超过200毫克。可以食用$\Omega-3$脂肪酸含量较多的食物，如多脂鱼（鲑鱼、金枪鱼、鳟鱼、鲱鱼、鲭鱼等）、核桃、亚麻籽和绿叶蔬菜。

（3）多吃蔬果，少饮酒。可以多吃新鲜蔬菜和水果，每天可以吃500～1000克。此外，还可以吃一些豆制品和鱼类。

（4）注意水和钠的摄入。多饮水，但是不要饮用软化的饮用水。还需要控制钠的摄入量，每天摄入的食盐最好不超过5克。

最后，为大家推荐几首食疗方歌诀。

（1）"山楂荷叶草决明，白糖槐花消脂饮，高脂血症通治方，长期坚持血脂平。"这首歌诀说出了治疗各类高脂血症的一个食疗方及功效。这个食疗方就是山楂消脂饮，具体做法为：准备鲜山楂30克（或干山楂15～20克），荷叶15克，草决明10克，生槐花5克，白糖适量。将所有原料洗净，放入锅中，加水煎煮，煮好后去渣取汁，加入白糖调味即可饮用。可代茶频饮，常服。本方出自《老年常见病食疗指南》，具有健脾消积、散淤化痰的功效，适用于各种类型的高脂血症。

（2）"高脂血症高血压，阴虚血热脾胃伤，瘦肉金针木耳汤，降压健美减肥胖。"这首歌诀说出了治疗高脂血症的一个食疗方及功效。这个食疗方就是瘦肉金针木耳汤，具体做法为：准备猪瘦肉60克，金针菜20克，黑木耳15克，生粉、酱油、盐、味精各适量。将猪瘦肉洗

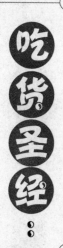

净、切片，加入生粉、酱油拌匀。将金针菜洗净、去蒂、浸软。将木耳浸软、洗净。先将金针菜、黑木耳放入锅中，加入适量清水，煮沸5分钟后，下入猪瘦肉片，待肉熟调味后即可食用。本方出自《汤饮·养生堂》，具有降脂健美、降压益寿的功效，适用于肥胖、高脂血症、高血压病属脾胃不足、阴虚血热者。